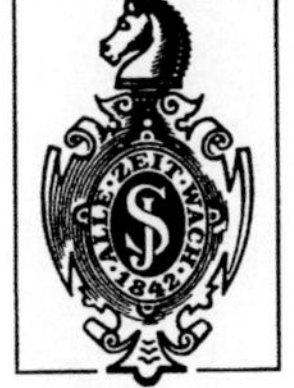

M. Weiß   H. Rieder (Hrsg.)

Sportmedizinische Forschung

Festschrift für Helmut Weicker

Mit 34 Abbildungen

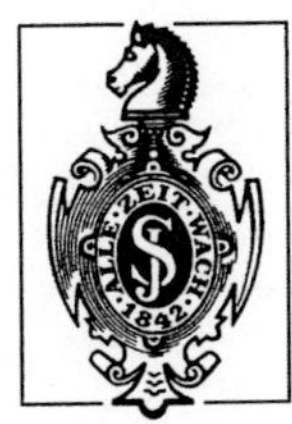

Springer-Verlag
Berlin Heidelberg New York
London Paris Tokyo
Hong Kong Barcelona
Budapest

Priv.-Doz. Dr. Michael Weiß
Abteilung für Sportmedizin
Im Neuenheimer Feld 710, W-6900 Heidelberg
Bundesrepublik Deutschland

Professor Dr. phil. Hermann Rieder
Insitut für Sport- und Sportwissenschaften
Im Neuenheimer Feld 700, W-6900 Heidelberg
Bundesrepublik Deutschland

Mit Unterstützung von Boehringer Mannheim

ISBN-13: 978-3-642-76859-0   e-ISBN-13: 978-3-642-76858-3
DOI: 10.1007/978-3-642-76858-3

Die Deutsche Bibliothek - CIP-Einheitsaufnahme
Sportmedizinische Forschung : Festschrift für Helmut Weicker / Michael Weiß ; Hermann Rieder (Hrsg.). -
Berlin ; Heidelberg ; New York ; London ; Paris ; Tokyo ; Hong Kong ; Barcelona ; Budapest : Springer, 1991
  ISBN 3-540-54402-X
NE: Weiss, Michael [Hrsg.]; Weicker, Helmut: Festschrift

Satz: Fa. M. Masson-Scheurer, 6654 Kirkel 2
24/3130-543210 – Gedruckt auf säurefreiem Papier

Vorwort

Dieses Buch ist eine Festschrift, jedoch keine im üblichen Sinne, wie schon die Thematik andeutet. Zu Ehren von *Prof. Dr. Helmut Weicker* geht es uns nicht um die Sammlung qualifizierter Beiträge von Schülern, Kollegen, Freunden aus dem Fachgebiet und angrenzenden Wissenschaften, die unter Oberbegriffen Teile des sehr breit gewordenen Fachgebietes „Sportmedizin" repräsentieren und interdisziplinäre sowie internationale Kontakte ausweisen können. Die Idee zu dieser Schrift lieferte H. Weicker selbst durch seine öffentliche Vorlesung im Mai 1990: „Die Sportmedizin unter dem Aspekt des wissenschaftlichen Paradigmawechsels", die als richtungweisender Beitrag an erster Stelle unseres Sammelwerks steht. Die Verdichtung von wissenschaftlichen Teilergebnissen zu übergeordneten Konzepten, die zur Verbesserung oder Überwindung gängiger Theorien und Ansichten führen, ist das Besondere daran. Weicker's Leitidee, bezogen auf einen Vortrag von Gerok und auf den sportmedizinischen Bereich angewendet, ist „die gefährliche Balance zwischen Ordnung und Chaos im menschlichen Organismus". Weil in der Medizin ein strenger Determinismus selten zu konstatieren sei, könne man einen hohen Ordnungsgrad der Organfunktion nicht generell als Gesundheit, chaotische Abweichungen nicht generell als pathologisch bezeichnen.

Die Überzeugung, daß Teilaspekte der Forschung nicht die Gesamtfragestellung aufklären können, muß die Einsicht stärken, daß die ärztliche Intuition gegenüber den Labordaten eine wesentliche Erkenntnisfunktion behält.

Wir möchten eine geschlossene Biographie von H. Weicker nicht wiederholen (vgl. dazu *Sportmedizin* 41/4, 1990) glauben aber, seine wichtigsten Stationen, seine Ideen und Verhaltensweisen verdeutlichen zu müssen, weil sie uns bei der Einteilung dieser Schrift in *Generelles – Aktuelles – Zukünftiges* geleitet haben. Die Auswahl der Beiträge, deren Verfasser alle spontan zusagten, wurde danach konzipiert.

Biographie und Rollenvielfalt. Am 06.03.1990 wurde H. Weicker 70 Jahre alt. Abitur 1938, Kriegsdienst, Studienabschluß 1946, Facharzt für innere Medizin 1951, Tätigkeiten am Stadtkrankenhaus Darmstadt und der Medizinischen Universitätspoliklinik in Heidelberg. 1954 Habilitation. Auslandsaufenthalte mehrfach in Boston und New York. H. Weicker wurde von der Universität Heidelberg 1967 mit dem Aufbau der Sportmedizin und den Pflichten der Lehre für Sportstudenten und Medizinstudenten betraut.

1971 übernahm er den Aufbau der sportmedizinischen Untersuchungsstelle des Deutschen Sportbundes in Heidelberg. Er wurde 1974 zum Ordinarius für Pathophysiologie und Sportmedizin berufen. 1979 Mitbegründer und Herausgeber des *International Journal of Sportsmedicine*; über 200 Veröffentlichungen. Die imponierende Bilanz seiner Arbeit und der des sportmedizinischen Instituts wurde durch den Berichtsband 1988 dokumentiert. Sein in über 20jähriger Arbeit und aufgrund seiner biochemischen Ausbildung und Fähigkeiten aufgebautes Labor sprechen für sich.

H. Weicker wurde nach und nach in fast alle sportwissenschaftlich orientierten Gremien – nicht nur die sportmedizinischen – eingebunden, von denen nur die Sektion „Lehre und Forschung" im Deutschen Sportärztebund, der Deutsche Hochschulausschuß für Leibesübungen (DehofL), das Kuratorium zur Verleihung der Carl-Diem-Plakette und der Wissenschaftliche Beirat des DSB genannt seien. Auch die Vielfalt seiner Forschungsrichtungen innerhalb der Sportmedizin ist beeindruckend: auf vielen Feldern war er als Forscher der erste oder einer der ersten, so in der Pathophysiologie, der biochemischen Arbeitsrichtung, bei den Untersuchungen über hormonelle Regulation, über Katecholamine, über immunologische Fragen. Die Veränderung der Eiweiß- und Lipidmuster bei inneren Erkrankungen sowie Stoffwechselvorgänge waren immer wieder Gegenstand seiner Forschungen: eine außergewöhnliche Bilanz!

Persönlich hat sich H. Weicker nie in den Vordergrund gedrängt. Er hat eher die Öffentlichkeit gemieden und zugunsten von Forschung und experimenteller Arbeit auf die Organisation größerer Symposien und Kongresse verzichtet. Helmut Weicker war und ist naturwissenschaftlich-experimentell ausgerichtet. Er verstand es aber gleichzeitig, als Arzt und Berater vieler Leistungssportler und von Privatpersonen gerade aus dem Sport und der Sportwissenschaft sich höchstes Ansehen zu sichern. Die ärztliche Vertrauensperson und der angesehene Wissenschaftler verbinden sich mit weiteren Rollen, so etwa des ebenso beliebten wie strengen akademischen Lehrers, der es verstand, begabte junge Studenten der Medizin, des Sports, der Biologie und Chemie mit speziellen Forschungsarbeiten in übergeordnete Fragestellungen und Projekte einzubinden. Ein Beispiel dafür ist seine Mitwirkung bei der Einführung des „Dr. scientiarum humanarum" der Universität Heidelberg, welcher in der Medizin arbeitenden Wissenschaftlern anderer Fakultäten Gelegenheit zur Promotion bietet. Einer davon, Dr. Strobel (Sportwissenschaft und Chemie) erhielt für seine Arbeit 1990 den Carl-Diem-Preis. Ein anderer – Dr. Morano – hat einen wichtigen Beitrag zu diesem Buch in Zusammenarbeit mit dem Muskelphysiologen Ruegg geliefert. Eine weitere Rolle betrifft den aktiven Sportler Helmut Weicker. Sportwissenschaftler und Sportmediziner diskutieren immer wieder das Phänomen seines biologischen Alters. Er lernte mit 60 Jahren Surfen, spielt überdurchschnittlich gut Tennis und fährt einen soliden Ski-Eigenbau. Wenn Helmut Weicker über Gesundheit, Regeneration, Lernfähigkeit, Belastbarkeit Älterer und Ausdauerqualitäten spricht, ist er selbst jeweils ein rühmliches Beispiel dafür. Auch mit über 70 Jahren fordert er sich noch extrem und ist somit ein prominenter Vertreter der Gruppe „jüngerer Älterer".

Die Einzelbeiträge dieses Bandes sind mit Einverständnis der Autoren zusammengefaßt und dem Grundgedanken Paradigmawechsel zugeordnet. Sie zeigen die Verästelungen des Faches Sportmedizin als einer Querschnittwissenschaft über viele medizinische Disziplinen und Fachbereiche hinweg. Sie sollen Verbindungen u.a. zur Physiologie, Biochemie, Endokrinologie etc. verdeutlichen und sichtbare künftige Herausforderungen in Forschungsbereichen wie Immunologie, Sinnesphysiologie oder Hirnforschung markieren.

Das Fachgebiet Sportmedizin entwickelt sich mit zunehmender Geschwindigkeit. Die festgeschriebenen Aufgabenbereiche der Lehre und der Betreuung/Beratung (u.a. Spitzensport) müssen aber soviel Freiraum lassen, daß interdisziplinäre Verknüpfungen und Grundlagenforschung im Sinne von H. Weickers sich weiterentwickeln können, daß die Anforderungen an die Sportmedizin aus den Bedürfnissen der Sportsysteme Schulsport, Leistungssport, Freizeitsport, Behindertensport erfüllbar bleiben.

Heidelberg, Mai 1991

Inhaltsverzeichnis

Einführung
(M. Weiß) 1

Sportmedizin unter dem Aspekt des wissenschaftlichen
Paradigmawechsels
(H. Weicker) 3

Sportwissenschaft und Sportmedizin: Forschungsaufgaben
durch die Weiterentwicklung der Sportsysteme
(H. Rieder) 10

Sport und Gesundheit. Beeinflussung des koronaren Risikos
(W. Kindermann) 29

Hämodynamik des Sportherzens. Erkenntniswandel in 100 Jahren
(M. Huonker und J. Keul) 51

Mechanismen der Kraftentwicklung im Muskel
(I. Morano und J. C. Rüegg) 74

Modulierende Regulation von Hormoneffekten bei muskulärer
Aktivität
(A. Viru und K. Toode) 83

Metabolische Ursachen der Ermüdung und ein metabolisches
Glied zwischen Muskel und Immunsystem
(E. A. Newsholme und N. Parry-Billings) 100

Sport und Immunologie
(H. Lötzerich und G. Uhlenbruck) 117

Aspekte des visuellen und vestibulären Systems in
ausgewählten Sportarten
(H. de Marées) 144

Über neuere Aspekte von Gehirn, Muskelarbeit, Sport und Psyche
(W. Hollmann, K. de Meirleir, H. G. Fischer und R. Rost) . . . 163

Schwerpunkte der dargestellten Themen — Zusammenfassung
(M. Weiß) 179

Autorenverzeichnis

Fischer, Hans G., Dr. med.
   Deutsche Sporthochschule Köln, Institut für Kreislaufforschung
   (Lehrstuhl für Kardiologie und Sportmedizin), Carl-Diem-Weg,
   W-5000 Köln 41, Bundesrepublik Deutschland

Hollmann, Wildor, Prof. Dr. med.
   Deutsche Sporthochschule Köln, Institut für Kreislaufforschung
   (Lehrstuhl für Kardiologie und Sportmedizin), Carl-Diem-Weg,
   W-5000 Köln 41, Bundesrepublik Deutschland

Huonker, Michael, Dr. med.
   Klinikum der Albert-Ludwigs-Universität, Med. Univ.-Klinik und
   Poliklinik, Abt. Sport- und Leistungsmedizin, Hugstetter Str. 55,
   W-7800 Freiburg i. Br., Bundesrepublik Deutschland

Keul, Joseph, Prof. Dr. med.
   Klinikum der Albert-Ludwigs-Universität, Med. Univ.-Klinik und
   Poliklinik, Abt. Sport- und Leistungsmedizin, Hugstetter Str. 55,
   W-7800 Freiburg i. Br., Bundesrepublik Deutschland

Kindermann, Wilfried, Prof. Dr. med.
   Universität des Saarlands, Fachbereich klinische Medizin, Institut für
   Sport- und Leistungsmedizin, Im Stadtwald, W-6600 Saarbrücken,
   Bundesrepublik Deutschland

Lötzerich, Helmut, Dr. Sport-Wiss.
   Deutsche Sporthochschule Köln, Institut für experimentelle Morpholo-
   gie, Carl-Diem-Weg, W-5000 Köln 41, Bundesrepublik Deutschland

Marées, Horst de, Prof. Dr. med.
   Fakultät für Sportwissenschaft der Ruhr-Univ. Bochum (Lehrstuhl
   Sportmedizin), Overbergstr. 17, W-4630 Bochum, Bundesrepublik
   Deutschland

Meirleir, Kenneth de, Dr. med.
Deutsche Sporthochschule Köln, Institut für Kreislaufforschung
(Lehrstuhl für Kardiologie und Sportmedizin), Carl-Diem-Weg,
W-5000 Köln 41, Bundesrepublik Deutschland

Morano, Ingo, Dr. sc. hum.
Universität Heidelberg, II. Physiol. Institut, Im Neuenheimer Feld 326,
W-6900 Heidelberg, Bundesrepublik Deutschland

Newsholme, Eric, Prof. Dr.
University of Oxford, Dpt. of Biochemistry, Cellular Nutrition Research
Group, South Parks Road, GB-Oxford OX1 3 QU, Great Britain

Parry-Billings, Mark, Dr. phil.
University of Oxford, Dpt. of Biochemistry, Cellular Nutrition Research
Group, South Parks Road, GB-Oxford OX1 3 QU, Great Britain

Rieder, Hermann, Prof. Dr. phil
Universität Heidelberg, Institut für Sport und Sportwissenschaften, Im
Neuenheimer Feld 700, W-6900 Heidelberg, Bundesrepublik Deutsch-
land

Rost, Richard, Prof. Dr. med.
Deutsche Sporthochschule Köln, Institut für Kreislaufforschung,
(Lehrstuhl für Kardiologie und Sportmedizin), Carl-Diem-Weg,
W-5000 Köln, Bundesrepublik Deutschland

Rüegg, Johann C., Prof. Dr. med.
Universität Heidelberg, II. Physiol. Institut, Im Neuenheimer Feld 326,
W-6900 Heidelberg, Bundesrepublik Deutschland

Toode, Karol, Dr. med.
Tartu State University, Dpt. of Sports Physiology, 18 Ylikooli,
Tartu 202400, Estonia

Uhlenbruck, Gerhard, Prof. Dr. med.
Universität zu Köln, Institut für Immunbiologie, Kerpenerstr. 15,
W-5000 Köln, Bundesrepublik Deutschland

Viru, Akto, Prof. Dr.
Tartu State University, Dpt. of Sports Physiology, 18 Ylikooli,
Tartu 202400, Estonia

Weicker, Helmut, Prof. Dr. med. (em.)
    Klinikum der Universität, Med. Univ.-Klinik und Poliklinik,
    Abt. Sport- und Leistungsmedizin, Hospitalstr. 3,
    W-6900 Heidelberg, Bundesrepublik Deutschland

Weiß, Michael, Priv.-Doz. Dr. med.
    Klinikum der Universität, Med. Univ.-Klinik und Poliklinik,
    Abt. Sport- und Leistungsmedizin, Hospitalstr. 3,
    W-6900 Heidelberg, Bundesrepublik Deutschland

Einführung

M. WEIß

Als Einleitung mit einer Stellungnahme zur Wissenschaft im allgemeinen und zur sportmedizinischen Forschung im speziellen ist kein anderer Beitrag besser geeignet als der des mit diesem Buch zu ehrenden H. Weicker, den er auf der akademischen Feier zu seiner Emeritierung und zu seinem 70. Geburtstag im Mai 1990 in Heidelberg vorgetragen hat. Wissenschaft soll zu allgemeingültigen Aussagen führen, die logisch und widerspruchsfrei ein Geschehen so beschreiben, daß es prognostizierbar ist. Die Vorstellung vom hohen Ordnungsgrad im menschlichen Organismus hat lange unser Denken beherrscht, beschreibt aber doch die dynamischen Prozesse sicher nur unvollständig, wie Weicker ausführt. Er wirft die Frage auf, ob sich Natur mit dem konventionellen Wissenschaftsverständnis überhaupt erfassen läßt und ob nicht unregelmäßige „chaotische" Phasen die Systeme stärker als vermutet beherrschen („Wandel von Ordnung und Chaos" nach Gerok). Dies wird diskutiert für metabolische Prozesse im Zusammenhang mit der Muskelkontraktilität (sowie Glykogenmobilisation, Glykolyse, Purinnukleotidzyklus), aber auch unter klinischen Aspekten (Osteoporose, Neoplasie, Immunreaktion, Cholestase). Zirkadiane Rhythmen, wie auch der Alterungsprozeß, stützen diese Anschauung.

Viele dieser Aspekte tauchen in den weiteren Beiträgen wieder auf. Der Leser wird dies bemerken, wenn er die verschiedenen Artikel zweimal liest: einmal zur Information über den aktuellen Forschungsstand und dann unter dem Aspekt Weickers: als Teilergebnis in einer Gesamtlösung eines oszillierenden Systems. Wir werden im letzten Kapitel dieser Festschrift („Schwerpunkte der dargestellten Themen") darauf zurückkommen.

Weickers Denkansätze im sportmedizinischen Bereich sind aktuell und vielseitig und führen zu vielen Fragen, die ihre Korrelate in späteren Beiträgen dieses Buches finden, in Themen, die in vielen Jahren auch Inhalt seines wissenschaftlichen Werkes waren. Phasenwechsel oder Near-Equilibrium/Non-Equilibrium-System werden speziell in den Beiträgen von Newsholme u. Parry-Billings sowie Morano und Rüegg deutlich, die die Muskelkontraktilität und Stoffwechselvorgänge mit und ohne Ermüdung mehr in einem dynamischen Gleichgewicht darstellen und ältere Modelle doch deutlich korrigieren. Auch Viru und Toode sehen die hormonelle Regulation mehr und mehr unter diesem Gesichtspunkt sowie unter dem interagierender Systeme. Auch die von Weicker aufgegriffenen immunologischen „Probleme" werden von verschiedenen Seiten beleuchtet in den höchst aktuellen Beiträgen von Lötzerich u. Uhlenbruck wie auch von Newsholme u.

Parry-Billings. Nicht von ungefähr oder weil es neue Methoden gibt, muß das Sportherz unter sich wandelnden Gesichtspunkten betrachtet werden (Huonker u. Keul). Zum Beitrag von Kindermann ergeben viele verschiedene Themen Querbezüge im Hinblick auf Gesundheit und Prävention. Die Zusammenhänge zwischen Muskelarbeit, Gehirn- bzw. Nervensystem und Psyche und Immunologie beschäftigen zunehmend sportmedizinische Forscher. Von den verschiedenen Ansätzen her ist es deshalb nicht verwunderlich, daß mehrere Beiträge aus der Sicht ihres Forschungsgebietes auf dieses Thema zurückkommen: Newsholme u. Parry-Billings, Hollmann und sein Arbeitskreis, Lötzerich u. Uhlenbruck, de Marées, aber auch Viru. Egal ob der Ansatz über Bewegungssteuerung und Kontrolle (de Marées), Metabolismus (Newsholme), hormonelle Reaktion und Regulation (Viru) oder von seiten der Immunologie (Uhlenbruck) erfolgt, führen die Gedanken zurück auf das ZNS und seine Bedeutung, und es mag hierbei das Verständnis für die Aussagen Weickers wachsen, wonach die Wissenschaft – angesichts der Komplexität der Fragestellung – sich mit Recht durch das Reduktanzsystem bei der Fokussierung auf eine Teilfrage hilft und wonach dies korrekt ist, solange man nicht aufgrund des Teilergebnisses die Gesamtlösung postuliert. Und so zeigen alle Beiträge die gewachsene Erkenntnis über spezielle Mechanismen auf und führen tendenziell zu neuen Forschungsgebieten hin, ohne die übergeordnete Sichtweise zu verlieren. Zugleich ergeben sich viele Querverbindungen zwischen Fachdisziplinen, wie dies z.B. auch Rieder in seinem Beitrag fordert. Nicht zuletzt deswegen waren die Herausgeber mit Hollmanns Schlußwort in seinem abschließenden Beitrag „Leib-Seele-Dualismus überwunden" sehr einverstanden: „Die Ablösung einer statischen durch eine funktionelle Denkweise im naturwissenschaftlichen Bereich machte auch vor der Medizin nicht halt. ... Zusammenhänge zwischen Gehirn, Geist, Körperfunktion und -reaktionen können nur den Schluß zulassen, sowohl für eine präventive als auch für die therapeutische Denk- und Handlungsweise in der Medizin, den ganzen Menschen erfassen zu müssen in seinem sozio-psychophysischen Dasein."

Sportmedizin unter dem Aspekt
des wissenschaftlichen Paradigmawechsels

H. Weicker

Einleitung

Nach der offiziellen Beendigung meiner Hochschullaufbahn konnte ich mich durch die verzögerte Neubesetzung des Lehrstuhles den Tätigkeiten widmen, die mich schwerpunktmäßig besonders interessierten. Dies wäre wahrscheinlich in der aktiven Dienstzeit nicht möglich gewesen. Nach langjähriger klinisch-internistischer Tätigkeit, in der mich die innere Medizin als klinisches Fach, aber auch als wissenschaftliches Arbeitsgebiet faszinierte, kam ich nach sportmedizinischer und physiologisch-biochemischer Grundlagenforschung zur Sportmedizin. Dabei erkannte ich, daß dieser Berufsweg sowohl für die praktischen, aber auch für die wissenschaftlichen Ziele dieses Faches geeignet war. Auf der anderen Seite mußte ich feststellen, daß es für die Sportmedizin nicht einfach ist, von den lang etablierten Fächern der Medizin anerkannt zu werden. Viele Gründe könnte man hier anführen, die jedoch jetzt nicht diskutiert werden sollen.

Manchmal ist es günstig, wenn Insider die Ausrichtung eines Fachgebietes kritisch überdenken, da hier oft Akzente für eine positive Weiterentwicklung gesetzt werden können.

Unter diesem Aspekt war mir das Referat von Prof. Gerok (Gerok 1990) über die gefährliche Balance zwischen Ordnung und Chaos im menschlichen Organismus, gehalten auf der Tagung der Gesellschaft für Naturforscher und Ärzte in Freiburg 1988, in vielem hilfreich. Ich möchte in diesem Artikel die Gedanken von Gerok zusammenfassen und an einigen Beispielen zeigen, warum sie für die Sportmedizin nützlich sein können.

Kriterien der Wissenschaft

Wissenschaft im Sinne der angloamerikanischen Science ist das Bewußtwerden von Gesetzen, die der Logik folgen und realen Aufschluß über die Welt und den Menschen geben. Man versucht, Hypothesen und ihre Beweise in Gesetze zu formulieren. Diese sollen widerspruchsfrei sein, reale Erscheinungen erklären und einen hohen Stand von Allgemeingültigkeit besitzen. Sie zeichnen sich häufig auch durch ihre Einfachheit und Eleganz aus, wie es z.B. bei den Newtonschen Gesetzen der Fall ist. Man findet sie nicht nur in den exakten Naturwissenschaften, sondern auch in Biologie und Medizin, z.B. bei der Allgemeingültigkeit des genetischen Code.

Popper, zitiert in Gerok (1990), forderte folgende Wissenschaftskriterien:

- Die wissenschaftliche Aussage muß wahr, objektiv und reproduzierbar sein.
- Die Aussage sollte methodenunabhängig, prognostizierbar und logisch sein, sie sollte ein widerspruchsfreies System darstellen, das Voraussagen ermöglicht. Dies erfordert einen hohen Ordnungsgrad und erlaubt eine einfache Formulierung des Sachverhaltes.

In der Medizin postulierte man lange einen hohen Ordnungsgrad der Organfunktionen und setzte diesen mit Gesundheit gleich, wohingegen die chaotischen Abweichungen generell als pathologisch bezeichnet wurden. Das klassische Wissenschaftsprinzip fordert für dieses Ordnungssystem einen strengen Determinismus, ein geschlossenes System, Kontinuität, Zeitunabhängigkeit und Verständlichkeit, so daß A + B zu C führen können.

Zeitunabhängigkeit und Reversibilität kennzeichnen zahlreiche physikalische Prozesse, so auch die Newtonschen Gesetze, in denen allerdings die Zeit wegidealisiert wurde. In der Medizin ist hingegen ein strenger Determinismus selten, so daß das Ordnungsprinzip nur bedingt zutrifft, ja sogar die Ausnahme darstellen dürfte. Der menschliche Organismus stellt kein geschlossenes System dar – die Reaktionen sind zeitabhängig –, die Diskontinuität herrscht vor, und die Funktion ist sehr komplex. In den dynamischen Prozessen findet man auch bei voller Gesundheit Phasen der gedämpften Schwingungen – regelmäßiger Oszillationen – quasiperiodischer Überlagerungen und vollkommen unregelmäßige chaotische Phasen, wie an Beispielen der kardiozirkulatorischen, metabolischen, hormonellen und immunologischen Abläufe gezeigt werden kann. Hierdurch wird der physiologische Ablauf nicht gestört, ja erst gerade dadurch möglich. Trotz dieser Tatsache stellte *Einstein fest, daß das Unverständlichste an der Natur ist, daß sie verständlich ist.* So ergaben sich daraus Fragen, die sich mit dem konventionellen Wissenschaftsverständnis nicht beantworten lassen, und führten zu einem wissenschaftlichen Paradigmawechsel, der sich in der Gegenwart in vielen Disziplinen abspielt und bei dem Begriffe wie Katastrophentheorie (Thon, zitiert in Gerok 1990), deterministisches Chaos (Lorenz, zitiert in Gerok 1990) und Synergetik (Hacken 1990) diskutiert werden.

Muskuläre Energieproduktion – Glykolyse

Ich möchte diese theoretischen Ausführungen, die durch mathematische Beweisführungen sicherlich überzeugender würden, an einigen biochemischen und klinischen Beispielen verständlich machen:

Hess u. Markus (1986) zeigten anhand eines versierten Computerprogrammes, daß die Glykolyse neben gleichförmigen Sinusschwingungen quasiperiodische, aber auch chaotische Phasen durchläuft, die für die Energieproduktion und auch für die bei dem Trainingsvorgang angestrebte Superkompensation mit Zunahme des Glykogendepots physiologisch sind.

Steuerung der glykolytischen Fluxrate

Newsholme (1988) hat in der Steuerung der Glykogenmobilisation vor Jahren schon den Wechsel zwischen Near-Equilibrium und Non-Equilibrium biochemisch bewiesen, woraus zu erkennen ist, daß ein ständiger Wechsel des Ordnungsprinzips für die Fluxrate in der Glykolyse unentbehrlich ist.

Muskelkontraktilität

In eigenen Untersuchungen des Purinnukleotidzyklus, beschrieben von Lowenstein (1990), der durch die Aufrechterhaltung der „energy charge" für die Muskelkontraktilität entscheidend ist, findet sich ebenfalls ein dynamischer Wechsel beim Ordnungsprinzip. Wenn die ATP-Utilisation größer ist als die Resynthese, wird Phosphokreatin drastisch reduziert und ADP akkumuliert, da die Myokinase durch das entstandene AMP gehemmt wird. Durch AMP und ADP wird die AMP-Deaminase aktiviert und spaltet AMP zu IMP und Ammoniak. Hierdurch wird die AMP-bedingte Myokinasehemmung aufgehoben, und aus 2 ADP kann wieder ATP unter Entstehung von AMP gebildet werden. Gleichzeitig wird IMP reaminiert, füllt den Adeninnukleotidpool wieder auf und kann bei hoher Konzentration die Glykogenmobilisation über die Phosphorylase aktivieren. Die dabei entstehenden Zwischenprodukte sind Substrate des Zitronensäurezyklus und steigern die oxidative Energieproduktion. Hierdurch wird die „energy charge" normalisiert, der Adeninnukleotidpool aufgefüllt und das kontraktionshemmende freie ADP im Zytoplasma vermindert, wodurch die Muskelkontraktilität wieder hergestellt wird.

Dieser Mechanismus ist besonders in den weißen Muskelfasern mit geringer oxidativer Energieproduktion essentiell und läßt annehmen, daß der Purinnukleotidzyklus ähnliche Phasenverschiebungen durchläuft, wie sie von Hess und Newsholme bei der Glykolyse beschrieben wurden.

Klinische Aspekte

Zahlreiche Mechanismen im Energiestoffwechsel weisen auf ein ähnliches Regulationsprinzip hin, da sie in einem offenen System – zeitabhängig – mit hoher Komplexität ablaufen und dem von Gerok postulierten Wandel von Ordnung zu Chaos unterliegen. Die Erfassung von quasiperiodischen und chaotischen Phasen ist so komplex, daß sie mit den bis jetzt angewendeten Modellrechnungen oft nicht erfaßbar sind. Die Wissenschaft hilft sich bei der Komplexität der Fragestellung durch das berechtigte Reduktanzsystem, das sich auf eine Teilfrage fokussiert. Dies ist korrekt, solange man nicht aufgrund des Teilergebnisses die Gesamtlösung postuliert.

Die von Gerok in seinem Referat angesprochenen klinischen Beispiele beleuchten die Balance zwischen Ordnung und Chaos als Prinzip der Gesundheit u.U. noch besser als die biochemischen Beispiele aus dem Energiestoffwechsel des Muskels. Wie eingangs bereits erwähnt, ist das Ordnungsprinzip nicht identisch mit Gesundheit, da im Organismus deterministische Ordnung und deterministisches Chaos alternieren. Sowohl das starre Ordnungsprinzip als auch das starre Chaosverhalten hingegen sind Ausdruck der Krankheit.

Starres Ordnungs- oder Chaossystem: Osteoporose, Neoplasie

Hecht (zitiert in Gerok 1990) hat am Beispiel der Osteoporose zeigen können, daß der in Minutenabstand einsetzende Wechsel unterschiedlicher Schwingungsphasen für die Dynamik des Knochenstoffwechsels unentbehrlich ist. Reduziert sich dieser Phasenwechsel auf eine starre Ordnung, dann kann es trotz normaler hormoneller und metabolischer Voraussetzungen auch bei einem physiologischen Angebot der erforderlichen Mineralien zur Osteoporose kommen. Die Aufhebung der Erdschwerkraft z.B. als Trigger dieses Phasenwechsels führt zur Osteoporose, wie aus Untersuchungen bei „space missions" zu erkennen war.

Als Beispiel eines starren Chaos hat Gerok (1990) die Entstehung eines Leberzellenkarzinoms dargestellt, bei dem nach länger vorausgegangener Virushepatitis, die klinisch zunächst folgenlos abgeheilt schien, die Inokulation des Virusgenoms in das Genom der Leberzelle zu einem Leberzellkarzinom führte. Generell wird bei einer Neoplasie angenommen, daß die Zellentartung, die eine Isolierung von der dynamischen Gesamtfunktion darstellt, einem starren Chaos unterworfen ist.

Zelluläre Immunreaktion

Auch im Immunsystem mit seiner vielfältigen Anpassung der humoralen und zellulären Regulation einschließlich des Komplementsystems haben wir beim Gesunden den ständigen Wechsel von Ordnung zu Chaos. Im Fall der Inokulation des HIV-Virusgenoms in das Genom der T-Zellen tritt in der Funktion des zellulären Immunsystems ein starres Chaos ein. Im Gegensatz zu der starren Ordnung scheint die starre Chaosphase durch einen sich langsam entwickelnden schwer zugänglichen Prozeß bedingt zu sein, der ja bei der Neoplasie oder auch bei Aids gegeben ist.

Cholestase

Auch bei der Cholestase, z.B. bei der primären und sekundären Cholangitis, konnte Gerok (1990) zeigen, daß dann, wenn die 2 Gallensäuren, die für die Gallensekretion essentiell sind, sich auf die 7 Gallensäuren des Neugeborenen rückdifferenzieren, der cholestatische Prozeß sich verselbständigt und ein erstarrtes Chaossystem vorliegt.

Zirkadianer Rhythmus, Alterungsprozeß

Diese Betrachtungsweise des deterministischen Paradigmawechsels erscheint jedoch auch für eine Reihe physiologischer Lebensabläufe Bedeutung zu haben. Der Wechsel zwischen Kurz- und Langzeitphasen soll beim zirkadianen Rhythmus eine entscheidende Rolle spielen. Beim Alterungsprozeß findet man psychisch und physisch eine Dominanz der starren Ordnung mit Verlust zahlreicher Lebensqualitäten. Diesem Verlust kann man gezielt durch altersangepaßte motorische Aktivität, Pflege der geistigen Wendigkeit und Kreativität gegensteuern.

Sportmedizinische Aspekte

Der sich hier anbahnende Paradigmawechsel in der Wissenschaft, der von Gerok an einigen klinischen Beispielen sehr überzeugend dargestellt wurde, könnte für sportmedizinische Aufgaben in Praxis und Forschung ebenfalls von Bedeutung sein, da hier der Mensch wie in keinem anderen Fach nicht nur in Ruhe, sondern auch bei unterschiedlichen Belastungsformen mit wechselnder Intensität und Dauer betreut wird. Dies gilt nicht nur für den Hochleistungssport, sondern auch auf einer anderen Trainings- und Fertigkeitsebene für den Breitensport, die sportliche Freizeitbetätigung, aber v.a. in der Prävention und Rehabilitation. Sicherlich sind die Erkenntnisse über deterministische Ordnung oder Chaos bis zu ihren erstarrten Formen, die Krankheitswert besitzen, noch nicht so weit fortgeschritten, daß ein methodisches Repertoir vorliegt, um diese Verschiebungen der Schwingungsphase diagnostisch zu erfassen und praxisrelevante Empfehlungen zu geben. Aber allein schon das Wissen, daß die von uns als physiologische Idealform angenommene Ordnung mit gleichmäßigen Schwingungsabläufen nicht die Regel, sondern die Ausnahme beim Menschen darstellt, beeinflußt unsere Schlußfolgerungen im Alltag und könnte gedankliche Anstöße geben, die zu dem Verständnis von Beobachtungen führen, die uns vorher nicht erklärlich waren. Die körperliche Belastung und nachfolgende Erholungsphase, z.B. im Hochleistungstraining, müssen zwangsläufig chaotische Phasen durchlaufen, die den Anstoß zu Mechanismen geben, die zu einem Leistungszuwachs und einer Konditionssteigerung führen. Sie sollten deshalb nicht durch pharmakologische Maßnahmen unterbunden werden, die einem Naturgesetz entgegenwirken und verhüten, daß der Körper adäquat der Belastungsform und Dauer diese Phasen durchläuft. Die Überlastung kann bei fehlender Regeneration zu dem Übertrainingssyndrom führen, besonders dann, wenn neben der somatischen Erschöpfung emotionale Störfaktoren vorliegen, aufgrund deren die Überwindung der physiologischen Ermüdung verhindert wird. In diesem Stadium ist anzunehmen, daß der physiologische Phasenwechsel gestört ist. Beeinflussung des zirkadianen Rhythmus oder Beeinträchtigung des normalen Schlafverhaltens, in dem kardiozirkulatorische, metabolische, hormonelle und immunologische Fehlsteuerungen am besten kompensiert werden können, weisen auf die Bedeutung dieses neuen Denksystems hin. Einflußnahmen auf eine erstarrte Ordnung, wie sie im Alter auftreten kann, sind durch entsprechende Stimulation der Altersmotorik sicherlich besser zu erreichen, als über mentale Anweisungen, da sie die subkortikalen Ebenen der unwillkürlichen Integration besser erreichen als willkürliche Befehlsgaben.

Auch in der Prävention und Rehabilitation, z.B. bei Herz-Kreislauf- und Stoffwechselerkrankungen oder bei der von Gerok erwähnten Osteoporose, könnte die Beeinflussung einer erstarrten Ordnung durch sinnvolle Trainingsmaßnahmen den physiologischen Phasenwechsel stimulieren. Gerade die Osteoporose, bei der Hecht (zitiert in Gerok 1990) die erstarrte Ordnung als pathognomonisch für dieses Krankheitsbild diskutierte, wird ja in den Osteoporosegruppen durch motorische Aktivierung mit Erfolg angegangen.

Sicherlich ist es zu früh, jetzt schon über Applikationsbereiche oder Formen zu spekulieren, die auf diesen Erkenntnissen beruhen. Neue Wissenschaftserkenntnisse sollte man phänomenologisch pflegen, bevor man sie durch kurzsichtige Kausalschlüsse in das Abseits drängt. Nur so werden Evidenzen erkennbar, die beweisender sein können als statistische Signifikanzen. Die Lösung von Teilproblemen, basierend auf Reduktanzsystemen, wird sicherlich noch lange eine unersetzliche Forschungsmethode sein, bei der man sich dem Ziel nähert und Fehlschlüsse vermeidet, wenn man sich bewußt ist, daß man einen Teilaspekt und nicht die Gesamtfragestellung aufgeklärt hat. Die mathematischen Simulationsmodelle, die gerade in der Sportmedizin, z.B. auf der Laktatbasis und auf anderen Basen, über die Leistungsfähigkeit Aufschluß geben sollten, sind aufgrund ihrer mathematischen Voraussetzungen oft nicht in der Lage, die physiologischen Abläufe des deterministischen Ordnungs- und Chaossystems zu erfassen. Hier wären die von Hess oder Newsholme inaugurierten Simulationsmodelle des Phasenwechsels oder des Near-Equilibrium/Non-Equilibrium-Systems sicher aufschlußreicher.

Auf diesem Hintergrund wird in unserer etwas labordatengläubigen Arbeitsweise der Wert der intuitiven Erfassung des erfahrenen Klinikers erkennbar, dessen ärztliche Fähigkeit auf langjähriger subtiler Untersuchung der Patienten beruht und durch die Reflexion seiner am Krankenbett gewonnenen Beobachtungen zu hohen ärztlichen Qualitäten führt. Diese bewährte klinische Arbeitsweise erfaßt die Komplexität des kranken Menschens wahrscheinlich besser, als es heute mit vielseitigen technischen Untersuchungsmaßnahmen der Fall ist, besonders dann, wenn sie vor ausführlicher Anamnese und klinischer Befunderhebung angewandt werden und nicht durch ein klares differentialdiagnostisches Konzept bestimmt werden. Ähnliches gilt auch für den erfahrenden Trainer, der durch den ständigen

Umgang mit dem Athleten die Ursache seiner Leistungssteigerung oder seines Leistungseinbruches besser erfaßt, als es durch manche labortechnische Maßnahmen der Fall sein könnte. Intuition ist meist kein Zufallsergebnis, sondern basiert auf langjähriger Erfahrung, Beobachtungen und ihrer Reflexion, die im geeigneten Augenblick das Handeln bestimmen. Es erscheint lohnend und reizvoll, unter dem Gesichtspunkt des wissenschaftlichen Paradigmawechsels auch die Aufgabenstellung in der Sportmedizin, sowohl in der praktischen Tätigkeit als auch in der Forschung, zu überdenken, da die Entscheidungen weitgehend von Beobachtungen bei Belastungs- und Erholungsphasen bestimmt werden, bei denen auch die Befindlichkeit des Sportlers mitberücksichtigt werden muß.

Literatur

Gerok W (1990) Die gefährdete Balance zwischen Chaos und Ordnung im menschlichen Körper. In: Ditfurth H von, Fischer EP (Hrsg) Mannheimer Forum 89/90. Piper, München

Haken H (1990) Vom Chaos zur Ordnung und weiter ins Chaos. In: Gerok W (Hrsg) Ordnung und Chaos. Hirzel Wissenschaftl Verlagsgesellschaft Stuttgart

Hess B, Markus M (1986) Chemische Uhren. In: Dress A, Hendrichs H, Küppers G (Hrsg) Selbstorganisation. Die Entstehung von Ordnung in Natur und Gesellschaft. Piper München

Lowenstein JM (1990) The purine nucleotide cycle revisited. Int J Sports Med (Suppl) 11:37–46

Newsholme EA (1988) Basic aspects of metabolic regulation and their provision for energy in exercise. In: Poortmans JR (ed) Principles of Exercise Biochemistry. Karger, Basel

Sportwissenschaft und Sportmedizin: Forschungsaufgaben durch die Weiterentwicklung der Sportsysteme

H. RIEDER

Notwendigkeit einer engen Zusammenarbeit

Im Zuge einer Ausdifferenzierung relativ neuer wissenschaftlicher Theorie- und Themenfelder (Haag et al. 1989) in Sportwissenschaft und Sportmedizin (*Deutsche Zeitschrift für Sportmedizin; International Journal of Sports Medicine*) ergeben sich 2 eher entgegengesetzte Entwicklungstendenzen:

1) Die Fachgebiete entwickeln sich intern weiter durch die *Verästelung alter und neuer Themen in Forschung und Lehre.* Sie konzentrieren sich auf die eigene Aufgabenfülle *und* auf ihre notwendigen Querverbindungen zu medizinischen oder sozialwissenschaftlichen Mutterdisziplinen, so daß sie sich immer weiter voneinander entfernen.

2) Infolge *nur gemeinsam lösbarer Forschungsfragen* muß die notwendige Verzahnung beider Fachgebiete vertieft werden. Kernfragen des Sports verlangen stets gleichzeitig sportwissenschaftliche und sportmedizinische Antworten und sind gründlich und umfassend nur gemeinsam lösbar. Dies kann am Beispiel von muskulären Dysbalancen, von Optimierungsprozessen etwa bei Herzgruppen oder Rückenkursen und bei der Trainingssteuerung im Hochleistungssport und in der Rehabilitation nachvollzogen werden. Die Zeit und Bereitschaft zur *verknüpfenden Darstellung von Forschungsergebnissen,* nicht nur additiver Ergebnisse, ist gegenwärtig nur suboptimal sichtbar.

Verständlicherweise ist also neben der Vertiefung der beiden Fachwissenschaften, die jeweils Querwissenschaften repräsentieren, und der notwendigen Spezialisierung eine *neue Qualität von Zusammenarbeit und Interaktion gefordert,* die sich erst zaghaft abzeichnet. Die Gründe etwa der personellen Mängelbesetzungen bei überdimensional anwachsenden Aufgabengebieten brauchen nicht wiederholt zu werden. Die gemeinsame Schnittmenge darf – entgegen der jetzigen Entwicklung und wegen dringender Notwendigkeit – nicht kleiner werden. Beide Fachgebiete haben sich auch konstant dem Standard ihrer Fachwissenschaften zu stellen. Diese sind nicht immer mit der ausreichenden Kompetenz, Konstruktivität und Aufgeschlossenheit gegenüber einem relativ neuen Fach ausgestattet. Eher herrscht die Skepsis vor, wissenschaftliche Standards könnten noch nicht erreicht sein, Forschung und Methodengebrauch könnten durch geforderte Anwendungsorientierung einseitig sein.

Die Auswahl und Konzentration der sportmedizinischen und sportwissenschaftlichen Forschungsthemen aus immer neuen Richtungen ist meist ein Kompromiß aus mehreren Motivationen. Entscheidend ist immer noch *das vordringliche Forschungsinteresse des einzelnen*, die Neugier auf die Ergebnisse spezieller Fragestellungen, mehr wissen zu wollen, und der Wunsch, gerade in aktuelle Problemfragen bessere Einblicke zu erhalten. Andererseits *bestehen Zwänge*, die sich aus den Routinearbeiten der Institute und aus den Chancen der Drittmittelbeschaffung oder von Aufträgen ergeben. Dies kann sich auf die Methodenentwicklung oder auf die Anwendung etablierter und neuerer Methoden (Laktatforschung, Katecholamine, qualitative Methoden) ebenso beziehen wie auf neuere Forschungsrichtungen (u. a. Gehirnforschung, Immunologie), auf Anforderungen aus der Sportpraxis (Trainingssteuerung, Erstellung neuer Sportprogramme; Carl 1983) oder aus der Gesundheitspolitik (Prävention, Gesundheitspsychologie; Stark 1989; Schwarzer 1990). Mitentscheidend sind auch Schwerpunktbildungen der Institute und Forschungen, die auf wenigstens 3 oder viele Jahre die Kapazitäten und Ressourcen binden. Routineaufgaben sind u. a. die sportmedizinische Untersuchung von Kadern und die Erfüllung von Lehraufgaben für Studenten und Trainer. Zusätzlich geben Fachgespräche, Workshops und Kongresse und Mitwirkung in Organisationen, Redaktionen und Herausgeberschaften einen Überblick über die Gesamtanforderungen an unseren Hochschuleinrichtungen (Rieder et al. 1987). Die Ist-Situation wurde mit dem Standard vor 10 Jahren verglichen. Es zeigte sich, daß die personelle Entwicklung der Fächer stagnierte und daß sich die Grundausstattungen zwar verbesserten, aber eine zufriedenstellende Forschung nur mit erheblichen Anstrengungen und durch die Aktivierung von Drittmitteln möglich wurde [Bundesinstitut für Sportwissenschaften (1989) (Bericht 1987–1988, Köln)]. Wenn man z. B. Laktatforschung, Biomechanik oder Trainingssteuerung betrachtet, zeigt sich, daß die etablierten Methoden eine leitende Funktion übernahmen und den zur Debatte stehenden Gegenstand erst deutlicher konstituierten, z. B. die Leistungsdiagnostik. Einerseits lassen sich Daueraufgaben in Lehre und Forschung beschreiben, also die Behandlung und Ausdifferenzierung der in den Ordnungen vorgegebenen Prüfungsthemen (Betreuung von Zulassungs-, Magister-, Diplomarbeiten), andererseits ist die Forschung über Dissertationen sowie über größere Projekte mit mittelfristiger Laufzeit durch bewilligte Forschungsaufträge aktueller. Hier gibt es zwangsläufig eine Zusammenarbeit von Sportmedizin und Sportwissenschaft, wenn beispielsweise die Leistungsdiagnostik im Schwimmen (Reischle 1987; Spikermann 1991) mit den medizinischen Grunduntersuchungen, u. a. Ergometrien, verbunden wird (Weiß 1989). Auch im Verlauf der Therapiestraßen (z. B. bei Herzinfarkt oder Querschnittslähmung) sind die Frühmobilisierung sowie die medizinisch kontrollierte Steigerung in der Bewegungsbehandlung und Aktivierung bis hin zum Freizeitsport gemeinsame Aufgaben. Die Probleme des Hochleistungssports, u. a. die Sporternährung, die Verletzungsanfälligkeit, die Beratung von Sportverbänden und Sportlern aus vielen Sportarten, werden als Forschungsfragen aufgegriffen und als Projekte konzipiert, um gemeinsam eine sichere Grundlage für die Weiterentwicklung des Sports zu liefern.

Entwicklungstendenzen in Sportmedizin, Sport und Sportwissenschaft

Sportmedizin

Die aktuelle Entwicklung der Sportmedizin zu kommentieren, kommt den Vertretern von deren Teildisziplinen zu. Erwartungen, Sichtweisen, Einschätzungen der Sportwissenschaft werden in der Folge aus persönlicher Sicht formuliert. Eine Reihe jüngster Veröffentlichungen zeigt die breite Fächerung, seit die von Hollmann (1988[3]) herausgegebenen „Zentralen Themen der Sportmedizin" eine Leitfunktion dafür übernahmen (Bouchard et al. 1990; Strauzenberg et al. 1990; Dirix et al. 1989; Findeisen 1976). Die Themen von Hollmann sind weiterhin aktuell: Präventivmedizin in der Kardiologie, Herz-Kreislauf-Funktion im Anschluß an die Pionierarbeiten von Reindell, Lungenfunktion, Blut, körperliche Leistung, Energiestoffwechsel, Ernährung, Höhentraining, Training in verschiedenen Lebensabschnitten, neuromuskuläre Funktionen, Bewegungstherapie, Doping und Sportver-letzungen (Hinrichs 1989; Schobert 1978; Feldmeier 1988). Die Themen dieser Festschrift versuchen die z.Z. aktuellen und zukunftsweisenden Bereiche darzustellen. Sie zeigen eine Fülle neuerer Problembereiche auf, wie z.B. die Hirnforschung, Immunologie, Gesundheit, Muskelphysiologie usw.

Aus neueren, insbesondere von Sportstudierenden und -lehrern benutzten Übersichtsdarstellungen (u.a. Feldmeier 1988; Strauzenberg 1990; Pförringer et al. 1985; Brusis u. Weber-Falkensammer 1986), Kongreßberichten (Rieckert 1987; Jeschke 1984; Böning et al. 1989) und Standardwerken, wie Werken von Hollmann u. Hettinger [2]1980; Marées u. Mester 1981; Hüllemann 1982[2] u.a., sowie aus Beiträgen in den sportmedizinisch orientierten Journalen ergeben sich weitere Richtungen, die bisher eher unzureichend behandelt wurden und intensivere Forschung verlangen, wie Regeneration und Sport (Eberspächer et al. 1989; Rieder et al. 1986), Nutzung von Maschinen (u.a. Cybex II) zum Auftrainieren der Muskulatur (Puhl et al. 1988), präventive oder sekundärpräventive Gesundheitsempfehlungen durch „richtiges Sporttreiben" (Rieder 1989; Biener 1990). Dabei befindet sich der moderne Mensch, wie Grupe (1990) es ausdrückte, zwischen einem Leistungs- und Gesundheitskult. Das Sportethos insgesamt scheint im Wandel begriffen (Daume 1990; Grupe 1990), und die bisherige Hauptbezugsgruppe der Sportmedizin, der Leistungs- und Hochleistungssport, gerät in den Mißkredit von Doping, Professionalisierung und Vermarktung. Überall scheint zu viel Geld im Spiel zu sein und beeinflußt ein „Mainstreaming des Sports", eine Entwicklung v.a. durch die modernen Bedürfnisse und Lebensumstände der Menschen unseres Kulturkreises (Schäuble 1989; Becker u. Grupe 1988).

Sport und Sportsysteme

Die vorausgehenden Anmerkungen leiten bereits in die Diskussion der Entwicklung des modernen Sports über, besser in die Entwicklung der *Sportsysteme*. Sichtbar wird immer mehr eine *Parallelität mehrerer Strömungen*, neben dem komplizierter, komplexer und teurer werdenden *Hochleistungssport*, und keine zunehmende Verknüpfung. So zeigt der *Freizeitsport* in Quantität und Qualität eine anhaltende Aufwärtsentwicklung (Becker u. Grupe 1988), die zuerst durch die DSB-Aktionen „Zweiter Weg" und „Sport für Alle" entstand. *Programme wurden „von oben"* angeboten, verwirklicht und nach unten in die Vereine getragen. So waren die Spielfeste, das Trimming 130, die Vereinswerbung „Im Verein ist Sport am schönsten" erfolgreich und vielleicht bringt auch die DOG-Initiative: „Fair geht vor" Fortschritte. Diese Entwicklungen waren mit den impliziten Versprechungen des Sports auf *Gesundheit, Geselligkeit, Jugend, Spannung* verbunden. Sie verliefen parallel zu einer seit 1980 dramatisch ansteigenden *Sportlehrerarbeitslosigkeit*, und führten zur Etablierung von etwa *20 neuen Sportanbietern*, zu der Gründung von heute über 5000 Fitnesstudios und zu dem zunehmenden Engagement der Kommunen für den Sport. *„Von unten"* entstanden neue Sportformen, Spiele, Aktivitäten, die sich als Wellen (z.B. Aerobics) verbreiteten oder aus Probieren entstanden, wie der Nutzung des Snowboards, und die plötzlich im Trend, „in", waren (Breakdance, Modern Dance, Freiklettern). Viele neue Sportformen zusätzlich zu den schon im DSB organisierten 50 Sportarten zeigen eine *rasch fortschreitende Evolution des Sports*, so bei den Wassersportarten, Bergsportarten, Pferdesportarten und bei den Freizeitspielen. Der Weg ist meist vorgezeichnet: Ein neuer Stil (z.B. Delphin, Skating, Fosbury-Flop) entwickelt sich. Sportarten wie Surfen, Frisbee, Bumerangwerfen, Voltigieren entstehen, woher und warum auch immer? Sie finden schnell begeisterte Anhänger, werden in Regeln gebracht, in regionalen Schauvorführungen präsentiert, von einzelnen und Gruppen als Meisterschaft gefordert und zu internationalen Wettkämpfen bis zur Weltmeisterschaft entwickelt. Der „Baum der Spiele" (Stemper et al. 1983) bringt immer neue Zweige hervor – freilich nicht immer bewegungsorientierte, wie z.B., die Videospiele. Auch der „Baum der Gymnastik" (Gutsche u. Medau 1989) bietet fast täglich neue Gymnastiken: nach der *funktionellen Gymnastik* wurden die Schongymnastik, die „Wirbelsäulengymnastik", Erlebnisgymnastiken entwickelt, welche sich mit den traditionellen Körperschulformen mit und ohne Gerät verbinden ließen, und die bis zur Zweckgymnastik, Konditionsgymnastik und zu komplexen Gymnastikformen gediehen, v.a. für Fitness- und Gesundheitszwecke. Auch als Grundlage zur Vorbereitung von Leistungen in allen Sportarten wurden die neuen Formen wertvoll (Stretching). Die Entwicklungsanschübe des Sports von oben und von unten könnten noch ergänzt werden durch den Sport *„von der Seite"*. Mit der Weckung von Bedürfnissen durch neue Angebote operieren die Sportartikelhersteller, die Freizeitindustrie und der Tourismus. Durch Publikation und spektakuläre Schauvorführungen und durch Marketing werden Surfbretter, Mountainbikes, neue Speere, künstliche Kletterwände, Skikunstsprungschanzen und Airtramps dem Verbraucher aufgedrückt. Vieles davon fordert heraus und ist attraktiv, stimuliert die Entwicklung von Sportformen und Sportarten und macht sie schon für den Fachmann zunehmend unüberschaubar.

Die sehr *schnelle Veränderung des Freizeitsportsystems* wirkt sich auf den Leistungssport und besonders auf den *Behindertensport* aus. Hier freilich reicht ein Begriff nicht aus, um die Fülle der Inhalte exakt zu verdeutlichen: Rehabilitationssport, Sporttherapie, Sport mit Sondergruppen (Rieder u. Huber 1989) und speziellen Bezugsgruppen, präventiver, ambulanter Sport, klinischer Sport. Gern wird der Begriff Sport auch vermieden und durch Bewegungs(be)handlung(en) ersetzt. Wenn der Sport in der Psychiatrie und Psychotherapie seit über 10 Jahren mehr Aufmerksamkeit auch als Forschungsfeld erfährt (Huber 1990; Rümmele 1990; Hölter 1988; Rieder 1977a, b, 1986) zeigt dies, daß es kaum noch Bereiche gibt, die ausgespart bleiben.

Die angedeutete Entwicklung der Sportsysteme wäre unvollständig *wenn man nicht den Schulsport* einbeziehen würde, dessen Weiterentwicklung inhaltlich recht langsam vor sich geht angesichts organisatorischer Barrieren, die durch Stundenzahlen, Sportstätten und Ausbildung der Sportlehrer gegeben sind. Ja, es besteht die große Gefahr, daß eine Reduzierung der 3 Sportstunden pro Woche auf 2 – trotz aller Bemühungen – angeordnet wird und damit ein Rückschritt von mehr als 50 Jahren: eine völlig widersinnige, unverständliche Situation. Eine immer engere Verknüpfung des schulischen und außerschulischen Sports, im Verein und in der Freizeit (Skilaufen, Schwimmen), wird offensichtlich. Der *Betriebssport* in Großbetrieben wird zunehmend professioneller organisiert. Die *Medien* sind ein Sportsystem für sich geworden und berichten total, wenn auch in einseitiger Auswahl nach dem Kriterium der Einschaltquoten und der Werbewirksamkeit. Sie bestimmen das Sportverständnis der breiten Bevölkerung weitgehend, auch einseitig, und erhöhen die Hemmschwellen für Behinderte, Leistungsschwache und Ältere zu eigener Sportaktivität.

Der Sport, immer auf einen bestimmten Sport von Personen oder Gruppen bezogen, wandelt sich und wird zur *Ware für Touristik, Kaufhäuser, Volkshochschulen usw.* Er ist nicht nur für Leistung oder Erziehung gut, sondern überschreitet als *Körpererfahrung* (Treutlein et al. 1986), *Fitness und Gesundheit, Entspannung und Streßausgleich,* als „*alternative Bewegungskultur*" auch die Grenzen dessen, was unter Sport traditionell verstanden wird. Farbe, Novitäten, Kleidung, Extravaganz und Außergewöhnliches, Sportlichkeit und Ideale (Jane Fonda), Vorbilder und Sozialprestige, Genuß und Wellness, Figurkorrektur und Schönheit, dies alles wird *aus der Fülle an Bedürfnissen erwartet, die eine „moderne Lebensweise" aufzuzwingen scheint.* Sportmedizin und Sportwissenschaft haben sich deshalb auch mit Fakten des Lebensstile auseinanderzusetzen.

Sportwissenschaft

Zunächst sollen die *größeren Trends* erwähnt werden, ehe eine Heidelberger Hauptrichtung vorgestellt wird. Als Anfang der 70er Jahre im Bundesgebiet an die 30 Lehrstühle für Sportwissenschaft eingerichtet wurden, kam diese Entwicklung 40 Jahre später als in den USA und in der UdSSR und 20 Jahre später als in der damaligen DDR. Kennzeichnend ist seither die *Spezialisierung und mangelhafte personelle Ausstattung für die Forschung.* Sportgeschichte und Sportpädagogik waren vor dem 2. Weltkrieg die ersten wissenschaftlichen Arbeitsbereiche. Sportwissenschaft wurde der Sammelbegriff (seit etwa 1970), der die Theorie- und

Themenfelder Sportpsychologie, Sportsoziologie, Bewegungslehre/Biomechanik v. a. aber die sich rasch entwickelnde Trainingslehre einschloß. In der *Beanspruchungsforschung* (Nitsch 1976) ergaben sich hier die engsten Kooperationen zu medizinischen Fächern, u. a. zur Leistungsphysiologie und Sporttraumatologie. Die Lehre wurde zur *Trainingswissenschaft* entwickelt (Carl 1983; Ballreich et al. 1982). Die Bewegungslehre, neben der Methodik/Didaktik ein Kernfach der Sportwissenschaft, erfuhr in ihren Entwicklungsstufen typische Veränderungen. So wurden die Unterthemen „motorische Entwicklung", „motorisches Lernen", „motorische Koordination" bis heute durch die „Bewegungsanalyse" und die „motorischen Tests" ergänzt. Im internationalen Raum aber entstanden die Arbeitsgebiete *Motor Control* und *Information-Processing*. In der Habilitationsschrift von Rockmann-Rüger (1990) wird das motorische Lernen als Folge von Informationsaufnahme, -verarbeitung, -ergänzung und -abgabe experimentell abgehandelt. Die Fragen der Bewegungswahrnehmung wurden nicht nur sinnesphysiologisch und informationstheoretisch hinterfragt. Auch die Psychologie trug durch die Aufmerksamkeits- und Konzentrationsthematik dazu bei, daß wir selektive Aufmerksamkeit, Antizipation oder antizipative Reaktionen etwa bei der Stabübergabe im Staffellauf, besser verstehen (Oberste 1979).

Zu den klassischen Themenfeldern kamen schnell neue Anforderungen und Fächerungen dazu wie die Sportpolitik, Umwelt- und Rechtsfragen des Sports, die Publizistik, die Ökonomie, Übungsstätten und Geräte. *Die Sondergruppen* (Doll-Tepper et al. 1990; Rieder u. Huber 1989), das Gesundheits- und Fitnessthema (Schipperges 1988), die Jugendkunde (Brettschneider u. Bräutigam 1990), die Talentförderung und Themen, wie Sport – Kunst, Sport – Literatur, verlangen nach ihrer Einordnung. Wert- und Sinnfragen des Sports fordern eine eigene Philosophie und aktualisieren alte anthropologische Gedankengänge (Grupe 1990; Schipperges 1984, Digel 1986, Gabler u. Göhner 1990).

Diese Themenfülle weist die Sportwissenschaft erneut als Querschnittswissenschaft aus, als interdisziplinäre, additive Wissenschaft.

Kurz angeschnitten sei auch die stets aktuelle Frage nach der *Verwendung adäquater Forschungsmethoden* (Willimczik 1977). Diese Methoden wurden den Forschungsmethoden der Sozial- und Verhaltenswissenschaften entnommen und teilweise modifiziert. Die Reihe von Weiterentwicklungen, von neuen Methoden und Tests, von Prüf- und Evaluationstechniken gehören zu den vordringlichsten Diskussionsthemen in der Sportwissenschaft. Insbesondere die *qualitativen Methoden* (Lamnek 1988/1989) werden aktueller, da sie sich für Einzelfallanalysen, Interviewtechniken und biographische Fragestellungen eigenen. Wie man Veränderungen in der Motorik, in den konditionellen und koordinativen Fähigkeiten mißt und welche Befindlichkeits- und Gesundheitsvariablen im Bewegungsbereich wie gründlich meßbar gemacht werden können (Brehm 1989), ist neben der Weiterentwicklung biomechanischer Meßmethoden eine forschungszentrierte Zukunftsaufgabe. Die Nutzung anspruchsvollerer statistischer Verfahren wie Pfadanalysen, Konfigurationsfrequenzanalysen, multivariater Methoden und Clusteranalysen wird häufiger.

Zum Lehr- und Forschungskonzept des Instituts für Sport und Sportwissenschaft der Universität Heidelberg im Bereich „Prävention und Rehabilitation"

Entwicklung

Die Veränderungen und Differenzierungen im modernen Sportgeschehen haben schon frühzeitig unsere Aktionen und Reaktionen herausgefordert. So fand bereits 1971 erstmals ein Seminar zum Thema „Sport mit Behinderten" statt. Meine eigene Forschungsrichtung „Sport als Therapie", durch eine Dissertation und weitere grundsätzliche Stellungsnahmen belegt (Rieder 1977[2], 1989; Rieder u. Huber 1989), weitete sich als ein zentrales Institutsthema von der Arbeit mit verhaltensgestörten Kindern in immer neue weitere Bereiche aus, und zwar auf die Typen von Sonderschulen (Geistigbehinderte, Blinde, Gehörlose, Körperbehinderte), auf ambulante Sportgruppen (u.a. Herzgruppen, Asthmatiker, Personen mit Rückenbeschwerden), auf die Grundlagenforschung und auf den Anwendungsbereich Bewegung, Spiel, Sport, körperliche Aktivität (u.a. bei Rheumatikern, bei Osteoporose, im Kurbereich und in der Psychiatrie).

Es geht dabei darum, herauszufinden und zu evaluieren, *welche Art Sport für welche Krankheitsbilder und Bezugsgruppen geeignet ist*. Es gilt, in enger Zusammenarbeit mit den Fachexperten aus den medizinischen Fächern, sich über die Krankheitsbilder, ihre Entstehung, Epidemiologie und Veränderungen kundig zu machen und schließlich die psychologische Lage, den Zustand und die Copingtechniken der Bezugsgruppen zu erkunden. Von diesen Grundlagen her gilt es, *Bewegungsprogramme zur Wiedererlangungen, für die Erhaltung und die Festigung und Förderung von Gesundheit zu erstellen* (die meisten Zielgruppen sind chronisch-persistierend Kranke, bei denen die Erlangung von Gesundheit nicht zu erwarten ist, allenfalls eine gewisse Lebensqualität und ein Aufhalten der Progredienz, eine positive Beeinflussung des Verlaufs) und *lange Erprobungsarbeit* zu investieren. Diese sind gekoppelt und geprägt durch Zusammenarbeit mit Krankengymnasten, Psychologen und Ärzten verschiedener medizinischer Fachrichtungen und bedeuten zunächst die vorsichtige Formulierung von Erfahrungen, die Verbesserung der Programme sowie die Ausbildung von Sportlehrern zur Betreuung dieser Bezugsgruppen. Solche Ausbildungen wurden mittlerweile für präventive Rückenkurse, für die Sportdurchführung bei Atemwegserkrankungen (Film „Luft für langen Atem", 1988), für den Diabetikersport (Weicker u. Glasauer 1977) und für Bewegung und Sport bei Osteoporose (Werle 1991) geschaffen. Im letzteren Fall wird Entwicklungsarbeit für das gesamte Bundesgebiet geleistet, und das Lehrteam des 1. Ausbildungskurses wird in mehrere Teams aufgespalten, um den dringendsten Bedarf zu decken. Bei verschiedenen Zielgruppen haben wir auch irreversible Behinderungen oder chronische Erkrankungen, so daß keine Wiedererlangung des Gesundheitszustandes zu erwarten ist. Die Zielrichtung des Sports bezieht sich dann auf die *psychosozialen Effekte*, auf die Erhaltung von Funktionen, auf die Lebensqualität, auf das Hemmen oder Aufhalten von Veränderung und auf positive Beeinflussung von Prozessen.

Institutsintern wurden seit 1977 Übungsleiterkurse für Behindertensport eingeführt, zusammen mit dem Badischen Behindertensportverband und dem Kultusministerium Baden-Württemberg. Von den etwa 300 Prüflingen wurden etwa 80 Magister- oder Zulassungsarbeiten über einzelne Fragestellungen abgeschlossen. Viele Hilfskräfte konnten an Projekten beteiligt werden, so an der Darstellung von „Bedarfsanalysen und Modellmaßnahmen im Behindertensport" (Rieder et al. 1984) und am Projekt „Pädagogisch-therapeutische Funktion des Sports bei Sondergruppen im Freizeitbereich" (Rieder et al. 1988). Für den Sport mit Älteren wurden praktische (Rieder et al. 1989) und theoretische Impulse (Rieder 1990; Hackfort 1988; Mörschel 1991) gesetzt. Schließlich bietet der 2jährige Aufbaustudiengang „Sport im Bereich Prävention und Rehabilitation" für schon fertige Diplomsportlehrer, Magister und Lehramtsanwärter für Sport die Chance, eine intensive 2jährige Ausbildung zu erhalten, wie sie erstmals im Bundesgebiet angeboten wurde. Ein Lehrimport von 12 Semesterwochenstunden aus den medizinischen Fächern innere Medizin, Orthopädie, Neurologie, Sozialmedizin und Psychiatrie verstärkt unsere Hoffnung, die vielbeschworene Interdisziplinarität in Zusammenarbeit von Sportwissenschaft und Sportmedizin nicht nur durch Deklarationen zu verwirklichen.

Stand und Perspektiven

Die Lehre des Sports mit Sondergruppen konzentriert sich auf einen Aufbaustudiengang und auf die Schwerpunktrichtung Behindertensport im Magisterstudium. Alle Studierende des Lehramts können an Vorlesungen und Seminaren darüber auch teilnehmen. Erwartet wird neben Überblicks- und Detailkenntnissen ein größeres Verständnis für die Belange des Sports mit Sondergruppen und die Aneignung von „teaching skills", wie sie in diesem Bereich, anspruchsvoller als im Schul- und Freizeitsport, notwendig sind (u. a. Doll-Tepper et al. 1990; Huber 1990; Heringer 1988; Mellerowicz 1985).

Die inhaltliche Diskussion orientiert sich zunehmend weniger an speziellen medizinischen oder sportwissenschaftlichen Fakten, sondern ist geprägt durch *übergeordnete Bereiche, wie Gesundheit, Wohlbefinden, Lebensqualität und Lebensführung* und auch durch Paradigmenwechsel innerhalb der Fächer. Die Beschäftigung mit Teilbereichen und einzelnen Gruppen darf die Gesamtsicht der Möglichkeiten und Ziele nicht verhindern. So wird z. B. *Gesundheit aufgefaßt als dynamisches Wechselverhältnis zwischen Risiko- und Schutzfaktoren.* Präferiert wird die Schutzfaktorenforschung, wie sie auch die Gesundheitspsychologie (Schwarzer 1990) empfiehlt. Das primäre Interesse ist dabei, die Gesundheit zu verstärken und nicht nur Krankheit zu heilen oder zu vermeiden. Ob unser Optimismus – übrigens einer der wichtigsten Schutzfaktoren – berechtigt ist, zu behaupten, durchdachte Sportprogramme mit differentiellen Anteilen an Körpererfahrung, Fitness und Entspannung verhülfen *zum Aufbau einer Gesundheitsreserve,* wird sich in Evaluierungsarbeiten der nächsten Jahre zeigen müssen.

Die aufgezeigte Forschungsrichtung kann parallel gesehen werden zum Übergang von der Defizit- zur Kompetenzforschung in der Gerontologie (Lehr 1991[7]) und von der Variablenpräferierung in der Gesundheitsforschung zur Gesundheitsbildung (Schipperges et al. 1988). Statt Nichtraucherprogrammen, Abbau von Tablettenkonsum, Alkoholvermeidung – dies alles ist wichtig – geht es um die Propagierung eines *gesunden Lebensstils*. Sofort werden dadurch anthropologische und philosophische Fragen aktuell. Auf die mittleren Jahrgänge und die Jugend sowie speziell auf Studenten bezogen, bedeutet dies aber, keine Vorschriften und Vorgaben zu machen, die Ältere an Jüngere abgeben zu müssen glauben. Gesunder Lebensstil bedeutet dennoch ein volles Ja zur sportlichen Leistung, zum Ausschöpfen von persönlichen Begabungen und Ressourcen, zu *Heterostase im Wechselspiel zu Homöostase*, also ein rhythmusähnliches Auf und Nieder. Durch gesunden Lebensstil, Gesundheitskompetenz und adäquate Sportausübung darf keine Langeweile aufkommen. Spannung und Risiko, Belastung, Überlastung, Regeneration als notwendige Erfahrungen müssen eingeschlossen bleiben. So kann man einem modernen Lebensgefühl besonders der jungen und mittleren Jahrgänge (30–60 Jahre) wohl am ehesten entsprechen, was immer man darunter verstehen mag (Grupe 1990; Brettschneider u. Bräutigam 1990).

Die Verwirklichung dieser Forschungsphilosophie wird in Projekten und Themen versucht, die vorwiegend mit Partnern aus Medizin und Psychologie in Bearbeitung sind oder abgeschlossen wurden. 3 Beispiele, Aids-Forschung und Immunschwäche, Sport mit Rheumatikern sowie Bewegung bei Osteoporose sollen dies verdeutlichen.

Sport und Aids

Zunächst liegen diese beiden Bereiche meilenweit auseinander. Die Aids-Betroffenen, meist zurecht als sportfern eingeordnet, sind zunehmender Isolierung, Hoffnungslosigkeit und weiteren Stigmen ausgesetzt. Sie erlebten durch das Sportprogramm (Schlenzig 1989) oft erstmals eine Gemeinschaft, ein Miteinander, und unterzogen sich gerne den motorischen Tests und medizinischen Untersuchungen. Welche konkreten Hilfen bedeuten Bewegung und Sport? Können sie das Immunsystem stärken? Wie groß darf die Beanspruchung sein? Welche Sportformen sind möglich, und gelten die Gesetze der Trainingslehre auch hier?: Dies sind viele Fragen, die in der Untersuchung von Schlenzig vorgeklärt wurden und nun mit größeren Versuchsgruppen (n = 30) und verlängerter Einwirkung (6 Monate) weiter verfolgt werden. Dabei bildet die sportmedizinische Ergometrie ein wichtiges Diagnostikum, und die immunologischen Veränderungen werden mit Hilfe des Krebsforschungszentrums Heidelberg (Dröge) analysiert: *angewandte Psychoneuroimmunologie*. Wir hoffen zwar auf Verzögerungen im Krankheitsverlauf, auf positivere und bleibende Immunwerte und auf den Anstieg von Ausdauer- und Koordinationsfähigkeit, sehen aber die *deutlichste Chance in einem Sportprogramm im psychosozialen Bereich*. Es gilt, bei diesem Personenkreis Hoffnungen zu erhalten, Gesprächspartner zu haben, Aktivität anstelle von Gesprächen und Abwarten zu bewirken, einem unumkehrbaren Prozeß zu begegnen und dem Leben einen Sinn zu erhalten. Der persönliche Einsatz ist das Erfolgsrezept der Sportexperten und Therapeuten – wie in der Sporttherapie insgesamt. Die Person der Vermittler ist ein Teil der Effekte von sporttherapeutischen Einwirkungen: Psychische Prozesse werden verstärkt, Einstellungen, Verhaltenweisen und Sinngebungen werden hinterfragt und verändert. Motorische und immunologische Veränderungen können vor und nach dem Sportprogramm gemessen werden (Schlenzig et al. 1990). Die Ergebnisse zeigen [Schlenzig et al. 1990; Deutsche Aids-Stiftung „Positiv leben" (Hrsg) (1990) Aids und Psyche. Ed. Sigma Bohn, Berlin], daß ein gezieltes sporttherapeutisches Training eine kurzfristige Verbesserung des Immunsystems und der psychischem Situation der Patienten ermöglicht und daß alle immunologische Parameter proportional zum Trainingsfortschritt steigen. Ein erhöhtes Infektrisiko konnte nicht festgestellt werden (Jeschke u. Riedel 1988).

Sport mit Rheumatikern

Das Thema sah sich zunächst großer Skepsis seitens der klinischen Mediziner gegenüber. Zu groß ist die Bandbreite dieses Formenkreises und die Unterschiede jüngerer und älterer CP-Patienten mit weiteren Schwierigkeiten im Lumbalbereich, mit osteoporoseähnlichen Symptomen und mit Herz-Kreislauf-Schwächen. Eine pauschale Antwort, wie Bewegung wirkt, die ja schon durch die Krankengymnastik initiiert ist, kann es angesichts schubweiser Krankheitsverläufe (noch) nicht geben. Dennoch wird deutlich, wie wichtig die Ergänzung einer individuellen, funktionellen Krankengymnastik durch die methodische Vielfalt des Sports ist, z.B. durch Wassergymnastik, Laufformen, Spiele und Spielfeste. Bisherige Erfahrungen zeigen, wieviel mehr Rheumatiker „machen können" und wie sehr der Schmerz alle Bewegungsaktivitäten und den Aktionskreis einengt (Huber 1991). Der Sport in Form von vielen attraktiven Freizeitsportformen, die auch in der häuslichen Umgebung durchführbar sein müssen (Rieder 1989), weitet den Handlungsspielraum der Patienten wieder aus und verändert die Überzeugung vieler: „Man dürfe ja nicht ..." (Bolten 1988; Heringer 1988). Welche Art von Bewegung für wen und in welchem Maße günstig ist und wie das Programm akzeptiert wird, sind einige Fragen. Wie verlaufen Coping und „social support" bei dieser Bezugsgruppe? Wie lange halten Fortschritte vor? Da nur teilweise homogene Stichproben zu finden sind, werden generalisierbare Forschungsergebnisse nur durch viele weitere Mosaiksteinchen und Langzeitbemühungen bei vielen Gruppen zu gewinnen sein.

Aus einer Reihe kleinerer Projekte, die ein größeres Forschungsprojekt vorbereiten, soll jenes über die „Evaluierung eines sporttherapeutischen Programms bei Rheumatikern mit Lumbalsyndrom" (Stromer 1991) die Arbeitsweise verdeutlichen. Nach Daten aus dem Jahr 1985 betreffen 22,8 % aller Krankschreibungen den rheumatischen Formenkreis; 40 % davon entfallen auf die degenerativen Veränderungen der Wirbelsäule. Der Sport als „Adapted physical activity" (Doll-

Tepper et al. 1990) wird dem jeweiligen Krankheitsbild angepaßt und vom Arzt mit dem Sporttherapeuten abgestimmt. Die aktive Bewegungstherapie in der Bezugsklinik Bad Rappenau besteht aus physikalischer Therapie, Krankengymnastik, Ergotherapie und Sporttherapie. Ein für Patienten mit Lumbalsyndrom entwickeltes sporttherapeutisches Programm wurde 4 Wochen lang täglich durchgeführt. Es folgte eine ambulante Phase (2mal wöchentlich) über weitere 3 Monate. 43 Patienten zwischen 26 und 61 Jahren nahmen teil und 5 Teilnehmerinnen. Die Patienten wurden durch den Chefarzt der Klinik einer Gruppe zugeteilt. Als Ausschlußkriterium galten verschleißbedingte rheumatische Erkrankungen mit deutlicher Einschränkung der Bewegungsfähigkeit, als Einschlußkriterien chronische bzw. akute Rückenschmerzen. Das Programm bestand aus funktioneller Gymnastik, aus progressiver Muskelrelaxation, aus Laufschulung mit Hanteln, aus Gelenkschule sowie aus Muskelkräftigung und Dehnung. Durch das Dehn- und Kräftigungsprogramm konnte die Kraftausdauer haltungsrelevanter Muskelgruppen erheblich verbessert werden. Der Schmerz als Leitsymptom dieser Erkrankung (u.a. Huber 1991) wurde von den Patienten nach dem Programm als weniger stark eingeschätzt. Der Sport wurde als Mittel erfahren, Schmerzen zu lindern und die eigene Lebensqualität zu steigern. An die Sporttherapie wurden schon zu Beginn der stationären Heilbehandlung große Erwartungen geknüpft, die bestätigt und sogar übertroffen wurden. Mittels eines Fragebogens zur Erfassung psychosozialer Aspekte und eines speziell entwickelten Testprogramms nach dem Vorbild des Muskelfunktionstests von Janda (1984; 4 Items: Rückenstrecker, gerade Bauchmuskeln, Abduktoren und Hüftextensoren) wurden die Ergebnisse evaluiert. Sie fordern deutlich eine künftige Verknüpfung von stationärer Behandlung und ambulanter Nachbetreuung im Sinne einer Therapiestraße.

Osteoporose

Durch das „Kuratorium Knochengesundheit" (Prof. Dr. Minne) und die zugeordneten Selbsthilfegruppen veranlaßt, kam es zum nun 3jährigen Versuch, Bewegung und Sport im Bereich von Osteoporoseerkrankten zur Rehabilitation und Prävention zu erproben und als Mittel zumindest der Krankheitsverzögerung nachzuweisen. Im Raum Heidelberg/Mannheim bildeten sich nach Zeitungsaufrufen schnell über 10 ambulante Osteoporosegruppen, die über das Institut für Sport und Sportwissenschaft durch Mitarbeiter und Studenten betreut wurden. Die angesichts der Gefahr einer Kontraindikation sehr vorsichtig entwickelten Sportformen sollten die vorherrschenden isometrischen und bewegungsarmen krankengymnastischen Formen erweitern und Teilnehmern mehr Bewegungssicherheit und Handlungsfähigkeit verschaffen sowie den Aktionskreis ausweiten. Dieser war durch Dauerschmerz, reduziertes Bewegungsverhalten und Angst eingeengt. Das Krankheitsbild und die Schwierigkeiten der Diagnose wurden von Minne (1990) beschrieben. Alter und Geschlecht der Teilnehmerinnen (95 %) konfrontierten uns erwartungswidrig durchaus nicht nur mit sportfernen Personen. Die Programme wurden streng funktionsgymnastisch entwickelt (Werle 1991; Huber 1991), durch

Spielformen ergänzt, ins Wasser übertragen, mit Ausdauerübungen durchsetzt und erlebnisreich gestaltet. Aktivität und Initiative, Zutrauen und Erproben waren das Motto, nicht die Einstellung „behandeln lassen". Es wurde schnell klar, daß eine Kombination von medikamentöser Behandlung, Diät und Bewegung die größten Aussichten auf Erfolg brachte. Es galt zunächst, ein optimales gemischtes Sportprogramm zu finden, das über Monate attraktiv blieb und dem die Teilnehmerinnen vertrauten, weil es Spaß machte, mittelfristig Schmerzen reduzierte, Kontakte verschaffte und Sicherheit gab. Die Angst vor dem Fallen, vor dem ständigen Schmerz und vor der Einengung der Lebensbedingungen bis zur Abhängigkeit kann durch sehr regelmäßige Sportteilnahme und durch Koordinations- und Konditionsverbesserung bekämpft werden, wenn die Überzeugung eingetreten ist, daß Schmerz und Krankheit eng mit dem Bewegungsverhalten und der Motorik korreliert sind. Für die Sportwissenschaft ergeben sich fast neue Fragestellungen:

- Wie kann man welchen Sport mit dem Aspekt kurzzeitiger Schmerzlinderung anbieten?
- Welches Sportlehrerverhalten und welche Informationen für die Teilnehmer fördern die Eigeninitiative?
- Welche Gespräche vor, während und nach Sportstunde sind wichtig für die Teilnehmer?

Alle diese Fragen gelten auch für Sportvorbeugeprogramme gegen Osteoporose, die v. a. Frauen in der Menopause betreffen, die wenig Sport getrieben haben. Die Überzeugung, daß vorbeugende Hilfe durch die Aktivierung psychisch-mentaler Kräfte und regelmäßiger Bewegung selbstverantwortlich funktionieren muß, wäre gleichzeitig ein wesentlicher Schritt zur Gesundheitskompetenz und Gesundheitsbildung. *Körpererfahrung und Selbstkontrolle sind also didaktische Ziele anspruchsvollerer Sportprogramme* (Rieder 1986, 1989).

Nun gilt es, über die positiven und begeisterten Äußerungen von Teilnehmerinnen hinaus die *Grundlagenforschung zu aktivieren*, um den Einfluß von Bewegung und Beanspruchung auf das Skelettsystem, den Knochenaufbau, die Knochendichte und die Knochenmasse auch bei mittleren und älteren Jahrgängen zu erkunden und kombinierte Behandlungsmethoden (Östrogene und Ernährung) längerfristig zu testen (Christiansen u. Riis 1990). Es gilt auch, Alternativprogramme der Bewegungsbehandlung, also Übungsstoffvariationen, zu entwickeln, um den Wunsch und Begabungen der Teilnehmer mehr entsprechen zu können. Wir sind sicher, nach einem guten und längeren Sporttreatment (wenigstens 3 Monate) signifikante Veränderungen bei Ausdauer, Kraft, Beweglichkeit und koordinative Fähigkeiten, z.B. Gleichgewicht, Reaktion und Rhythmus, messen zu können. Wenige Informationen haben wir bisher über die Biographien von Patienten, über die Stadien der Erkrankung und über die dabei möglichen weiteren Therapieprogramme durch Bewegung. Über Fragen und Rückwirkung einer erhöhten Motivation auf Leistung und Gesamtbefinden herrscht ebenso noch Unsicherheit wie über die Chancen einer Bewegungstherapie in fortgeschrittenen Erkrankungsstadien. Die Finanzknappheit des Bundes hat bisher die Genehmigung eines umfassenden Forschungsantrages verhindert. Kleinere Arbeiten werden zur

Zeit fertiggestellt, können aber weitreichendere Fragen nicht repräsentativ beantworten.

Alle 3 Beispiele zeigen unterschiedliche Wege der Forschung, die nicht nur kombinierte Überlegungen aus Bewegungslehre, Trainingslehre, Methodik, Didaktik und Sportpsychologie erforderten, sondern auch die relevante Parameter mit medizinischen Daten zu kombinieren hatten. *Die psychosoziale Hilfe durch Bewegung und Sport ist für die individuellen Bewältigungsstrategien von ausschlaggebender Bedeutung und erhöht trotz Dauerbeeinträchtigung die Aufrechterhaltung eines wichtigen Teils der Lebensqualität.*

Das Lernen von Gemeinsamkeiten

Trotz überzeugender Einzelbeispiele und Angewiesensein auf Gegenseitigkeit scheinen die Chancen gemeinsamer Forschung in Sportmedizin und Sportwissenschaft eher gering. Dies hängt mit der Spezialisierung, mit der Aufgabenfülle, u.a. mit der biochemischen Grundlagenforschung dort und mit der angewandten Trainingsforschung hier, mit der umfangreichen Lehre und mit den zweckgebundenen Bundesmitteln, wodurch ein Großteil der Forschungskapazität von Instituten gebunden ist, zusammen. Jüngere Forscher sind aus Qualifikationsgründen auf enge Bindungen an ihre Mutterdisziplinen angewiesen und können sich eine langfristig angelegte interdisziplinäre Projektforschung mit eher wenigen Veröffentlichungen unter vielen Namen selten leisten. Die Spezialisierung erhöht zwar das wissenschaftliche Image, wirkt sich aber weniger karrierefördernd aus, z.B. durch Berufungen. Forschungsteams von 4–6 Personen, mehrjährig an der gleichen Fragestellung arbeitend, sind (noch) die Ausnahme. Es gilt aber auch, die unausgesprochene grundsätzliche Skepsis beider Seiten auszuräumen, die einen Fortschritt in der Zusammenarbeit blockiert. Es gibt da hierarchisches Denken, Zweifel an der Wichtigkeit bestimmter Forschungsrichtungen, Überschätzungen der eigenen Fragestellungen, Grenzüberschreitungen, z.T. auch gesetzliche Vorschriften über die Ausübung des Heilberufs und Regreßfragen beim Auftreten von Komplikationen! So vermuten Mediziner, die Sportpädagogen würden mit Gesundheit, Rückenkursen und Therapie sich in medizinische Bereiche drängen, denn die „Verschreibungen von Sport", wenn sie überhaupt geschieht, obliege der Fachkompetenz des Mediziners. Andererseits glauben Sportexperten, mit pauschal verordnetem „Sport" durch weniger sportorientierte Mediziner würde eine Indikation verabreicht, die nicht ausreichend bekannt ist. Besser funktionierende Sportmenüs könnten nur langjährig tätige Sportexperten bereitstellen. Sport ist nicht gleich Sport, Gymnastik nicht gleich Gymnastik. Sie vermuten auch, daß Sport zu sehr krankengymnastisch gesehen wird und so die Funktionalität allein vorherrscht, ohne Rücksicht auf Emotionen und Pädagogik. In der Tat ist die Inhaltsanalyse des angewandten Sports, weil sie somatisch, psychisch und kognitiv sowie sozialorientiert ist, in der Wirkung auf einzelne und Gruppen ein schwieriges Kapitel, das durch historische Irrtümer oder Unterlassungen ausreichend belegt ist. So wurde die Ausdauerfähigkeit von Frauen lange bezweifelt, das Kräftigungstraining unterschätzt, Regenerationsfragen wurden lange Zeit nicht aufgegriffen, die Meinungskorrektur durch kontroverse Gespräche wurde vermieden. – Die Sportler wiederum sind eher zu optimistisch und denken kaum an mögliche Kontraindikationen durch Sport. Sportmedizin und Sportwissenschaft bewegen sich zu langsam in Richtung einer verbesserten Zusammenarbeit. Diese funktioniert eher in der Lehre und auf der Basis von Personen, die sich über ein gemeinsames Forschungsinteresse hinaus verstehen und gleiche Anteile an Engagement einbringen. An die Zusammenarbeit von Reindell und Gerschler sei erinnert.

Infolge der Fachspezialisierung, der Aufgabenüberhäufung und der Skepsis kann sich eine *echte interdisziplinäre Forschung* noch nicht ausreichend etablieren. Wenn durch die Weiterentwicklung der Sportsysteme immer selbständigere Stränge entstehen, nämlich

- Hochleistungssport,
- Vereinssport,
- mächtige (egoistische) Fachverbände,
- Studios und Sportzentren,

werden gemeinsame Aktionen eher schwieriger werden (Becker u. Grupe 1988; Dietrich et al. 1990).

Keul u. Berg schreiben (1990, S. 289): „Gegenstand der sportmedizinischen Forschung ist und bleibt letztlich der Mensch, vornehmlich der gesunde Mensch." Zunehmend freilich werden Sportmedizin und sportwissenschaftliche Theoriefelder durch den kranken Menschen gefordert, auch durch den von Krankheit Bedrohten. Präventive Maßnahmen, von der Kontrolluntersuchung bis zum regelmäßigen Sport, sind ohne überzeugende Aufklärung nicht wirksam, da für viele erst der Leidensdruck von Beschwerden verhaltensauslösend wirkt. Aus der sicher verkürzten Perspektive dieser Darstellung kann man an aktuellen zukünftigen Forschungsaufgaben von Sportmedizin und Sportwissenschaft über die pauschale Feststellung von Keul u. Berg hinaus annehmen, daß das Immunsystem bei körperlichen Beanspruchungen, die pharmakologische Leistungsbeeinflussung, die zerebrale Steuerung der Motorik, die Sporttherapie und die sekundäre Prävention, insgesamt die psychosozialen neben den biopsychischen Wirkungen, in der Beeinflussung von Gesundheit durch Sport gemeinsame Themen von hoher Relevanz sein werden (Strauzenberg et al. 1990, S. 675).

In der *kommenden Schutzfaktorenforschung* dürfte die Bewegung in Gestalt von Spiel, Sport und körperlicher Aktivität einen zentralen Platz einnehmen sowie eine *Bewegungswissenschaft* auch die krankengymnastische Erfahrungen und die besser zu formulierenden Trainingswirkungen in klinischen Bereichen einbeziehen müssen. Gemischte Forschergruppen dafür könnten schon deshalb optimal gebildet werden, weil es immer mehr Nachwuchswissenschaftler mit Doppelqualifikation gibt, Sport mit Medizin, Psychologie, Biologie usw.

Bei aller Unzufriedenheit mit der bisherigen Entwicklung darf man künftig wohl auf die *Lernfähigkeit* jener Besten aus Sportmedizin, Sport und Sportwissenschaft vertrauen, die trotz und wegen ihrer Fachkompetenz und fachlichen Spezialisierung über Zaun und Zäune zu blicken vermögen sowie aufgreifen und einbringen, was als gemeinsame Masse offensichtlich auf der Straße liegt.

Literatur

Ballreich R, Baumann W, Haase H, Ullmer HV, Wasmund-Bodenstedt U (1982) Trainingswissenschaft. Limpert, Bad Homburg

Becker H, Grupe O (Red) (1988) Menschen im Sport 2000. Dokumentation des Kongresses „Menschen im Sport 2000" vom 5.–7.11.1987. Hofmann, Schorndorf

Berg A, Keul J (1986) Körperliches Training als Therapie. In: Bundesvereinigung zur Gesundheitserziehung e.V. (Hrsg) Lebe gesünder – es lohnt sich. Weltgesundheitstag 1986. Troisdorf, S 77–81

Biener K (Hrsg) (1990) Grenzbereiche der Sportmedizin. Springer, Berlin Heidelberg New York Tokyo

Binkowski H, Huber G (Hrsg) (1990) Die Wirbelsäule. Ausgewählte sporttherapeutische Aspekte. Echo, Köln

Bolten W (1988) Sporttherapeutische Möglichkeiten in der Behandlung rheumatischer Erkrankungen aus der Sicht des Arztes. Sportther Theor Prax 3:9f

Böning D, Braumann KM, Busse MW, Maasen N, Schmidt W (Hrsg) (1989) Sport, Rettung oder Risiko für die Gesundheit. 31. Deutscher Sportärztekongreß, Hannover 1988. Deutscher Ärzteverlag, Köln

Bouchard C, Shepard RJ, Stephens C, Sutton JR, McPherson BD (eds) (1990) Exercise, fitness and health. A consensus of current knowledge. Human Kinetics Books, Champaign/IL

Brehm W (1989) Sport und Gesundheit. In: Haag H et al. (Hrsg) Theorie- und Themenfelder der Sportwissenschaft. Hofmann, Schorndorf, S 288–302

Brettschneider WD, Bräutigam M (1990) Sport in der Alltagswelt von Jugendlichen. Forschungsbericht. Ritterbach, Frechen

Brusis OA, Weber-Falkensammer H (Hrsg) ([2]1986) Handbuch der Koronargruppenbetreuung. Perimed, Erlangen

Bundesinstitut für Sportwissenschaft (1989) Bericht 1987–1988. Hofmann, Schorndorf

Carl K (1983) Training und Trainingslehre in Deutschland. Hofmann, Schorndorf

Christiansen C, Riis B (1990) Die postmenopausale Osteoporose. Ein Leitfaden für Ärzte. Handelstork, Keriet, Aalborg

Cooper K (1970) Bewegungstraining. Praktische Anleitung zur Steigerung der Leistungsfähigkeit. Fischer, Frankfurt am Main

Cotta H (1979) Der Mensch ist so jung wie seine Gelenke. Piper, München Zürich

Daume W (1990) Humanität im Sport? In: Gabler H, Göhner U (Hrsg) Für einen besseren Sport. Hofmann, Schorndorf, S 3–16

De Marées H, Mester J (1981) Sport. Sportphysiologie I, II, III. Diesterweg, Frankfurt am Main

Dietrich K, Heinemann K, Schubert M (1990) Kommerzielle Sportanbieter. Hofmann, Schorndorf

Digel H (1986) Über den Wandel der Werte in Gesellschaft, Freizeit und Sport. In: Die Zukunft des Sports. Materialien zum Kongreß „Menschen im Sport 2000". Hofmann, Schorndorf, S 44–69

Dirix A, Knuttgen HG, Tittel K (Hrsg) (1989) Olympiabuch der Sportmedizin. Deutscher Ärzteverlag

Doll-Tepper G, Dahm C, Selzam H von (eds) (1990) Adapted physical activity. An interdisciplinary approach. Springer, Berlin Heidelberg New York Tokyo

Drinkmann W (1990) Sportgeräte in der Prävention und Therapie. Med Sport 20–23

Eberspächer H, Narciß S, Hermann H-D, Renzland J (1989) Psychophysische Regeneration im Sport: Forschungsergebnisse und Optimierungsansätze. In: Allmer H, Appell HJ (Hrsg) Brennpunkte der Sportwissenschaft. Richarz, St. Augustin, S 144–163

Feldmeier C (1988) Grundlagen der Sporttraumatologie. Zennon, München

Findeisen DGR, Linke PG, Pickenhain L (1976) Grundlagen der Sportmedizin für Studenten, Sportlehrer und Trainer. Barth, Leipzig

Franz JW, Mellerowicz H, Noack W (Hrsg) (1985) Training und Sport zur Prävention und Rehabilitation in der technischen Umwelt. Springer, Berlin Heidelberg New York Tokyo

Gabler H, Göhner U (Hrsg) (1990) Für einen besseren Sport. Hofmann, Schorndorf

Große-Ruyken FJ, Nüssel E (1986) 7 gegen 7. Landesweites Programm mit 7 Aktionen gegen 7 Krankheiten. Was ist gemeint? Chronomed, Emsdetten

Grosshans A, Brinkmann W (1990) Stellenwert der Prophylaxe in der Allgemeinmedizin. Med 2–6

Grupe O (1984) Sportmedizin, Sportwissenschaft und Sport. In: Jeschke D (Hrsg) Stellenwert der Sportmedizin in Medizin und Sportwissenschaft. Springer, Berling Heidelberg New York Tokyo

Grupe O (im Druck) Zwischen Leistungs- und Gesundheitskult. Sportethos im Wandel. (Vortrag beim 32. Deutschen Sportärztekongreß 1990, München)

Gutsche KJ, Medau H (1989) Gymnastik. Ein Beitrag zur Bewegungskultur unserer Gesellschaft. Hofmann, Schorndorf

Haag H, Strauß DG, Heinze S (Red) (1989) Theorie- und Themenfelder der Sportwissenschaft. Orientierungshilfen zur Konzipierung sportwissenschaftlicher Untersuchungen. Hofmann, Schorndorf

Häcker R, de Marées H (Hrsg) (1991) Hormonelle Regulation und psychophysische Belastung im Leistungssport. Deutscher Ärzteverlag, Köln

Hackfort D (1988) Sport im Alter, ein Beitrag zur Kompetenz. In: Rott C, Oswald F (Hrsg) Beiträge zur III. gerontologischen Woche. Pfeifer, Heidelberg München, S 188–193

Heck H (1990) Energiestoffwechsel und medizinische Leistungsdiagnostik. Studienbrief der Trainerakademie Köln des Deutschen Sportbundes. Hofmann, Schorndorf

Heckmann W, Jäger H, Kleiber D, Rosenbruch R (Hrsg) (1990) Aids und Psyche. Sigma Bohn, Berlin

Heringer A (1988) Sporttherapeutische Möglichkeiten in der Behandlung rheumatischer Erkrankungen aus der Sicht des Sporttherapeuten. Sportther Theor Prax 3:11–16

Hinrichs HK (1989) Sportverletzungen. Vorbeugen, Erste Hilfe und Wiederherstellung. Hofmann, Schorndorf

Hollmann W (Hrsg) (^{3}1988) Zentrale Themen der Sportmedizin. Springer, Berlin Heidelberg New York Tokyo

Hollmann W (1989a) Definition und Aufgaben Bereich der Sportmedizin. In: Dirix A, Knuttgen HG, Tittel K (Hrsg) Olympiabuch der Sportmedizin. Deutscher Ärzteverlag, Köln, S 17f

Hollmann (1989b) Sportmedizin. In: Haag H, Strauß DS, Heinze S (Hrsg) Theorie- und Themenfelder der Sportwissenschaft. Hofmann, Schorndorf, S 6–17

Hollmann W, Hettinger T (Hrsg) (^{2}1980) Sportmedizin. Arbeits- und Trainingsgrundlagen. Schattauer, Stuttgart New York

Hölter G (Hrsg) (1988) Bewegung und Therapie. Modernes Lernen, Dortmund

Huber G (1990) Sport und Depression. Ein Bewegungstherapeutisches Modell. Deutsch, Frankfurt am Main

Huber G (1991) Möglichkeiten der Schmerzbewältigung innerhalb eines Bewegungsprogramms für Osteoporose-Gruppen. In: Werle J (Hrsg) Bewegungsbehandlung bei Osteoporose. Kuratorium Knochengesundheit, Heidelberg

Huber G, Rieder H, Neuhäuser G (Hrsg) (1990) Psychometrik in Therapie und Pädagogik. Modernes Lernen, Dortmund

Hüllemann D (Hrsg) (^{2}1982) Leistungsmedizin, Sportmedizin für Klinik und Praxis. Thieme, Stuttgart

Janda V (1984) Muskelfunktionsdiagnostik. Muskeltest. Untersuchung verkürzter Muskel. Untersuchung der Hypermotilität (2. Nachdruck). Akko, Leuven

Jeschke D (Hrsg) (1984) Stellenwert der Sportmedizin in Medizin und Sportwissenschaft. Springer, Berlin Heidelberg New York Tokyo

Jeschke D, Riedel H (1988) Aids- und HIV-Infektionen. In: Jäger H (Hrsg) Diagnostik, Klinik, Behandlung. Ecomed, Landsberg

Jung K, Wollering U (1986) Gymnastik als Therapie. Meyer & Meyer, Aachen

Keul J, Berg A (1990) Medizin und Sport. In: Gabler H, Göhner U (Hrsg) Für einen besseren Sport... Themen, Entwicklungen und Perspektiven aus Sport und Sportwissenschaft. Hofmann, Schorndorf

Keul J, Reindell H (Hrsg) (1983) Der sporttreibende Bürger – Gefährdung oder Gesundung. Perimed, Erlangen

Kraus H, Raab W (1961) Hypokinetic diseases. Thomas, Springfield, p 3

Lamnek S (1988/1989) Qualitative Sozialforschung, Bd 1, 2. Psychologie-Verlag Union, München Weinheim

Lehr U (^{7}1991) Psychologie des Alterns. Quelle & Meyer, Heidelberg Psychologie Verlagsunion, Weinheim

Mellerowicz H (1985) Gesundheit und Leistung. Training als Mittel der präventiven Medizin. Springer, Berlin Heidelberg New York Tokyo

Mellerowicz H, Meller W et al. (^{2}1975) Training. Biologische und medizinische Grundlagen und Prinzipien des Trainings. Springer, Berlin Heidelberg New York

Meusel H (1990) Motorische Aktivität – Gesunde Entwicklung – Erfolgreiches Altern? Z Gerontol 23:267–274

Ministerium für Wissenschaft und Kunst Baden-Württemberg (Hrsg) (1990) Einrichtung eines Zentrums für Alternsforschung. (Red. Graumann CF, Häfner H, Thomae H, Lucht G) Heidelberger Verlagsanstalt, Heidelberg

Minne H (1990) Osteoporose alter Menschen. Pathophysiologie, klinische Bild, Diagnostik, Prävention und Therapie. Med Welt 4:96–606

Mohl H (1983) Gesundheitswert des Sports im Blickpunkt der Öffentlichkeit – Wünsche und Forderungen an Ärzte und Medien. In: Keul J, Reindell H (Hrsg) Der sporttreibende Bürger – Gefährdung oder Gesundung? Perimed, Erlangen, S 100–107

Mörschel R (1991) Zur Anwendung von Stretching in Sport für Ältere. Magisterarbeit, Universität Heidelberg (unveröffentlicht)

Nitsch RJ, Udris I (1976) Beanspruchung im Sport. Limpert, Bad Homburg

Oberste W (1979) Sensomotorische Leistungen beim Tiefstart und Staffellauf. Hofmann, Schorndorf

Pförringer W, Rosemeyer B, Bär H (Hrsg) (1985) Sport. Trauma und Belastung. Perimed, Erlangen

Puhl W, Novak W, Scharf HP, Skumko F (1988) Isokinetisches Muskeltraining in Sport und Rehabilitation. Cybex II – ein Test und Trainingssystem. Perimed, Erlangen

Reischle K (1987) Quantitative und qualitative Analyse strukturverwandter Schwimmarten. Dissertation, Universität Heidelberg

Rieckert H (1987a) Ermüdung. In: Eberspächer H (Hrsg) Handlexikon Sportwissenschaft. Rowohlt, Reinbek, S 120–123

Rieckert H (1987b) Sportmedizin und Umgebungsbedingungen. In: Eberspächer H (Hrsg) Handlexikon Sportwissenschaft. Rowohlt, Reinbek, S 376–380

Rieder H (^{2}1977a) Sport als Therapie. Bartels & Wernitz, Berlin

Rieder H (^{2}1977b) Therapeutische Möglichkeiten im Sportunterricht. In: Günzel W (Hrsg) Taschenbuch des Sportunterrichts. Schneider, Baltmannsweiler, S 202–219

Rieder H (1986) Sporttherapie im Jahr 2000. In: Deutscher Sportbund (Hrsg) Die Zukunft des Sports. Hofmann, Schorndorf, S 222–230

Rieder H (1989) Möglichkeiten der Gesundheitserziehung im Sportverein. Herausgegeben von der Landesarbeitsgemeinschaft für Gesundheitserziehung Baden-Württemberg e.V. VUD, Freudenstadt

Rieder H (1990) Sportpädagogik und Bewegungswissenschaft. In: Ministerium für Wissenschaft und Kunst Baden-Württemberg (Hrsg) Einrichtung eines Zentrums für Altersforschung. HVA, Heidelberg, S 212–216

Rieder H, Huber G (1989) Sport mit „Sondergruppen". In: Haag H, Strauß BG, Heinze S (Hrsg) Theorie- und Themenfelder der Sportwissenschaft. Hofmann, Schorndorf, S 202–316

Rieder H, Zoz U, Leinert T (1984) Bedarfsanalysen und Modellmaßnahmen im Behindertensport. Abschlußbericht. Institut für Sport und Sportwissenschaft, Heidelberg

Rieder H, Widmaier H, Petersen T (1987) Bedingungen sportwissenschaftlicher Forschung an Hochschulen in der Bundesrepublik Deutschland. (Hrsg. Bundesinstitut für Sportwissenschaft). Strauß, Köln

Rieder H, Riffelt D, Vierneisel S (1988a) Regeneration nach sportlicher Belastung. Leistungssport 18, 4:8–16

Rieder H, Roll A, Buttendorf T (1988b) Pädagogisch-therapeutische Funktion des Sports bei Sondergruppen im Freizeitbereich. Abschlußbericht. Institut für Sport und Sportwissenschaft, Heidelberg

Rieder H, Schmidt M, Hanke U (1989a) Beweglich bleiben. Lebensfreude für Ältere durch Sport. 19 Minuten Videofilm VHS. Heidelberg, ISSW

Rieder H, Schaar B, Linse P, Knickenberg R (1989b) Luft für langen Atem. 30 Minuten, Videofilm. Heidelberg, ISSW

Rockmann-Rüger U (1990) Motorisches Lernen im Sport. Zur optimalen Gestaltung motorischer Lernprozesse im Sport. Ausgewählte Theorien und experimentelle Befunde. Habilitationsschrift, Berlin

Rümmele E (Hrsg) (1990) Spektrum der Bewegungspsychotherapie. Ausgewählte Beispiele. Deutsch, Frankfurt am Main

Schäuble W (1989) Die gesellschaftliche Bedeutung des Sports. Bulletin. Presse- und Informationsamt der Bundesregierung, Bonn

Schipperges H (1984) Die Vernunft des Leibes. Gesundheit und Krankheit im Wandel. Styria, Graz Wien Berlin Köln

Schipperges H, Veskovi G, Geue B, Schlemmer J (1988) Die Regelkreise der Lebensführung. Deutscher Ärzte-Verlag, Köln

Schlenzig C (1989) Auswirkungen einer sporttherapeutisch-pädagogischen Maßnahme auf den Immunstatus HIV-infizierter Patienten. Magisterarbeit am ISSW, Universität Heidelberg

Schlenzig C, Jäger H, Rieder H (1990a) Körperliche Fitness und ganzheitliches Wohlbefinden bei HIV-infizierten Menschen. In: Bohn S (Hrsg) Aids und Psyche. Deutsche Aids-Stiftung „Positiv leben", Berlin, S 361–372

Schlenzig C, Jäger H, Rieder H (1990b) Einfluß von Sporttherapie auf die zelluläre Immunabwehr und die Psyche HIV-infizierter Männer. Dtsch Z Sportmed 41:156–160

Schoberth H (Hrsg) (1978) Sportmedizin – Leitfaden für Ärzte, Trainer und Aktive. Fischer, Frankfurt am Main

Schwarzer R (Hrsg) (1990) Gesundheitspsychologie. Hogrefe, Göttingen

Spikermann M (1991) Analyse und Diagnose schwimmspezifischer Kraft-, Beweglichkeits- und Technikermerkmale. Dissertation, Universität Heidelberg

Spintge R, Droh R (Hrsg) (1988) Schmerz und Sport. Interdisziplinäre Schmerztherapie in der Sportmedizin. Springer, Berlin Heidelberg New York Tokyo

Sprenger RK (Red) (1987) Sport und Gesundheit. Ritterbach, Frechen (Gemeindebezogene Gesundheitsförderung mit den Mitteln des Sports. Materialien zum Sport in Nordrhein-Westfalen. Eine Schriftenreihe des Kultusministers)

Stark W (Hrsg) (1989) Lebensweltbezogene Prävention und Gesundheitsförderung. Lambertus, Freiburg

Steinbach M (1987) Gesundheit. In: Eberspächer H (Hrsg) Handlexikon Sportwissenschaft, Rowohlt, Reinbek, S 144–150
Stemper T, Schöttler B, Lagerstorm D (1983) Fit durch Bewegungsspiele. Perimed, Erlangen
Strauzenberg E, Gürtler H, Hannemann D, Tittel K (Hrsg) (1990) Sportmedizin: Grundlagen der sportmedizinischen Betreuung. Barth, Leipzig
Strommer M (1991) Evaluierung eines sporttherapeutischen Programms bei Rheumatikern mit Lumbal-Syndrom. Eine testmethodische Stellungnahme. Zulassungsarbeit, Universität Heidelberg (unveröffentlicht)
Treue H (1986) Behavioral medicine – Verhaltensmedizin. Psychol Rundsch 3:195–208
Treutlein G, Funke J, Sperle N (Hrsg) (1986) Körpererfahrung in traditionellen Sportarten. Putty, Wuppertal
Weicker H (1988) Tätigkeitsbericht Oktober 1986 – Oktober 1988, Abteilung Sport und Leistungsmedizin der Medizinischen Klinik und Poliklinik, Universität Heidelberg
Weicker H, Glasauer G (1977) Diabetikersport. Abteilung Sportmedizin, Heidelberg (unveröffentlicht)
Weicker H, Schubnell M (1977) Sportmedizin im sportwissenschaftlichen Studium. Hofmann, Schorndorf
Weiß M (1989) Physiologische Anpassungsreaktionen und Regelfunktionen während körperlicher Belastung an Land und im Wasser. Habilitationsschrift, Universität Heidelberg
Werle J (1991) Bewegungsbehandlung bei Osteoporose. Kursbegleitheft. Kuratorium Knochengesundheit, Heidelberg
Willimczik K (Hrsg) (1977) Grundkurs Datenerhebung 1. Limpert, Bad Homburg

Sport und Gesundheit.
Beeinflussung des koronaren Risikos

W. KINDERMANN

Sport wird als eine Möglichkeit zur Förderung, Erhaltung und Wiederherstellung
der Gesundheit angesehen und entsprechend propagiert. Der organisierte Sport
benutzt zunehmend das Gesundheitsmotiv zu seiner eigenen Rechtfertigung und
als Argumentationshilfe für seine Forderungen an Staat und Gesellschaft. Die An-
sprüche an die Gesundheit sind aber unterschiedlich, und Ambivalenzen sind un-
verkennbar. Wer Sport als Prävention betreibt, tut dies, um seine Gesundheit zu
erhalten oder zu fördern. Andere treiben Sport, um wieder gesund zu werden. Dieser therapeutische oder rehabilitative Aspekt offenbart aber auch besonders deutlich den ambivalenten Charakter sportlicher Betätigung. Bei Nichtbeachtung der
individuellen Belastbarkeitsgrenzen und Kontraindikationen droht eine Krank-
heitsprogredienz bis hin zu akuten Todesfällen. Schließlich gibt es die Gruppe der
Leistungssportler, deren Motivation ganz primär darin besteht, die individuell
mögliche Höchstleistung zu erreichen. Aber Leistungssport macht nicht zwangsläufig krank, und Gesundheit ist eine notwendige Voraussetzung für sportliche
Spitzenleistungen.

Gesundheit wird häufig als ausschließliches biologisches oder körperliches
Phänomen betrachtet. Sie ist aber vielschichtiger, so daß die Weltgesundheitsor-
ganisation Gesundheit als Zustand somatischen, psychischen und sozialen Wohl-
befindens definiert. Die Auswirkungen sportlicher Betätigung auf die Gesundheit
gehen somit weit über den medizinischen Bereich hinaus. Aber auch der vorwiegend internistisch tätige Arzt muß sich bewußt sein, daß ein intaktes Herz-Kreislauf-System medizinisch betrachtet nicht gleichbedeutend mit Gesundheit ist,
denn was dem Herzen nutzt, darf den Gelenken nicht schaden. Körperliche Fitneß
erfordert nicht nur ein Mindestmaß an Ausdauer, sondern auch an Kraft, Schnel-
ligkeit, Koordination und Flexibilität.

Eine umfassende Behandlung des Themas Sport und Gesundheit unter Berücksichtigung aller Gesundheitsfacetten kann nicht Ziel dieses Beitrags sein. In An-
betracht der Tatsache, daß die Hälfte aller Todesfälle in Deutschland auf Herz-
Kreislauf-Erkrankungen zurückzuführen ist, davon allein ca. 80 000 auf einen
akuten Herzinfarkt, wird sich diese Übersicht mit der Beeinflussung des koronaren Risikos durch Sport befassen.

Epidemiologie

Schon in den 50er und 60er Jahren schien der Beweis erbracht, daß eine vermehrte körperliche Aktivität kardioprotektiv wirkt. Bei Londoner Busfahrern wurde eine höhere Herzinfarktrate als bei Busschaffnern festgestellt (Morris u. Heady 1953). Ähnlich verhielten sich Postschalterbeamte gegenüber Briefträgern (Kahn 1963). Busschaffner und Briefträger galten als jeweils körperlich aktive Gruppe. In diese Beweiskette paßten die Befunde über 712 Ruderer, die bis an ihr Lebensende sportlich aktiv gewesen waren und gegenüber gleichaltrigen, aber stets inaktiven Klassenkameraden 6 Jahre länger lebten (Prout 1972). Aber Selektion bzw. Selbstselektion hatten die Ergebnisse erheblich beeinflußt. Beispielsweise hatten die Busfahrer bereits vor der Aufnahme ihrer beruflichen Tätigkeit ein höheres Körpergewicht, höhere Cholesterinspiegel im Blut und einen höheren Nikotinkonsum (Oliver 1967). Hinsichtlich der Rudererstudie stellt sich die Frage, ob sie länger lebten, weil sie regelmäßig Sport trieben oder weil sie genetisch günstiger determiniert waren.

Die Befunde prospektiver epidemiologischer Studien aus den 70er und 80er Jahren, die frühere Kritikpunkte berücksichtigten, sind demgegenüber wesentlich beweiskräftiger hinsichtlich eines kardioprotektiven Effekts vermehrter körperlicher Aktivität. Genannt seien insbesondere die Britische Studie (Morris et al. 1980), die Framingham-Studie (Kannel et al. 1986), die Harvard-Studie (Paffenbarger et al. 1986), die MRFIT-Studie (Leon et al. 1987) und die Finnische 7-Länder-Studie (Pekkanen et al. 1987).

Die epidemiologischen Aussagen dieser Studien lassen sich wie folgt zusammenfassen:

1) Regelmäßiges körperliches Training senkt das koronare Risiko. Im Vergleich zu inaktiven Personen liegt die Häufigkeit der koronaren Herzkrankheit ca. 50 % niedriger.
2) Die Frage nach der Verlängerung der Lebenserwartung wird unterschiedlich beantwortet; eine Lebenszeitverlängerung um 2 Jahre scheint möglich zu sein (Paffenbarger et al. 1986). Einheitlich wird festgestellt, daß sportliche Aktivität vorzeitige, insbesondere koronare Todesfälle verhindern kann.
3) Körperliches Training stellt einen von anderen Risikofaktoren unabhängigen Herzschutz dar, d.h. der ausdauertrainierte Raucher oder Hypertoniker hat ein geringeres koronares Risiko als der nichtausdauertrainierte Raucher oder Hypertoniker. Sport kann aber den Nikotinkonsum nicht kompensieren.
4) Bewegungsmangel hat als Risikofaktor geringere Bedeutung als die klassischen Risikofaktoren wie Nikotinkonsum, Hypercholesterinämie oder Hypertonie. Regelmäßiges körperliches Training hat mehr positive Effekte als Bewegungsmangel negative Effekte.
5) Frühere Leistungssportler, die im späteren Leben nicht mehr sportliche aktiv waren, haben ein ähnliches koronares Risiko wie Personen, die ihr Leben lang sportlich inaktiv gewesen sind.

Als Fazit kann festgestellt werden, daß die neueren epidemiologischen Studien zahlreiche Hinweise für eine kardioprotektive Wirkung körperlichen Trainings liefern.

Kardioprotektive Mechanismen

Verschiedene Faktoren zur Senkung des koronaren Risikos werden diskutiert (Übersicht bei Hollmann et al. 1983). Vorrangige Effekte sind Ökonomisierung der Herzarbeit, Beeinflussung von Risikofaktoren sowie veränderte Hämostase.

Ökonomisierung der Herzarbeit

Die Anpassungserscheinungen durch körperliches Training entwickeln sich stufenweise. Zuerst nutzt der Organismus seine funktionellen Adaptationsmöglichkeiten und erreicht damit eine Ökonomisierung. Erst eine deutliche Zunahme des Belastungsumfangs führt zu Wachstumsvorgängen und damit zu strukturellen Veränderungen.

Funktionelle Adaptationen

Bereits Belastungen, die kein Training, sondern lediglich Übung darstellen, können über eine verbesserte Koordination und über eine Veränderung des vegetativen Tonus im Sinne einer Vagotonie zu einer Ruhebradykardie und zu einer Senkung der Herzfrequenz für eine gegebene Belastungsintensität führen. Im Anfangsstadium eines Trainings können periphere Mechanismen, wie z.B. eine veränderte intramuskuläre Blutverteilung oder erste Stoffwechselveränderungen, eine Ökonomisierung und eine Leistungszunahme bewirken. Außerdem können nach Beginn eines körperlichen Trainings – gewissermaßen als Durchgangsstadium – bei gegebener submaximaler Intensität das Herzzeitvolumen vermindert und die periphere O_2-Ausschöpfung erhöht sein (Kindermann u. Heiss 1979).

Mit zunehmender Trainingsdauer im Rahmen eines ausdauerorientierten gesundheits- oder breitensportlichen Trainings treten hämodynamische Veränderungen auf (Abb. 1). Im Mittelpunkt steht die Zunahme des Schlagvolumens (SV) bei Abnahme der Herzfrequenz (HF) für eine gegebene Belastungsintensität (Keul et al. 1982; Rost 1979). Dabei ist umstritten, ob die Senkung der HF oder die Zunahme des SV zuerst auftreten (Clausen et al. 1973).

Die Zunahme des SV ohne gleichzeitige Herzgrößenzunahme wird durch eine Vergrößerung des enddiastolischen Volumens (EDV) und eine Verkleinerung des endsystolischen Volumens (ESV) erreicht. Die möglichen Ursachen des vergrößerten EDV sind ein verstärkter venöser Rückstrom und eine verbesserte diastolische Funktion infolge beschleunigter isovolumetrischer Relaxation oder frühdiastolischer Füllungsgeschwindigkeit (Staiger et al. 1983; Urhausen u. Kinder-

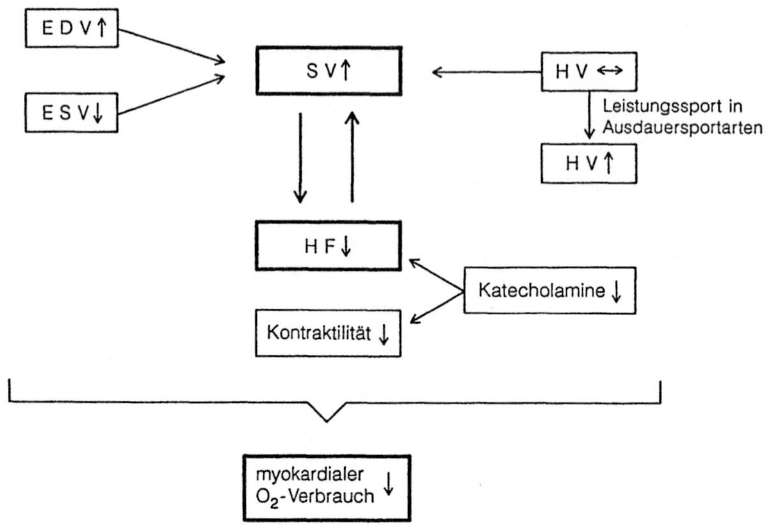

Abb. 1. Anpassungsvorgänge des Herz-Kreislauf-Systems bei regelmäßiger körperlicher Aktivität

mann 1989). Wesentliche Ursache der Verkleinerung des ESV und damit der vergrößerten Auswurffraktion beim Trainierten ist die Abnahme der sympathischen Aktivität [durch Verringerung des Afterload (Anmerkung der Herausgeber)]. Diese ist an einer geringeren Katecholaminkonzentration im Blut bei vergleichbarer Belastungsintensität erkennbar (Lehmann et al. 1983). Darüber hinaus wurde eine erhöhte β_2-Adrenorezeptorendichte an Blutzellen nachgewiesen (Lehmann et al. 1984) [Anmerkung der Hrsg.: Es liegen aber auch gegenteilige Literatur-Mitteilungen vor]. Es kann somit eine Abnahme des peripheren Gefäßwiderstandes angenommen werden. Während unter Belastung die geringere sympathische Aktivität im Vordergrund steht, ist unter Ruhebedingungen in erster Linie der erhöhte Vagotonus für das höhere SV und die Bradykardie verantwortlich.

Die reduzierte Kontraktilität des trainierten Herzens [unter Ruhebedingungen (Anmerkung der Herausgeber)] ist ebenfalls Folge der verminderten sympathischen Aktivität (Wink et al. 1973). Da die maximale Kontraktionskraft unverändert bleibt, wird auf diese Weise die Kontraktilitätsreserve erhöht. Die bereits beschriebenen hämodynamischen Veränderungen sind dafür entscheidend, daß die Abnahme der Kontraktilität bei submaximaler Belastungsintensität die Zunahme des SV beim Trainierten im Vergleich zum Untrainierten nicht behindert.

Die dargestellten Mechanismen senken den O_2-Verbrauch des trainierten Herzens in Ruhe und für eine vergleichbare Belastungsintensität. Zusätzlich werden pro Herzschlag – und damit auch bei gleicher Herzarbeit – der O_2-Verbrauch und der Substratumsatz des Herzens gesenkt. Dies weist auf einen verbesserten myokardialen Wirkungsgrad hin (Heiss et al. 1975).

Die Zunahme der Leistungsfähigkeit und die Abnahme des myokardialen O_2-Verbrauchs des Herzens sind somit auch ohne Herzvergrößerung möglich. Die funktionellen Veränderungen ökonomisieren die Herzarbeit und führen gleichzeitig zu einer verbesserten koronaren Perfusion aufgrund der verlängerten Diastole. Kommt es im Rahmen gesundheits- oder breitensportlicher Aktivität zur Herzvergrößerung, so ist diese bis zum Beweis des Gegenteils als pathologisch zu betrachten.

Strukturelle Adaptationen

Das Stadium einer vergrößerten anatomischen Kapazität des Herzens ist nahezu ausschließlich dem leistungssportlich betriebenen Ausdauertraining vorbehalten. Das Ausmaß der Herzvergrößerung wird von Dauer, Intensität und Art der körperlichen Belastung bestimmt. Leistungssportler in Ausdauersportarten weisen die größten Sportherzen auf (Kindermann et al. 1974; Rost und Hollmann 1983). In der Regel haben Langstreckenläufer und Straßenradrennfahrer die höchsten auf das Körpergewicht bezogenen Herzvolumina.

Eine Sportherzvergrößerung ist nicht zu erwarten, wenn aus Gesundheitsgründen oder im Rahmen breitensportlicher Betätigung z.B. wöchentlich 30 km gejoggt oder 8 km geschwommen werden (Abb. 2). Im Durchschnitt müssen mindestens 60–70 km gelaufen oder 15 km geschwommen werden, um eine Sportherz-

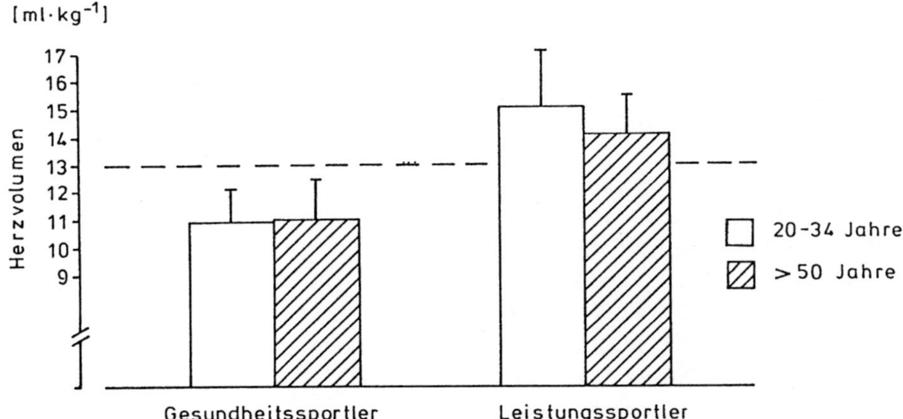

Abb. 2. Herzgröße von Sporttreibenden unterschiedlichen Lebensalters in Abhängigkeit vom Trainingsumfang

vergrößerung zu erreichen (vorausgesetzt, die Intensität ist hoch genug). Darüber hinaus zeigt Abb. 2, daß auch im mittleren und höheren Lebensalter Sportherzvergrößerungen möglich sind. Ein erst im mittleren Lebensalter begonnenes leistungssportliches Ausdauertraining kann zu ähnlichen Herzvergrößerungen führen wie im jüngeren Lebensalter (Rowell 1969; Walter et al. 1985).

Bei Sporttreibenden kann die Differentialdiagnose zwischen physiologischen (Sportherzvergrößerung) und pathologischen Veränderungen (konzentrische oder exzentrische linksventrikuläre Hypertrophie) im Einzelfall schwierig sein. Durch die echokardiographische Untersuchung lassen sich neben der Größenzunahme auch die Wanddicken des linken Ventrikels beurteilen. Während bei Ausdauertrainierten die Dilatation dominiert und die Wanddickenzunahme nur gering ist, wird bei überwiegend statischem bzw. isometrischem Training wie z.B. Kraftsport in einigen Untersuchungen eine konzentrische Hypertrophie bei chronischer Druckbelastung beschrieben (Longhurst et al. 1980; Morganroth et al. 1975). Neuere Studien konnten diese Befunde nicht bestätigen (Dickhuth et al. 1987; Rost u. Hollmann 1983; Urhausen et al. 1989; Urhausen u. Kindermann 1987; Wolfe et al. 1986).

Vergleicht man absolut gleich große Herzen von Kraft- und Ausdauersportlern, so finden sich ähnliche Werte für die linksventrikuläre Muskelmasse, die Wanddicke und den Innendurchmesser; körpergewichtsbezogen liegen die einzelnen Parameter bei den Ausdauertrainierten höher. Die Relation zwischen linksventrikulärer Wanddicke und Innendurchmesser ist bei Ausdauer- und Krafttrainierten ähnlich (Urhausen u. Kindermann 1989). Demgegenüber sind bei Kraftsportlern, die anabole Steroide einnehmen, die Kammerwände dicker (Urhausen et al. 1989).

Kammerwanddicken oberhalb von 13 mm kommen bei gesunden Sporttreibenden unabhängig von der Sportart nur ausnahmsweise vor (Dickhuth et al. 1987; Kindermann u. Urhausen 1991; Wolfe et al. 1986). Eine eindeutige konzentrische Hypertrophie mit Kammerwänden von 14 mm und dicker ist i. allg. als pathologisch anzusehen. Häufigste Ursache sind Hypertonie, hypertrophe Kardiomyopathie und Anabolikaeinnahme. Selbst exzessives Krafttraining scheint eine solche Hypertrophie nicht erklären zu können.

Adaptationen der Skelettmuskulatur

Die Anpassungen des Herz-Kreislauf-Systems können nur voll wirksam werden, wenn gleichzeitig Adaptationen auf der Ebene der Skelettmuskelzelle erfolgen. Die Ökonomisierung der Herzarbeit und die Zunahme der O_2-Transportkapazität werden gleichermaßen durch kardiale (zentrale) und muskuläre (periphere) Faktoren beeinflußt. Vorrangige Veränderungen in der Skelettmuskulatur sind Vermehrung energieliefernder Substrate (energiereiche Phosphate, Glykogen, Triglyzeride), Zunahme der Aktivität aerober Enzyme, Anstieg des Myoglobingehalts, Zunahme von Zahl und Größe der Mitochondrien sowie erhöhte Kapillardichte (Berg et al. 1979; Howald 1982).

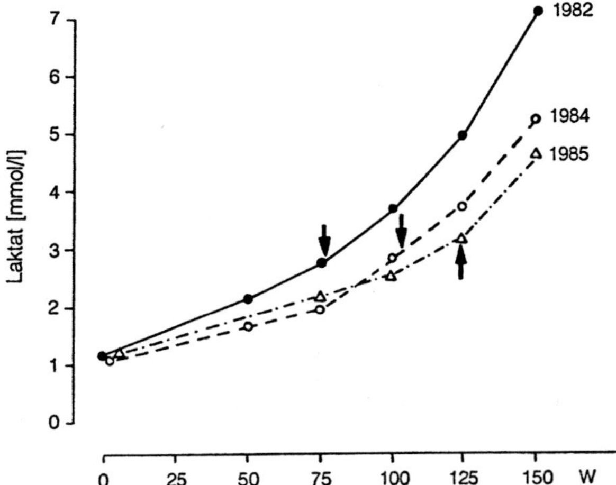

Abb. 3. Verschiebung der Laktatleistungskurve nach rechts bei einem regelmäßig trainierenden Koronarpatienten

Die Zunahme der oxidativen Kapazität der Skelettmuskelzelle führt zu einem
veränderten Laktatverhalten. Die Laktatleistungskurve, ermittelt bei stufenweise
ansteigender Ergometrie, verschiebt sich mit Verbesserung der aeroben Leistungsfähigkeit nach rechts. Bereits Bewegungstherapie führt bei adäquater Intensität zu
entsprechenden Veränderungen der Laktatkonzentration im Blut. Abbildung 3
zeigt beispielhaft das Verhalten der Laktatleistungskurve bei einem regelmäßig
trainierenden Koronarpatienten. Im Verlauf von 3 Jahren hat die Leistungsfähigkeit, gemessen an der individuellen anaeroben Schwelle (Stegmann et al. 1981),
um 50 W auf 125 W zugenommen.

Beeinflussung von kardiovaskulären Risikofaktoren

Fettstoffwechselstörungen

Körperliches Training beeinflußt Lipide, Lipoproteine und Apolipoproteine. Metabolisch kommt es zu einem beschleunigten Umsatz der Triglyzeride und zu einer vermehrten Nutzung der zirkulierenden freien Fettsäuren. Als mögliche Mechanismen werden Anstiege der Aktivitäten der Lipoproteinlipase und der Le-
cithin-Cholesterin-Acyltransferase diskutiert. Hingegen scheint die Aktivität der
hepatischen Triglyzeridlipase, die den HDL-Katabolismus fördert, bei Ausdauertrainierten im Vergleich zu Untrainierten niedriger zu liegen (Berg u. Keul 1984,
1985; Dufaux et al. 1982; Friedmann u. Kindermann 1989; Goldberg u. Elliot
1987; Kullmer u. Kindermann 1985; Schnabel u. Kindermann 1982; Wood et al.
1984).

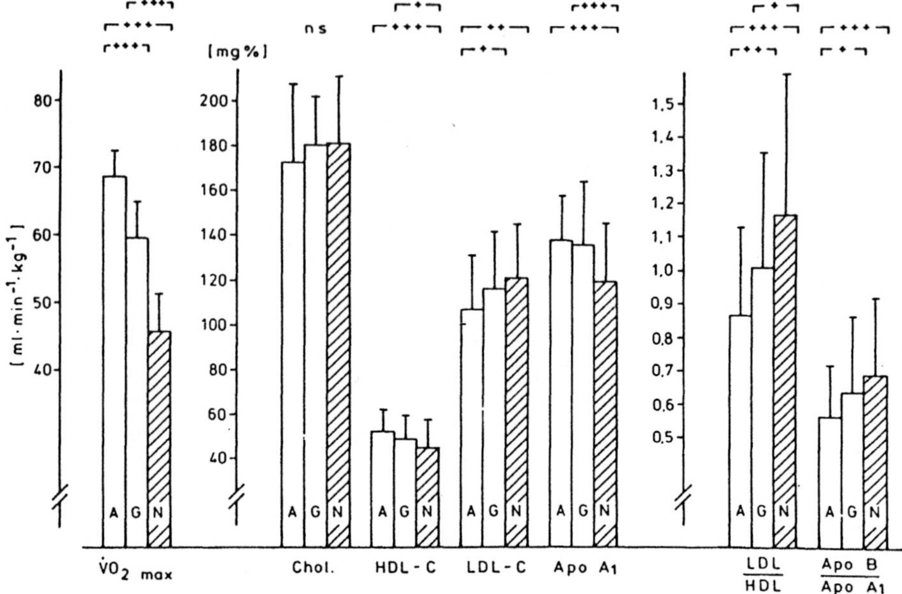

Abb. 4. Maximale O$_2$-Aufnahme, Lipide, Lipoproteine und Apolipoproteine bei Ausdauertrainierten (*A*), Gemischttrainierten (*G*) und Untrainierten (*N*). (Nach Kullmer u. Kindermann 1985)

In Querschnittsuntersuchungen haben Ausdauertrainierte im Vergleich zu Untrainierten nicht nur geringere Triglyzeridspiegel, sondern auch höhere Konzentrationen für HDL-Cholesterin (HDLC) und niedrigeres für LDL-Cholesterin (LDLC). Die atherogenen Risikoquotienten LDL/HDL (Lipoproteine) und Apo B/Apo A$_1$ (Apolipoproteine) liegen entsprechend niedriger. Gemischttrainierte wie Ballspielsportler liegen hinsichtlich ihrer Lipoproteine und Apolipoproteine zwischen Ausdauertrainierten und Untrainierten (Abb. 4).

Die Effekte des Krafttrainings auf den Fettstoffwechsel werden kontrovers beurteilt. Es wird sowohl über ein unverändertes Lipidprofil als auch über eine negative oder positive Beeinflussung berichtet (Berg et al. 1980; Fröhlich et al. 1989; Goldberg u. Elliot 1987; Hurley u. Kokkinos 1987). In eigenen Untersuchungen fand sich kein günstigeres Verhalten der Fettstoffwechselparameter bei Bodybuildern als Beispiel für Kraftsportler gegenüber Normalpersonen. Das HDLC lag sogar signifikant niedriger, obwohl eine aktuelle oder frühere Anabolikaeinnahme glaubhaft verneint wurde (Abb. 5). Es wird vermutet, daß die Art des Krafttrainings von wesentlicher Bedeutung für mögliche Veränderungen des Lipidprofils ist. Training mit hohem Widerstand und geringer Wiederholungszahl (Gewichtheber) wird als ungünstiger als Training mit mäßig- bis mittelgradigem Widerstand und hoher Wiederholungszahl (Bodybuilder) betrachtet (Hurley u. Kokkinos 1987). Die eigenen Untersuchungen an Bodybuildern unterstützen diese Hypothese allerdings nicht (Abb. 5).

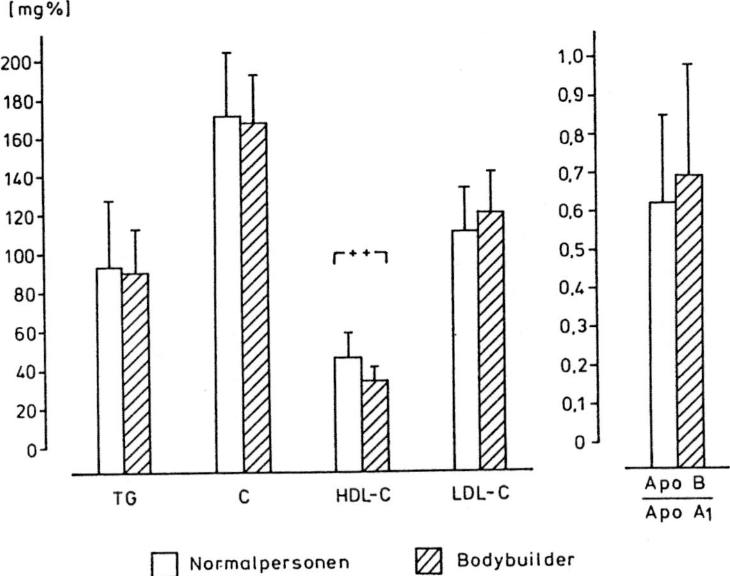

Abb. 5. Vergleich verschiedener Fettstoffwechselparameter zwischen Normalpersonen und Bodybuildern. (Nach Fröhlich et al. 1989)

Anabole Steroide beeinflussen den Fettstoffwechsel negativ. Im Einzelfall resultiert eine deutliche atherogene Risikokonstellation mit extrem erniedrigter HDL-Fraktion, so daß das HDLC unter 10 mg/dl absinken kann (Abb. 6).

Der trainingsbedingte Anstieg des HDLC beträgt im Mittel ca. 10%. Prinzipiell kann festgestellt werden, daß das HDLC durch Training um so stärker ansteigt, je niedriger es primär liegt. Dieser Befund kann auch die in manchen Studien nur geringen oder nicht nachweisbaren Veränderungen der Fettstoffwechselparameter bei trainierenden Frauen erklären (Goldberg u. Elliot 1987). Körperliches Training kann daher den bestehenden geschlechtsspezifischen Unterschied der Lipoproteine und Apolipoproteine vermindern (Abb. 7). Schließlich weisen einige Befunde darauf hin, daß das Training nicht sofort wirkt, sondern erst nach einigen Monaten zu nachweisbaren Veränderungen der Fettstoffwechselparameter führt (Wood et al. 1984).

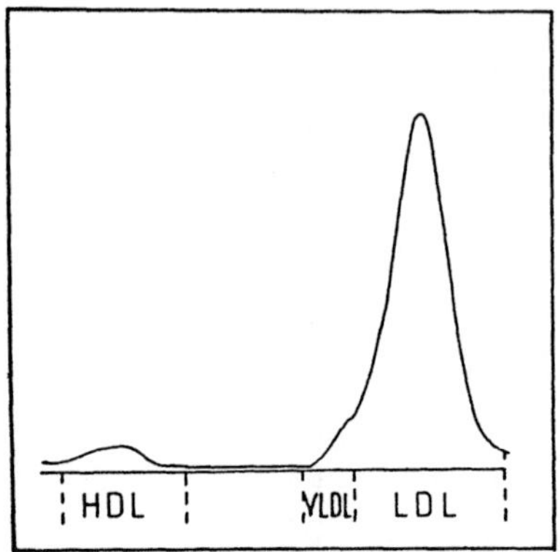
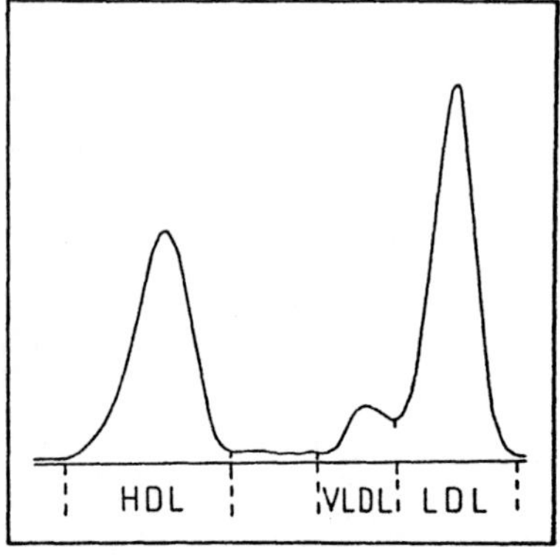

Abb. 6. Lipoproteinelektrophoresen einer Normalperson (*rechts*) und eines Bodybuilders mit Anabolikakonsum (*links*)

Hyperinsulinämie und Diabetes mellitus

Experimentelle, klinische und epidemiologische Befunde weisen darauf hin, daß erhöhten Insulinspiegeln bei der Entwicklung der Arteriosklerose eine pathologische Bedeutung zukommt. Der Manifestation eines Diabetes vom Typ II scheint eine Hyperinsulinämie vorauszugehen. Häufig besteht eine Kombination aus Hyperinsulinämie bzw. Diabetes mellitus, Hypertriglyzeridämie, Hypertonie und abdomineller (androider) Fettsucht, die heute als Syndrom X oder metabolisches

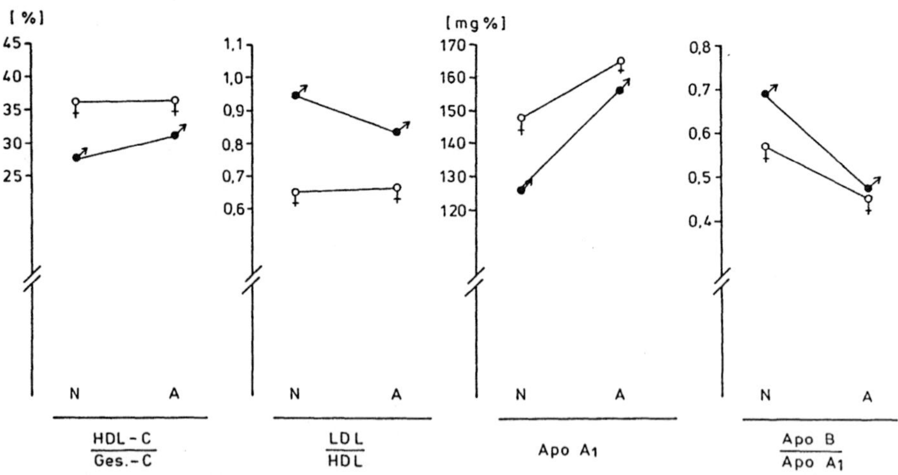

Abb. 7. Vergleich von Lipoprotein- und Apolipoproteinparametern zwischen nichtausdauertrainierten (*N*) und ausdauertrainierten (*A*) Frauen und Männern. Die geschlechtsspezifischen Unterschiede sind bei Ausdauertrainierten geringer ausgeprägt als bei Nichtausdauertrainierte

Syndrom bezeichnet wird (Reaven u. Hoffmann 1989). Als gemeinsames Bindeglied und als pathophysiologisch auslösender Faktor wird eine Insulinresistenz angenommen.

Körperliches Training ist ein geeignetes Mittel, die Empfindlichkeit der Insulinrezeptoren in der Skelettmuskulatur zu erhöhen, so daß der Glukosestoffwechsel positiv beeinflußt wird (Björntorp et al. 1972; Ruderman et al. 1979). Dies betrifft sowohl nichtdiabetische als auch diabetische Personen. Die Zunahme der Empfindlichkeit der Insulinrezeptoren scheint in erster Linie durch Ausdauertraining möglich zu sein und findet vorrangig in Slow-twitch-(ST-)Muskelfasern bzw. solchen mit hoher oxidativer Kapazität statt (Richter et al. 1982). Die Abnahme der Insulinresistenz hat nicht nur Bedeutung für den Typ-II-Diabetiker, sondern auch für die anderen mit dem metabolischen Syndrom assoziierten pathologischen Veränderungen.

Körperliches Training ist auch beim Typ-I-Diabetiker indiziert (Weicker et al. 1976), kann aber keine wesentlichen Veränderungen der prinzipiellen pathophysiologischen Mechanismen herbeiführen. Eine Belastung wirkt insulinsparend, denn während der Muskelarbeit wird nur wenig Insulin zur Glukoseeinschleusung in die Muskelzelle benötigt, kenntlich an absinkenden Glukosespiegeln bei Ausdauerbelastungen von Diabetikern. Bei Blutglukosespiegeln über 300 mg/dl droht aber durch körperliche Belastung eine Stoffwechselentgleisung mit Ketoazidose, da in diesem Fall nicht mehr genügend Insulin zur Glukoseeinschleusung in die Muskelzelle zur Verfügung steht (Kemmer u. Berger 1983).

Hypertonie

Zur Bedeutung körperlicher Aktivität auf das Blutdruckverhalten liegen zahlreiche Studien vor, die aber methodisch z. T. problematisch sind, weil nicht immer der Einfluß körperlichen Trainings von jenem weiterer Faktoren wie beispielsweise Gewichtsreduktion oder Ernährungsumstellung getrennt werden konnte. Aber auch bei kritischer Wertung aller vorliegenden Studien kann ein antihypertensiver Effekt regelmäßigen körperlichen Trainings angenommen werden, wobei die Blutdrucksenkung systolisch bis etwa 15 mm/Hg, diastolisch bis etwa 10 mm/Hg beträgt (Fagard 1987; Seals u. Hagberg 1984). Die Drucksenkung betrifft sowohl den Ruhe- als auch den Belastungsblutdruck.

Von wesentlicher Bedeutung für eine trainingsbedingte Blutdrucksenkung scheint die jeweilige Hämodynamik des Hypertonikers zu sein. Bei Patienten mit hyperkinetischer Zirkulation, d. h. erhöhtem Herzzeitvolumen bei normalem peripherem Gefäßwiderstand, führte körperliches Training zu einer Senkung des Blutdrucks in Ruhe und unter Belastung bei gleichzeitiger Abnahme des Herzzeitvolumens (Sannerstedt et al. 1973). Darüber hinaus kann auch eine Blutdrucksenkung über eine Abnahme des peripheren Gefäßwiderstandes angenommen werden. Desweiteren können der trainingsbedingte Hypoinsulinismus, der zu einer verminderten Natriumrückresorption in den Nierentubuli führt, sowie der durch vermehrtes Schwitzen bedingte Natriumverlust zur Blutdrucksenkung beitragen.

Bei mittelschwerer oder schwerer Hypertonie darf aber nicht erwartet werden, daß körperliches Training in der Lage ist, den Blutdruck zu normalisieren. In der Regel ist eine zusätzliche medikamentöse Therapie zur ausreichenden Blutdrucksenkung notwendig.

Übergewicht

Der Einfluß regelmäßiger körperlicher Aktivität in Form von Breiten- und Gesundheitssport auf die Energiebilanz ist nur gering und wird häufig überschätzt. Der Energieverbrauch durch gesundheitssportliche Betätigung beträgt durchschnittlich 10 kcal/min und übersteigt selten 15 kcal/min. Demgegenüber ist durch leistungssportliche Betätigung eine wirksame Gewichtsabnahme möglich, vorausgesetzt, daß durch den Sport täglich mindestens 1000 kcal zusätzlich umgesetzt werden (s. auch Tabelle 2, S. 43).

Allerdings sind einige weitere Faktoren zu berücksichtigen, die die Energiebilanz beeinflussen. Sportliche Betätigung führt nicht nur während, sondern auch nach Belastung zu einem Anstieg des Energieumsatzes. In der Literatur wird über eine Steigerung des Grundumsatzes bis zu 24 h nach Belastung, in Einzelfällen sogar noch länger berichtet (Brehm 1988). Eine gewisse Schwellenintensität scheint für diesen grundumsatzsteigernden Effekt notwendig zu sein, so daß Spazierengehen oder Laufen und Radfahren mit niedriger Intensität diesbezüglich wirkungslos sind. Die Erhöhung des Grundumsatzes nach Belastung beträgt etwa 10–15 % des Energieumsatzes während der Belastung.

Einiges weist darauf hin, daß regelmäßiges körperliches Training eine erhöhte Thermogenese induziert und damit eine Gewichtsreduktion fördern kann (Davis et al. 1983; McDonald et al. 1988). Die Einnahme von Mahlzeiten hat einen thermischen Effekt. Körperliches Training, insbesondere Ausdauertraining, scheint die durch Nahrungsaufnahme induzierte Wärmebildung zu erhöhen, so daß vermehrt Energie verbraucht wird.

Beeinflussung der Hämostase

Akute Körperarbeit beeinflußt das Gerinnungs- und Fibrinolysesystem sowie die Thrombozytenfunktion. Es kommt zu einem vorübergehenden Anstieg plasmatischer Gerinnungsfaktoren, zu einer erhöhten Fibrinolyse und zu einer Thrombozytenaktivierung (Sinzinger u. Virgolini 1988). Aufgrund dieser Veränderungen wird ein erhöhtes Thromboserisiko in unmittelbarem zeitlichem Zusammenhang mit hoher körperlicher Belastung insbesondere bei Untrainierten und zusätzlichen Einflußfaktoren wie Nikotinkonsum diskutiert.

Demgegenüber scheint regelmäßiges körperliches Training das hämostatische Gleichgewicht günstig zu beeinflussen. Beim Trainierten sind die Aggregabilität der Thrombozyten abgefallen und die fibrinolytischen Aktivität angestiegen. Die Erniedrigung der Katecholaminexkretion wird als wesentliche Ursache für die verminderte Plättchenaggregation des Trainierten angenommen (Sinzinger u. Virgolini 1988). Darüber hinaus wird über einen Anstieg der Plättchenempfindlichkeit für Prostacyclin berichtet, wobei bemerkenswert ist, daß dieser Effekt mit zunehmender Laktatazidose abnimmt (Sinzinger u. Fitscha 1986). Somit scheint körperliches Training bezüglich der Thrombozytenaggregation ähnlich zu wirken wie Acetylsalicylsäure, wenn auch die biochemischen Mechanismen unterschiedlich sind.

Beeinflussung von Rhythmusstörungen

Regelmäßig durchgeführtes körperliches Training scheint das Risiko eines plötzlichen Herztodes zu vermindern (Siscovich et al. 1984; Vuori et al. 1987). Tierexperimentelle Befunde weisen darauf hin, daß vermehrte körperliche Aktivität die Schwelle zur Auslösung von Rhythmusstörungen erhöht. Mangels entsprechender Studien am Menschen muß aber derzeit noch offen bleiben, ob Training tatsächlich zu einer Zunahme der elektrischen Stabilität des Myokards führt.

Beeinflussung der Kollateralisierung des Koronarsystems

Auf die Bildung von Kollateralen der Herzkranzgefäße scheint körperliches Training keinen Einfluß zu haben. Davon zu unterscheiden ist die Hypoxämie als Stimulus eines Kollateralenwachstums. Beim Koronargesunden tritt aber eine Hypoxämie nicht auf, so daß dieser Faktor keine trainingsrelevante Bedeutung hat.

Empfehlungen zur Durchführung eines primärpräventiven Trainings

Qualitative Aspekte

Die einzelnen Sportarten bzw. Belastungsformen sind unterschiedlich für ein primärpräventives kardiovaskuläres Training geeignet (Tabelle 1). Ausdauerorientierte dynamische Belastungen mit Beanspruchung großer Muskelgruppen wie Laufen, Skilanglaufen, Radfahren, Schwimmen, Bergwandern oder auch Rudern sind am effektivsten. Dauerlauf wird als besonders wirkungsvolle Trainingsart angesehen. Andererseits müssen bestehende Anomalien und Erkrankungen des Bewegungsapparates sowie Übergewicht beachtet werden, so daß Sportarten, bei denen der Körper weitgehend vom Sportgerät getragen wird, wie Radfahren, in diesen Fällen geeigneter sind. Bei Ballspielsportarten muß berücksichtigt werden, daß anaerobe Belastungsspitzen auftreten können und der Trainingseffekt vom Spielverlauf abhängig ist.

Weniger geeignet für ein kardiovaskuläres Training sind Schnelligkeits- bzw. anaerobe Belastungen oder vorwiegende bzw. reine Krafttrainingsformen, weil kardiozirkulatorische Adaptationen nicht zu erwarten sind. Hinsichtlich des Ef-

Tabelle 1. Kardiovaskuläre Prävention

Besonders geeignet	Geeignet	Weniger geeignet
Dauerlauf	Ballspiele	Sprinten
Skilanglauf	– Fußball	Krafttraining
Radfahren	– Handball	– Gewichtheben
Schwimmen	– Basketball	– Bodybuilding
Bergwandern	– Tennis	– Expanderübungen
Rudern	– Badminton	– Klimmzüge
	Konditionsgymnastik ("Skigymnastik")	Skiabfahrtslauf
		Turnen
		Kegeln
		Golf
		Reiten

fekts von Kraftübungen in Abhängigkeit von der Durchführung (Maximalkrafttraining vs. Kraftausdauertraining) sei auf den Abschn. „Fettstoffwechselstörungen" verwiesen. Allerdings muß beachtet werden, daß ein Mindestmaß an Muskelkraft zur körperlichen Fitneß notwendig ist und daß diese mit zunehmendem Lebensalter, insbesondere oberhalb des 5. Lebensjahrzehnts, abfällt. Deshalb sollte ein Gesundheitstraining auch Kraftübungen beinhalten (American College of Sports Medicine 1990). Andererseits sollten Personen, die ausschließlich in Kraftsportarten aktiv sind, zu kardiovaskulären Prävention zusätzlich ein regelmäßiges ausdauerorientiertes Training durchführen.

Der altersbedingte Abfall der aeroben Kapazität, meist als maximale O_2-Aufnahme gemessen, kann durch körperliches Training reduziert werden (Hollmann et al. 1983; Rogers et al. 1990). Dabei ist bemerkenswert, daß die Ausbildung von Trainingseffekten mindestens bis zum 70. Lebensjahr, wahrscheinlich sogar noch älter, möglich ist (Hollmann et al. 1983; Makrides et al. 1990; Pollock et al. 1987; Thomas et al. 1985; Hagberg et al. 1989). Wesentliche Bedeutung hat auch der Befund, daß der altersabhängigen Abnahme der Glukosetoleranz, verursacht über eine Zunahme der Insulinresistenz, durch Training entgegengewirkt werden kann, weil die Insulinempfindlichkeit zunimmt (s. auch Abschn. „Hyperinsulinismus und Diabetes mellitus"; Rogers et al. 1990).

Quantitative Aspekte

Nach epidemiologischen Studien scheint das quantitative Optimum bei wöchentlich 2000–3000 kcal, verbraucht durch körperliche Aktivität, zu liegen. Der wöchentliche Mindestenergieumsatz wird mit 1200 kcal angegeben (Paffenbarger et al. 1986). Bei diesen quantitativen Angaben ist aber zu beachten, daß nicht nur sportliche, sondern auch gewöhnliche Aktivitäten wie Gehen und Treppensteigen

Tabelle 2. Energieverbrauch pro Stunde bei verschiedenen Sportarten bei einem Körpergewicht von 70 kg. (Teilweise nach Nöcker 1983)

Sportart		Intensität	Energieverbrauch [kcal/h]
Gehen Radfahren Schwimmen		„Spaziertempo"	~ 200
Gymnastik		Dehnungs- und Lockerungsübungen	~ 200
Tennis		Doppel	300–400
Laufen		7–8 km/h	~ 400
Tennis		Einzel	400–500
Fußball		mittlerer Intensität	~ 500
Fußball		Intensive Intensität	~ 600
Laufen		10 km/h	~ 600
Skilanglauf		10 km/h	~ 600
Radfahren		20 km/h	~ 600
Schwimmen		2–2,5 km/h	~ 600
Bergsteigen		mittlere Intensität	~ 700
Laufen	15 km/h		~ 900
Radfahren	30 km/h		~ 900
Laufen	> 20 km/h		
Radfahren	> 40 km/h		bis zu 1300
Schwimmen	> 4 km/h		

sowie leichte Aktivitäten mit einem Energieverbrauch von bis zu 5 kcal/min berücksichtigt wurden. Aufgrund der vorliegenden Daten scheint somit ein wöchentlicher Energieumsatz von 1200–2000 kcal durch körperliches Training ausreichend zu sein. Tabelle 2 gibt den Energieverbrauch für verschiedene Sportarten an.

Die erforderliche Trainingsintensität wird mit 60–90 % der maximalen Herzfrequenz oder 50–85 % der maximalen O_2-Aufnahme angegeben (American College of Sports Medicine 1990). In der Praxis werden häufig Faustformeln für die Herzfrequenz angewandt. Danach liegt die adäquate Trainingsherzfrequenz in min^{-1} bei 180 minus Lebensalter. Beim Dauerlauf kann die Herzfrequenz höher sein und bis zu 200 minus Lebensalter betragen (Kindermann et al. 1980), beim Schwimmen kann der Trainingspuls unter 180 minus Lebensalter liegen. Diese Trainingsintensität entspricht dem Bereich der anaeroben Schwelle (Kindermann et al. 1979; Mader et al. 1976), so daß sich bei Dauerbelastung in der Regel ein Steady state der Laktatkonzentration von 3–4 mmol/l einstellt. Im eigenen Untersuchungsgut bei gesunden Probanden mit einem Lebensalter zwischen 40 und 50 Jahren lag bei einem 4-km-Daueraluf die Herzfrequenz um 160 min^{-1} (Laktat um 4 mmol/l), Probanden mit deutlich höheren oder niedrigeren Herzfrequenzen wie-

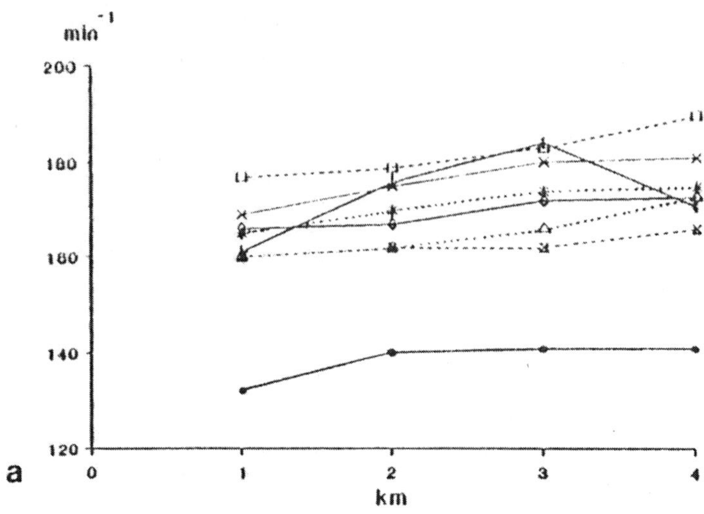

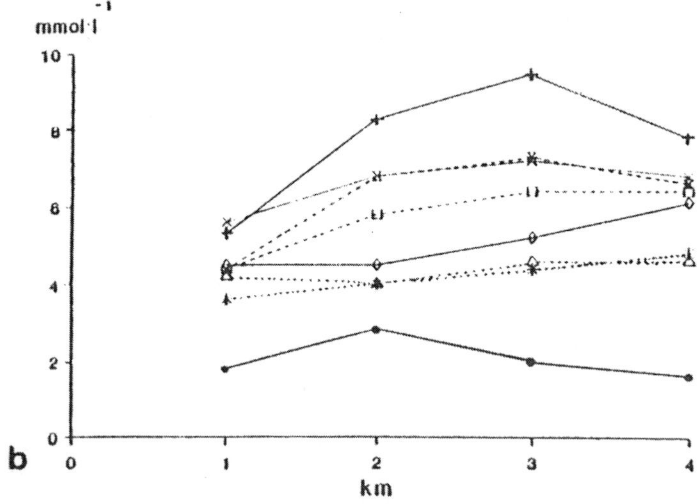

Abb. 8 a, b. Verhalten von Herzfrequenz (a) und Laktat (b) im arterialisierten Kapillarblut bei einem 4-km-Dauerlauf bei 8 gesunden Personen (Einzelbeispiele aus einer Gruppe von 50 Probanden mit einem Lebensalter zwischen 40 und 50 Jahren)

sen entsprechend höhere (> 8 mmol/l bei Herzfrequenzen > 180 min^{-1} oder niedrigere Laktatkonzentrationen (um 2 mmol/l bei Herzfrequenzen um 140 min^{-1}) auf (Abb. 8). Im Einzelfall kann aber bei „adäquater" Trainingsherzfrequenz die Laktatkonzentration zu hoch (Proband X in Abb. 8) oder bei „adäquater" Lakatkonzentration die Herzfrequenz in min^{-1} höher als 200 minus Lebensalter (Proband * in Abb. 8) liegen. In Zweifelsfällen kann deshalb die Bestimmung von Laktat Aufschluß darüber geben, ob im angestrebten Intensitätsbereich trainiert

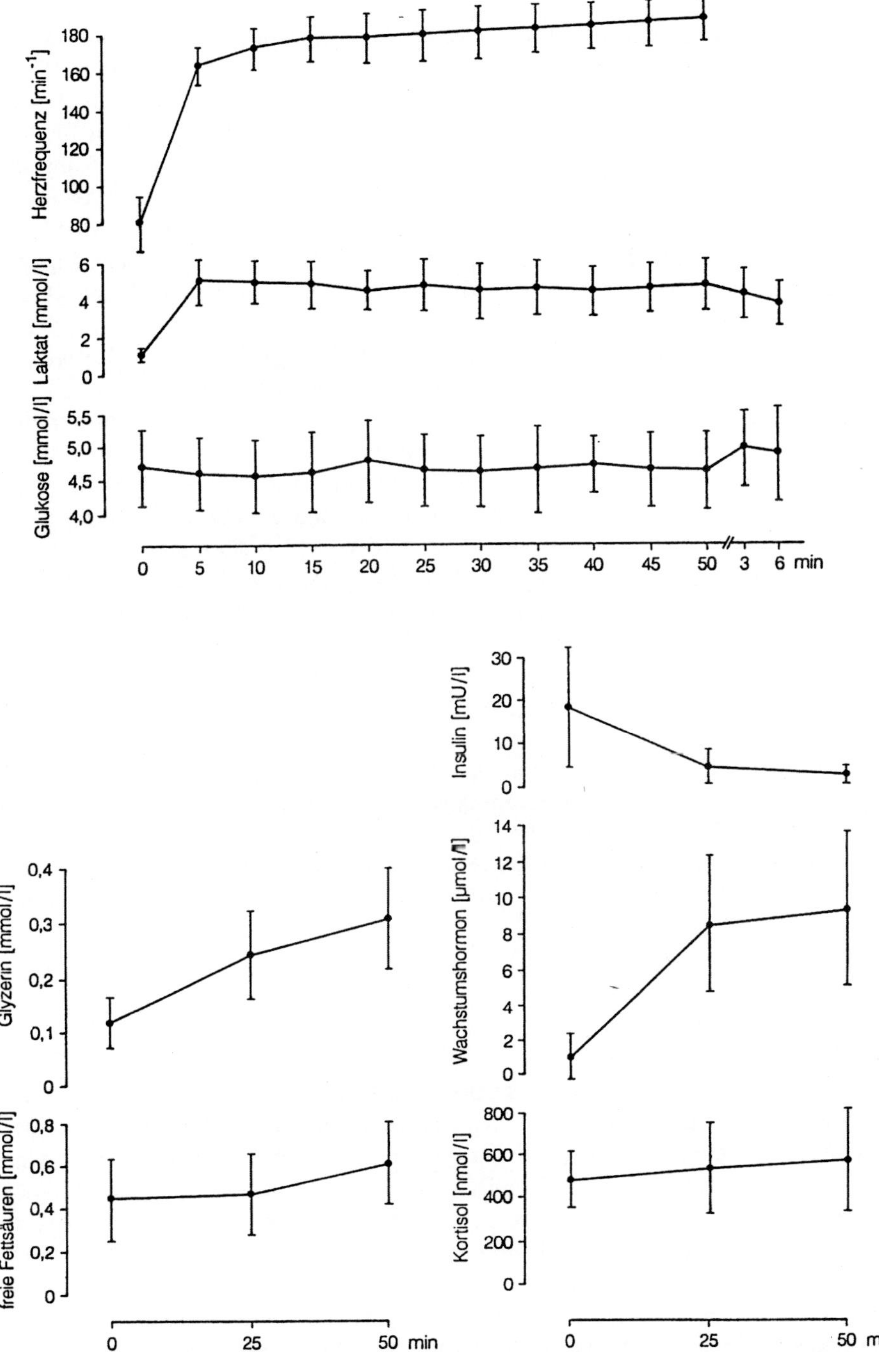

Abb. 9. Herzfrequenz und Substrate des Kohlenhydratstoffwechsels (*oben*) sowie Substrate des Fettstoffwechsels (*unten links*) und regulierende Hormone (*unten rechts*) bei einer 50minütigen Ausdauerbelastung mit 70 % der maximalen O_2-Aufnahme. (Nach Schnabel et al. 1982)

wird. Die Belastungsdauer sollte zwischen 20 und 60 min betragen, wobei die Dauer von der Intensität abhängig ist (American College of Sport Medicine 1990). Niedrigintensive Belastungen mit längerer Dauer sind hinsichtlich Nutzen und Risiko prinzipiell unproblematischer als sportliche Aktivitäten mit höherer Intensität. Ein gesundheitspräventives Training im anaeroben Schwellenbereich sollte aber eine Dauer von 1 h wegen der katabolen Rückwirkungen auf den Proteinmetabolismus (Haralambie u. Berg 1976) nicht überschreiten. Die notwendige Häufigkeit für ein kardiovaskuläres Training wird mit 3- bis 5mal pro Woche angegeben (American College of Sports Medicine 1990). Es ist günstiger 3mal 40 min als 1mal 2 h lang zu trainieren

Bei adäquater Trainingsintensität und einer Belastungsdauer unter 1 h bleiben die Laktat- und Glukosespiegel im Blut konstant, während die Herzfrequenz leicht ansteigt. Als Ausdruck der verstärkten Lipolyse steigt die Glyzerinkonzentration an. Der weniger starke Anstieg der freien Fettsäuren ist auf die verstärkte Utilisation durch die arbeitende Skelettmuskulatur zurückzuführen. Aus hormoneller Sicht fällt Insulin deutlich ab, während STH ansteigt; Kortisol zeigt nur geringe Veränderungen (Abb. 9). Der Insulinabfall fördert die Lipolyse und die Glykogenolyse, weil die Lipogenese und die Glykogensynthetaseaktivität gehemmt werden. Der Anstieg von STH hat Bedeutung für die Bluthomöostase von Glukose und fördert ebenfalls die Lipolyse.

Auf der Basis eines zusätzlichen Energieverbrauchs von 1200–2000 kcal/Woche durch Sport ist ein wöchentliches Training von 3- bis 4mal für jeweils 30–45 min Dauer mit einer Intensität entsprechend der angegebenen Faust-formel für die Herzfrequenz ausreichend, um kardioprotektive Effekte zu erzielen. Negativ formuliert wäre ein Ausdauertraining, das weniger als 2mal pro Woche oder mit weniger als 50 % der maximalen O_2-Aufnahme durchgeführt wird, oder ein Training, dessen Dauer nicht mindestens 10 min pro Tag beträgt, ungeeignet zur Erhaltung oder Verbesserung gesundheitsrelevanter Faktoren (American College of Sports Medicine 1990).

Risiken eines primärpräventiven Trainings

Zur Propagierung des Gesundheitswertes sportlicher Betätigung gehört auch die Aufklärung über mögliche Risiken. Sogar beim anscheinend Gesunden können selten ausgeübte und v.a. intensive körperliche Belastungen – häufig in Kombination mit ungünstigen klimatischen Bedingungen – zu kardialen Zwischenfällen führen (Siscowich et al. 1984; Vuori et al. 1987). Gefährdet erscheinen insbesondere untrainierte Raucher (Roskamm et al. 1983). Die Mehrzahl nichttraumatischer Todesfälle beim Sport ist auf präexistente kardiale Erkrankungen zurückzuführen, wobei bei über 40jährigen die koronare Herzkrankheit dominiert, während bei jüngeren Personen als Grunderkrankung am häufigsten eine hypertrophe Kardiomyopathie diagnostiziert wurde (Maron et al. 1978). Deshalb ist die Durchführung von sportmedizinischen Vorsorgeuntersuchungen zu fordern. Bei über

35jährigen Sportanfängern sollte ein Belastungs-EKG verbindlicher Bestandteil einer solchen Untersuchung sein.

Literatur

American College of Sports Medicine (1990) The recommended quantity and quality of exercise for developing and maintaining cardiorespiratory and muscular fitness in healthy adults. Med Sci Sports Exerc 22:265–274

Berg A, Keul J (1984) Beeinflussung der Serumlipoproteine durch körperliche Aktivität. Dtsch Ärztebl 81:1161–1167

Berg A, Keul J (1985) Influence of maximum aerobic capacity and relative body weight on the lipoprotein profile in athletes. Atherosclerosis 55:225–231

Berg A, Huber G, Keul J (1979) Metabolische Veränderungen des Skelettmuskels. In: Heiss HW (Hrsg) Bewegungstherapie bei Herz- und Gefäßkrankheiten. Witzstrock, Baden-Baden Köln New York, S 10–19

Berg A, Keul J, Ringwald C, Deus B, Wybitul K (1980) Physical performance and serum cholesterol fractions in healthy young men. Clin Chim Acta 106:325–330

Björntorp P, Fahlen M, Grimby C, Gustafson A, Holm J, Renström P, Scherstén T (1972) Carbohydrate and lipid metabolism in middle-aged, physically well-trained man. Metabolism 21:1037–1044

Brehm BA (1988) Elevation of metabolic rate following exercise. Implications for weight loss. Sports Med 6:72–78

Clausen JP, Klausen K, Rasmussen B, Trap-Jensen J (1973) Central and peripheral circulatory changes after training of the arms or legs. Am J Physiol 225:675–682

Davis JR, Tagliaferro AR, Kertzer R, Gerardo T, Nichols J, Wheeler J (1983) Variations in dietary-induced thermogenesis and body fatness with aerobic capacity. Eur J appl Physiol 50:319–329

Dickhuth HH, Jakob E, Staiger J, Keul J (1987) Echokardiographische Befunde beim Sportherz. In: Rost R, Webering F (Hrsg) Kardiologie im Sport. Deutscher Ärzte-Verlag, Köln, S 132–145

Dufaux B, Assmann G, Hollmann W (1982) Plasma lipoproteins and physical activity: A review. Int J Sports Med 3:123–128

Fagard R (1987) Sport und Hochdruck. In: Rost R, Webering F (Hrsg) Kardiologie im Sport. Deutscher Ärzte-Verlag, Köln, S 42–52

Friedmann B, Kindermann W (1989) Energy metabolism and regulatory hormones in women and men during endurance exercise. Eur J Appl Physiol 59:1–9

Fröhlich J, Kullmer T, Urhausen A, Bergmann R, Kindermann W (1989) Lipid profile of body builders with and without self-administration of anabolic steroids. Eur J Appl Physiol 59:98–103

Goldberg L, Elliot DL (1987) The effect of exercise on lipid metabolism in men and women. Sports Med 4:307–321

Hagberg JM, Graves JE, Limacher M et al. (1989) Cardiovascular responses of 70–79 year old men and women to exercise training. J Appl Physiol 66:2589–2594

Haralambie G, Berg A (1976) Serum urea and amino nitrogen changes with exercise duration. Eur J Appl Physiol 36:39–48

Heiss HW, Barmeyer J, Wink K, Beither B, Keul J, Reindell H (1975) Durchblutung und Substratumsatz des gesunden menschlichen Herzens in Abhängigkeit vom Trainingszustand. Verh Dtsch Ges Kreislaufforsch 41:247–252

Hollmann W, Rost R, Dufaux B, Liesen H (1983) Prävention und Rehabilitation von Herz-Kreislaufkrankheiten durch körperliches Training. Hippokrates, Stuttgart

Howald H (1982) Training-induced morphological and functional changes in sceletal muscle. Int J Sports Med 3:1–12

Hurley BF, Kokkinos PF (1987) Effects of weight training on risk factors for coronary artery disease. Sports Med 4:231–238

Kahn HA (1963) The relationship of reported coronary heart disease mortality to physical activity of work. Am J Public Health 53:1058–1067

Kannel W, Belanger A, D'Agostino R, Israel I (1986) Physical activity and physical demand on the job and risk of cardiovascular disease and death: the Framingham study. Am Heart J 112:820–825

Kemmer FW, Berger M (1983) Exercise and diabetes mellitus: Physical activity as a part of daily life and its role in the treatment of diabetic patients. Int J Sports Med 4:77–88

Keul J, Dickhuth HH, Lehmann M, Staiger J (1982) The athlete's heart – hemodynamics and structure. Int J Sports Med 3:33–43

Kindermann W, Heiss HW (1979) Anpassungsvorgänge des kardiozirkulatorischen Systems. In: Heiss HW (Hrsg) Bewegungstherapie bei Herz- und Gefäßkrankheiten. Witzstrock, Baden-Baden Köln New York, S 1–9

Kindermann W, Urhausen A (1991) Das Sportherz und seine Abgrenzung gegenüber pathologischen Zuständen. Fortschr Med 109:33–36

Kindermann W, Keul J, Reindell H (1974) Grundlagen zur Bewertung leistungsphysiologischer Anpassungsvorgänge. Dtsch Med Wochenschr 99:1372–1379

Kindermann W, Simon G, Keul J (1979) The significance of the aerobic-anaerobic transition for the determination of work load intensities during endurance training. Eur J Appl Physiol 42:25–34

Kindermann W, Schramm M, Keul J (1980) Aerobic performance diagnostics with different experimental settings. Int J Sports Med 1:110–114

Kullmer T, Kindermann W (1985) Apolipoproteine und Lipoproteine bei unterschiedlicher körperlicher Aktivität und Leistungsfähigkeit. Klin Wochenschr 63:1102–1109

Lehmann M, Dickhuth HH, Franke T, Huber G, Keul J (1983) Simultane Bestimmung von zentraler Hämodynamik und Plasmakatecholamine bei Trainierten, Untrainierten und Patienten mit Kontraktionsstörungen des Herzens in Ruhe und während Körperarbeit. Z Kardiol 72:561–568

Lehmann M, Dickhuth HH, Schmidt P, Porzig H, Keul J (1984) Plasmacatecholamines, betaadrenergic receptors and isoproterenol sensitivity in endurance trained and nonendurance trained volunteers. Eur J Appl Physiol 52:362–369

Leon AS, Connett J, Jacobs DR, Rauramaa R (1987) Leisuretime physical activity levels and risk of coronary heart disease and death. JAMA 258:2388–2395

Longhurst JC, Kelly AR, Gonyea WJ, Mitchell JH (1980) Echocardiographic left ventricular masses in distance runners and weight lifters. J Appl Physiol 48:154–162

Mader A, Liesen H, Heck H et al. (1976) Zur Beurteilung der sportartspezifischen Ausdauerleistungsfähigkeit im Labor. Sportarzt Sportmed 27:80–88, 109–112

Makrides L, Heigenhauser JF, Jones NL (1990) High intensity endurance training in 20- to 30- and 60- to 70-year-old healthy men. J Appl Physiol 69:1792–1798

Maron BJ, Roberts WC, Edwards JE, McAllister HA, Epstein SE (1978) Sudden death in patients with hypertrophic cardiomyopathy: characterisation of 26 patients without functional limitations. Am J Cardiol 41:803–810

McDonald RB, Wickler S, Horwitz B, Stern JS (1988) Mealinduced thermogenesis following exercise training in the rat. Med Sci Sports Exerc 20:44–49

Morganroth J, Maron BJ, Henry WL, Epstein SE (1975) Comparative left ventricular dimensions in trained athletes. Ann Intern Med 82:521–524

Morris JN, Heady JA (1953) Mortality in relation to the physical activity of work: a preliminary not on experience in middle age. Br J Ind Med 10:245–250

Morris JN, Everitt MG, Pollard R, Chave SPW, Semmence AM (1980) Vigorous exercise in leisure-time: protection against coronary heart desease. Lancet II:1207–1210

Nöcker J (1983) Die Ernährung des Sportlers. Hofmann, Schorndorf

Oliver RM (1967) Physique and serum lipids of young London busmen in relation to ischaemic heart disease. Br J Ind Med 24:181–186

Paffenbarger RS Jr, Hyde RT, Wing Al, Hsieh CC (1986) Physical activity, all-cause mortality and longevity of college alumni. N Engl J Med 314:605–613

Pekkanen J, Marti B, Nissinen A et al. (1987) Reduction of premature mortality by high physical activity: a 20-year follow up of middle-aged Finnish men. Lancet I:1473–1477

Pollock ML, Foster C, Knapp D, Rod JS, Schmidt DH (1987) Effect of age and training on aerobic capacity and body composition of master athletes. J Appl PHysiol 62:725–731

Prout C (1972) Life expectancy of college oarsmen. JAMA 220:1709

Reaven GD, Hoffmann BB (1989) Hypertension as a disease of carbohydrate and lipoprotein metabolism. Am J Med [Suppl 6A] 87:2S–6S

Richter EA, Garetto LP, Goodman MN, Ruderman NB (1982) Muscle glucose metabolism following exercise in the rat: increased sensitivity to insulin. J Clin Invest 69:785–793

Rogers MA, King DS, Hagberg JM, Ehsani AA, Holloszy JO (1990) Effect of 10 days of physical inactivity on glucose tolerance in master athletes. J Appl Physiol 68:1833–1837

Roskamm H, Gohlke H, Stürzenhofecker P et al. (1983) Der Herzinfarkt im jugendlichen Alter (unter 40 Jahren): Koronarmorphologie, Risikofaktoren, Langzeitprognose der Erkrankung und Progression der Koronargefäßsklerose. Z Kardiol 72:1–11

Rost R (1979) Kreislaufreaktionen und Adaptationen unter körperlicher Belastung. Osang, Bonn

Rost R, Hollmann W (1983) Athlete's heart – a review of its historical assessment and new aspects. Int J Sports Med 4:147–165

Rowell LB (1969) Circulation. Med Sci Sports 1:15–22

Ruderman NB, Ganda OP, Johansen K (1979) The effect of physical training on glucose tolerance and plasma lipids in maturity – onset diabetes. Diabetes 28:89–92

Sannerstedt R, Wasir H, Henning R, Werko L (1973) Systemic haemodynamics in mild arterial hypertension before and after physical training. Clin Sci Mol Med 45:145–149

Schnabel A, Kindermann W (1982) Lipoprotein cholesterol in different physical activities. Klin Wochenschr. 60:349–355

Schnabel A, Kindermann W, Schmitt WM, Biro G, Stegmann H (1982) Hormonal and metabolic consequences of prolonged running at the individual anaerobic threshold. Int J Sports Med 3:163–168

Soalo R, Hagberg J (1984) The effect of exercise training on human hypertension, a review. Med Sci Sports Exerc 16/3:207–215

Sinzinger H, Fitscha P (1986) Jogging causes a significant increase in platelet Sensitivity to prostacyclin. Int J Sports Med 7:338–341

Sinzinger H, Virgolini L (1988) Effects of exercise on parameters of blood coagulation, platelet function and the prostaglandin system. Sports Med 6:238–245

Siscowich D, Weiss N, Fletcher R, Lasky T (1984) The incidence of primary cardiac arrest during vigorous exercise. N Engl J Med 311:874–876

Staiger J, Braun R, Jaedicke J, Wink K, Dickhuth HH (1983) Nichtinvasive Bestimmung der diastolischen Ventrikelfunktion aus dem Echokardiogramm. Herz Kreisl 15:388–392

Stegmann H, Kindermann W, Schnabel A (1981) Lactate kinetics and individual anaerobic threshold. Int J Sports Med 2:160–165

Thomas SC, Cunningham DA, Rechnitzer PA, Donner AP, Howard JH (1985) Determinants of the training response in elderly men. Med Sci Sports Exerc 17:667–672

Urhausen A, Kindermann W (1987) Nichtinvasive Differentialdiagnostik vergrößerter Herzen bei Sporttreibenden. Dtsch Z Sportmed 38:290–296

Urhausen A, Kindermann W (1989) One- and two dimensional echocardiography in bodybuilders and endurance-trained subjects. Int J Sports Med 10:139–144

Urhausen A, Hölpes R, Kindermann W (1989) One- and two dimensional echocardiography in bodybuilders using anabolic steroids. Eur J Appl Physiol 58:633–640

Vuori I, Mäkäräinen M, Jääskeläinen A (1978) Sudden death and physical activity. Cardiology 63:287–304

Walter R, Schmitt W, Kindermann W (1985) Differentialdiagnose der Herzvergrößerung –
    Bedeutung der Sportanamnese zur Abgrenzung der physiologischen und der pathologi-
    schen Herzvergrößerung. In: Franz IW, Mellerowicz H, Noack W (Hrsg) Training und
    Sport zur Prävention in der technisierten Umwelt. Springer, Berlin Heidelberg New
    York Tokyo, S 716–721
Weicker H, Wirth A, Spiel M (1976) Einfluß motorischer Aktivierung auf Stoffwechselre-
    gulation und körperliche Leistungsfähigkeit bei Diabetes mellitus. Inn Med 3:423–430
Wink K, Roskamm H, Schweikhart S, Reindell H (1973) Der Einfluß körperlicher Bela-
    stung auf die Kontraktilität des hypertrophierten linken Ventrikels bei Hochleistungs-
    sportlern. Z Kardiol 62:366–372
Wolfe LA, Cunningham DA, Boughner DR (1986) Physical conditioning effects on cardiac
    dimensions: a review of echocardiographic studies. Can J Appl Sports Sci 11:66–79
Wood PD, Williams PT, Haskell WL (1984) Physical activity and high-density-lipoprot-
    eins. In: Miller NE, Miller GJ (eds) Clinical and metabolic aspects of high-density-lipo-
    proteins. Elsevier, Amsterdam, pp 133–165

Hämodynamik des Sportherzens.
Erkenntniswandel in 100 Jahren[*]

M. HUONKER und J. KEUL

Einleitung

Die Rückwirkungen eines muskulären Trainings auf das menschliche Herz sind seit Ende des 19. Jahrhunderts Gegenstand des klinischen und wissenschaftlichen Interesses. 1899 veröffentliche Henschen [43] perkutorisch gewonnene Ergebnisse über Herzvergrößerungen bei leistungsfähigen Langstreckenläufern. Die erste röntgenologische Bestätigung dieser Befunde erfolgte 1908 von Dietlen u. Moritz [26]. In der Folgezeit herrschte lange Zeit Uneinigkeit darüber, ob die unter der Bezeichnung „Sportherz" zusammengefaßten kardialen Veränderungen als physiologische Anpassungsreaktionen an die trainingsbedingten Mehrbelastungen des Herzens [25, 88] oder aber als Korrelat einer myokardialen Schädigung bzw. einer latenten Insuffizienz infolge einer chronischen kardialen Überlastung anzusehen sind [10, 60].

Die Unsicherheit in der Beurteilung von trainingsinduzierten kardialen Veränderungen kommt in einer Veröffentlichung von Keys u. Friedell 1938 [52] mit der folgenden Aussage zum Ausdruck: „Es ist die allgemein vorherrschende Meinung, daß anstrengende athletische Belastungen eine Vergrößerung des Herzen zur Folge haben. Es wird dabei häufig die Ansicht vertreten, daß es sich hierbei um eine schädliche Adaptation handeln könnte, entweder weil sie eine übermäßige Belastung anzeigt oder aufgrund der Gefahr einer möglichen Degeneration".

Systematische Untersuchungen zu den Größen- und Funktionsveränderungen des Sportherzens erfolgten erstmals seit Beginn der 40er Jahre mit radiologischen Methoden (röntgenologische Herzgrößenbestimmung, Kymographie) und später durch die Anwendung von invasiven Untersuchungstechniken (Herzkatheter, Lävokardiographie). Es konnte gezeigt werden, daß beim menschlichen Herzen die Anpassung an sportliche Mehrbelastung teilweise anderen Gesetzmäßigkeiten folgt als bei den im akuten Versuch am isolierten Tierherzen nachgewiesenen Veränderungen und eine Abgrenzung zu den verschiedenen Herzerkrankungen sicher möglich ist. Seit der Einführung der modernen bildgebenden Verfahren (Echokardiographie, Dopplerechokardiographie) in die kardiale Diagnostik Ende der 70er Jahre ist neben den radiologischen Methoden und den Herzkatheterverfahren eine nichtinvasive Beurteilung der trainingsbedingten Adaptationen des Herzens möglich. Durch diese diagnostischen Entwicklungen sind wesentliche

---

[*] Mit Unterstützung des Bundesinstituts für Sportwissenschaft Köln-Lövenich.

Fortschritte in der Erfassung der funktionellen und strukturellen Adaptationen des Sportherzen erzielt worden. Der damit verbundene Erkenntniswandel im Verständnis der Hämodynamik des Sportherzens soll im folgenden dargestellt werden.

Klinische Untersuchung

Bereits die einfache kardiale Auskultation kann Hinweise für eine veränderte Hämodynamik des Sportherzens ergeben. Neben einem verlängerten 1. Herzton [11] und einem gespaltenen 2. Herzton [36] können bei hochtrainierten Athleten Zusatztöne (3. Herzton, 4. Herzton) und zusätzliche Herzgeräusche physiologischerweise nachgewiesen werden [36, 69]. Als Folge einer verstärkten passiven frühdiastolischen Kammerfüllung kann ein 3. Herzton auftreten. Die Ursache für einen hörbaren 4. Herzton ist nicht sicher geklärt [76]. Ein systolisches Herzgeräusch als Ausdruck der erhöhten intrakardialen Blutflußraten ist bei bis zu 40 % der jungen Athleten als physiologische Variante festzustellen [36]. Diastolische Geräusche sind demgegenüber seltener nachzuweisen und erfordern in jedem Fall eine Ausschlußdiagnostik bezüglich einer zugrundeliegenden pathologischen Ursache [36].

Röntgendiagnostik

Erstmals in den 20er Jahren wurden Methoden zur planimetrischen Bestimmung der frontalen Fläche der Herzsilhouette im sagittalen Strahlengang angegeben und zur Quantifizierung von Herzgrößenveränderungen angewandt [39, 65]. Zur Anwendung kommt heute noch eine von Rohrer u. Kahlstorf [49, 77] entwickelte und von Musshoff u. Reindell [66] modifizierte Methode zur Herzgrößenbestimmung. Hierbei werden die benötigten Fernaufnahmen liegend im sagittalen und frontalen Strahlengang erstellt, um orthostatische Füllungsschwankungen des Herzens zu vermeiden.

Bei kontrollierten Querschnittsuntersuchungen bei Athleten aus verschiedenen Sportarten wurde nachgewiesen, daß das absolute Herzvolumen sowohl von den Körperdimensionen (Körpergewicht, Körperoberfläche) als auch vom Trainingszustand bestimmt wird [7, 54, 60]. Um den Einfluß der Körperdimensionen zu minimieren, hat sich für den intra- und interindividuellen Vergleich das körpergewichtsbezogene relative Herzvolumen (HV in ml/kg KG) als standardisierte Meßgröße zur Beurteilung von trainingsinduzierten Veränderungen durchgesetzt. Es wurde festgestellt, daß die körperliche Arbeitskapazität eines gesunden Menschen in relativ enger Beziehung zur Größe des Herzens ansteigt, wobei u. a. als Maß für die Arbeitskapazität die Transportleistung für O_2 pro Herzschlag (O_2-Puls) benutzt wurde [67]. Die physiologische Herzvergrößerung scheint mit einem relativen Herzvolumen von 19–20 ml/kg KG einen absoluten Grenzbereich erreicht zu haben, der trotz stetiger Steigerung der Trainingsumfänge und Trainingsintensitäten im Hochleistungssport in den letzten 2 Jahrzehnten nicht mehr überschritten wurde [23, 75]. Die Größenzunahme betrifft annähernd symmetrisch alle 4 Herzhöhlen und ist mit einer Umformung des Herzens verbunden, die röntgenologisch am ehesten einem kombinierten Mitralvitium gleicht. Der verstärkten Gefäßzeichnung der Lungen infolge Erweiterung der Lungenvenen und der arteriellen Gefäße beim ausdauertrainierten Athleten wird die Funktion von „Sofortdepots" des Kreislaufs zugeschrieben. Beim extrem vergrößerten Sportherzen scheint die Größenzunahme des rechten Ventrikels stärker ausgeprägt zu sein als die des linken.

Durch die Entwicklung von ergänzenden radiologischen Untersuchungstechniken, wie die Flächenkymographie und insbesondere die Belastungskymographie [71, 72], konnten die links- und rechtsseitigen systolischen und diastolischen Herzrandbewegungen beurteilt werden. Erstmals konnten Aussagen über die Arbeitsweise des Sportherzens in Ruhe und unter Belastung getroffen werden. Mit zunehmender Herzvergrößerung kommt es in Ruhe zu einer zunehmenden Abnahme der systolischen Medialbewegung und diastolischen Auswärtsbewegung des Herzrandes in Richtung zur Herzspitze. In manchen Fällen wird im Bereich der Herzspitze sogar eine „stumme Zone" beobachtet, so daß der Ruhebefund weitgehend dem Verhalten der Spitzenpulsation bei einem Vorderwandinfarkt ähneln kann. Unter Belastung verkleinert sich das Sportherz systolisch und diastolisch, das Verhalten der Randpulsationen ändert sich. Auch in der Herzspitzenregion sind ausgiebige Randpulsationen nachzuweisen.

Kardiale Hämodynamik

Indirekte Verfahren

Einen wesentlichen Beitrag zur Arbeitsweise des Sportherzens erbrachte die kombinierte Anwendung des Elektrokardiogramms, des Apexkardiogramms und der Karotisdruckkurve. Durch eine vergleichende Auswertung konnten die systolischen und diastolischen Zeitmaße des Herzzyklus bestimmt werden [9]. Beim Sportherzen ergaben sich eine Verlängerung der Gesamtsystole, verbunden mit einem Anstieg der Anspannungs- und Austreibungszeit [44], und eine maximale Verkürzung der Anspannungszeit bis zu 26 % und der Austreibungszeit bis zu 35 % der Ruheausgangswerte unter ansteigender Belastung [29]. Bezüglich der Diastolendauer konnte eine durchschnittliche Verlängerung um 64 % festgestellt werden.

Herzkatheterdiagnostik

Die ersten intrakardialen Druckmessungen mittels Sondierung des rechten Herzens [16, 33] ergaben beim vergrößerten Sportherz in Ruhe und unter Belastung keine signifikanten Unterschiede der mittleren Druckwerte im rechten Vorhof, im rechten Ventrikels, in der Pulmonalarterie und im Pulmonalkapillarstromgebiet im

Vergleich zum untrainierten Herzen [74]. Zum Routineverfahren entwickelt wurde die kardiale Sondierung durch die Einführung des Einschwemmkatheters [37] und wesentlich verbessert durch die Entwicklung des Balloneinschwemmkatheters [86]. Das Thermodilutionsverfahren zur Bestimmung des Herzminutenvolumens wurde in die Ballonkatheterdiagnostik integriert [30, 34] und mit Erfolg zur Beurteilung der Arbeitsweise des Sportherzens eingesetzt.

Myokardiale Kontraktilität

Tierexperimentelle Studien über die Rückwirkungen von muskulärem Training auf die Myokardfunktion erbrachten z. T. kontroverse Aussagen [82]. Während bei einem Teil der Untersuchungen mit diesen invasiven Verfahren eine gesteigerte myokardiale Kontraktilität des trainierten Rattenherzens nachgewiesen wurde [63], ergaben andere Studien unveränderte [1] oder verminderte Kontraktilitätsparameter [68]. Die abweichenden Ergebnisse wurden auf ein unterschiedliches Untersuchungsgut und v. a. auf Unterschiede in den Trainingsmodalitäten zurückgeführt.

Meerson [62] untersuchte im Tierversuch die Rückwirkungen einer experimentell induzierten Aortenstenose und schlug 3 Stadien der myokardialen Adaptation vor. Initial kommt es zu einer vorübergehenden myokardialen Überbelastung mit den Symptomen einer linksventrikulären Insuffizienz. Das 2. Stadium ist gekennzeichnet durch eine langanhaltende Phase einer relativ stabilen Überfunktion ohne Zeichen einer myokardialen Insuffizienz. Im 3. Stadium schließlich tritt eine stufenweise Erschöpfung auf.

Verschiedene Untersucher gingen davon aus, daß die bei chronischer Volumen- oder Druckbelastung des Herzens erhobenen hämodynamischen Befunde prinzipiell auch auf das Sportherz übertragen werden können. Morganroth et al. [64] verglich die Adaptation des Herzens an ausdauerorientiertes Training mit der Volumenbelastung bei einer Aorten- oder Mitralinsuffizienz und analog dazu die myokardialen Veränderungen bei einem statischen Krafttraining mit der Druckbelastung bei einer Aortenstenose oder einem systemischen Hochdruck. Meerson [62] wies jedoch darauf hin, daß im Ablauf der Adaptation beim Sportherzen eine initiale myokardiale Überlastung im Unterschied zu den tierexperimentellen Befunden nicht festzustellen sei, was darauf hindeute, daß die Veränderungen durch andere auslösende Faktoren induziert würden.

In nachfolgenden Studien wurden diese Feststellungen beim trainierten menschlichen Herzen mittels invasiver Messung des linksventrikulären enddiastolisches Drucks in Ruhe und unter Belastung überprüft. In mehreren Untersuchungen konnten in Ruhe und unter Belastung keine pathologischen Anstiege des linksventrikulären enddiastolischen Drucks festgestellt werden [53, 73, 94]. In Abweichung dazu fand Bevegard [6] bei sehr gut trainierten Athleten unter Belastung leicht erhöhte Pulmonalkapillardrücke als Korrelat einer linksventrikulären Füllungsdrucksteigerung.

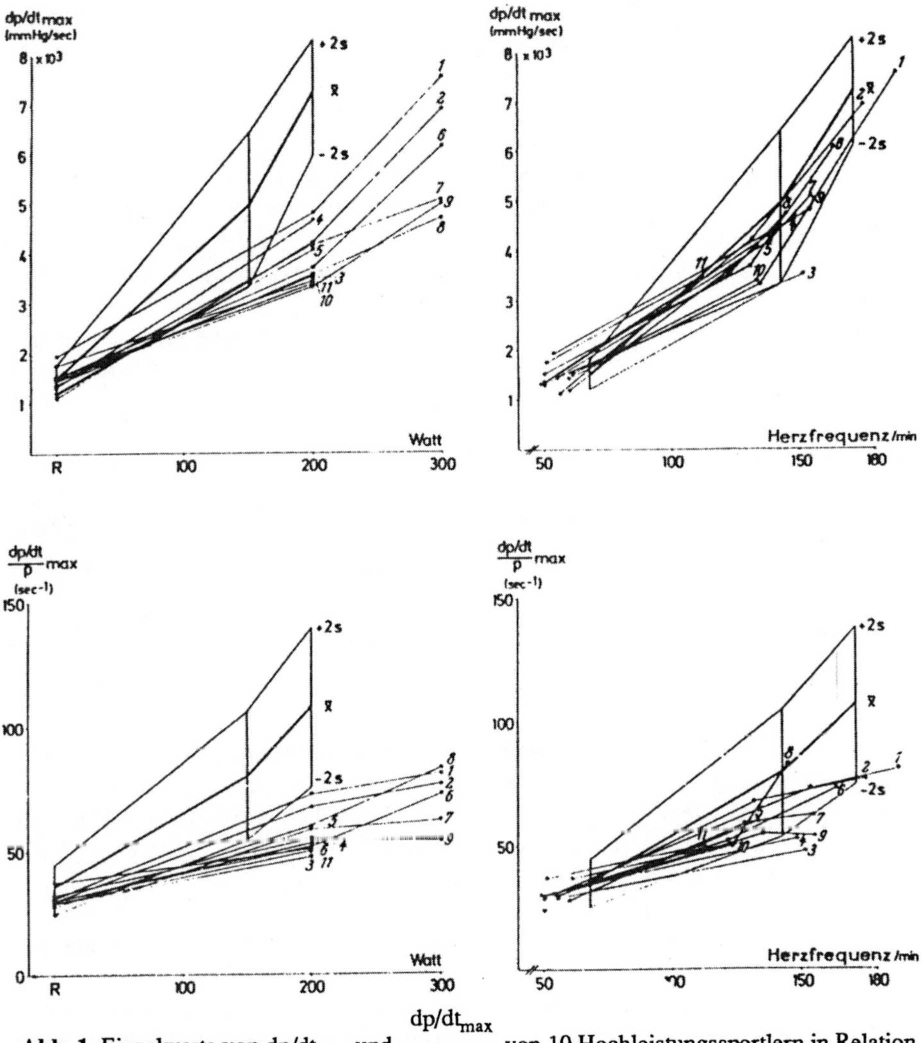

Abb. 1. Einzelwerte von dp/dt$_{max}$ und $\dfrac{dp/dt_{max}}{p}$ von 10 Hochleistungssportlern in Relation zur Belastung in Watt und zur Herzfrequenz in Ruhe und bei Belastung. Zum Vergleich sind die ± 2-s-Normalbereiche von untrainierten Normalpersonen aufgetragen

Diese widersprüchlichen Ergebnisse konnten durch weitere Untersuchungen [79] z. T. in Einklang gebracht werden. Ausgehend von normalen linksventrikulären enddiastolischen Druckwerten kommt es beim Sportherzen bis in den submaximalen Belastungsbereich zu einem deutlichen Anstieg des enddiastolischen Drucks auf Werte um 30 mm Hg. Bei einer weiteren Belastungssteigerung in den Maximalbereich fällt der enddiastolische Druck wieder in den Normalbereich ab. Die genauere Analyse der Ergebnisse zeigt (Abb. 1), daß beim hypertrophierten Sportherzen im Vergleich zum untrainierten Herzen deutlich veränderte Fluß-Druck-Beziehungen vorliegen. Unter Ruhebedingungen ist im Vergleich zum untrainierten Herzen keine Reduktion der maximalen Druckanstieggeschwindigkeit (dp/dt_{max}) und der Kontraktilitätsindizes nachzuweisen. Unter zunehmender Belastung allerdings findet sich beim ausdauertrainierten Herzen ein reduzierter Anstieg dieser Parameter als Ausdruck einer verminderten Kontraktilität auf vergleichbaren Belastungsstufen. Korrigiert auf die unterschiedliche Herzfrequenz, sind die entsprechenden Werte nur noch gering verändert. Diese Befunde deuteten darauf hin, daß die Arbeitsweise des Sportherzens nicht ausschließlich durch strukturelle myokardiale Faktoren determiniert, sondern wesentlich von extrakardialen Einflußgrößen, insbesondere von der vegetativen Regulation, mitbestimmt wird.

In Interventionsstudien mit medikamentöser Sympathikolyse [80] konnte gezeigt werden, daß die Hämodynamik des ausdauertrainierten Herzens in Ruhe und auf niedrigen Belastungsstufen der Arbeitsweise eines untrainierten Herzens unter β-Blockade gleicht. Ein entscheidender Unterschied ergibt sich auf submaximalen und maximalen Belastungsstufen. Hier kommt es unter β-Blockade zu einer Reduktion der Maximalwerte für die Herzfrequenz und die myokardiale Kontraktilität (dp/dt_{max}) und zu einem Abfall der maximalen Herzförderleistung, während beim Sportherzen die Frequenz- und Kontraktilitätsreserven nicht eingeschränkt sind.

Myokardiale Förderleistung

Bereits vor der Einführung der Herzkatheterdiagnostik konnte die Herzförderleistung durch nichtinvasive, indirekte gasanalytische [14] und physikalische Methoden [5, 12] sowie durch sphygmographische Verfahren bestimmt werden. Verschiedene Untersuchungen ergaben beim vergrößerten Sportherzen im Vergleich zum untrainierten Herzen in Ruhe verkleinerte und unter Belastung vergrößerte Schlag- und Herzminutenvolumina. Unter einer Maximalbelastung wurden bei hochtrainierten Athleten mit der gasanalytischen Methode Herzminutenvolumina bis zu 35 l berechnet [14]. Der Befund eines erniedrigten Ruheschlagvolumens trotz der vergrößerten Dimensionen des ausdauertrainierten Herzens stand im Widerspruch zu den Feststellungen der Frank-Starling-Gesetze und führte zu einer kontroversen Diskussion über die Wertigkeit dieser Gesetze unter In-vivo-Bedingungen. Es wurde davon ausgegangen, daß der Frank-Starling-Mechanismus lediglich im Tierexperiment und beim kranken Herzen Gültigkeit besitzt. In Anlehnung an die Hypothesen des Physiologen Wezler [91], der einen aktiven diastolischen Tonus des gesunden Herzens postulierte, wurden „neue Herzgesetze" formuliert. Es wurde angenommen, daß beim Sportherzen in Ruhe ein vergrößertes endsystolisches Blutvolumen vorliegt, welches zu Beginn einer muskulären Belastung als sofort verfügbares Reservevolumen erforderlich wird, um die Phase bis zum Einsetzen eines vermehrten venösen Rückstroms zu überbrücken.

Durch die Herzkatheterdiagnostik wurde eine direkte Messung der Herzförderleistung ermöglicht. Zur Anwendung kamen die Färbeverdünnungsmethoden und später das Thermodilutionsverfahren. Zahlreiche Querschnittsuntersuchungen ergaben im Gegensatz zu den früheren Resultaten beim ausdauertrainierten Herzen bereits in Ruhe ein gegenüber dem untrainierten Herzen vergrößertes Schlagvolumen [2, 12, 38, 53], wobei eine lineare Beziehung zwischen dem Schlagvolumen und dem Herzvolumen nachgewiesen werden konnte. Es wurde festgestellt, daß die bradykardiebedingte Abnahme des Herzminutenvolumens durch das erhöhte Schlagvolumen nur teilkompensiert wird, so daß beim vergrößerten Sportherzen in der Bilanz ein deutlich erniedrigtes Ruheherzzeitvolumen vorliegt. Unter Belastung wird bei der Mehrzahl der Untersuchungen bis in den submaximalen Belastungsbereich beim untrainierten Herzen und beim Sportherzen ein Anstieg des Herzzeitvolumens auf identische Werte angegeben, obwohl die Herzfrequenz beim ausdauertrainierten Herzen auf vergleichbaren Belastungsstufen deutlich niedriger liegt [14, 27, 53]. In der Bilanz kommt es beim vergrößerten Sportherzen unter zunehmender Belastung zu einem Schlagvolumenanstieg von maximal 20–25 % gegenüber 10–15 % beim untrainierten Herzen [22].

Durch diese Resultate wurde das Verständnis über die Arbeitsweise des vergrößerten Sportherzens wesentlich erweitert. Die Effektivität der kardialen Hämodynamik wird beim Sportherzen durch mehrere Faktoren gesteigert [3]. Die funktionellen Adaptationen induzieren eine Herzfrequenzreduktion. Es resultiert zum einen eine Zunahme der Vordehnung der Herzmuskelfasern mit der Folge einer verstärkten Anspannung und Verkürzung, zum anderen ein geringerer Energieverlust aufgrund der verminderten Kontraktionsgeschwindigkeit des Myokards. Die strukturellen Veränderungen führen zu einer Zunahme des Ventrikeldurchmessers und des enddiastolischen Ventrikelvolumens, so daß eine verminderte Verkürzung der Myokardfasern den Auswurf eines bestimmten Schlagvolumens ermöglicht. Die durch Reibung und Wandspannung in den Herzwänden auftretenden Energieverluste nehmen dadurch ab. Im Vergleich zum untrainierten Herzen wird beim ausdauertrainierten Herzen in Ruhe und auf vergleichbaren Belastungsstufen die erforderliche Herzförderleistung mit einer reduzierten Herzfrequenz und einer verminderten Kontraktilität erbracht. Unter den Maximalbedingungen einer erschöpfenden Belastung ergeben sich bezüglich der Maximalwerte für die Herzfrequenz und die Kontraktilitätsindizes jedoch keine Unterschiede, so daß beim Sportherzen abhängig von der Zunahme der Herzdimensionen eine vermehrte Reservekapazität für die Herzförderleistung vorliegt. Im Extremfall kann das Herzzeitvolumen Werte von bis zu 40 l/min erreichen [27]. Aus diesen Befunden wurde gefolgert, daß die Frank-Starling-Gesetze auch beim vergrößerten Sportherzen wirksam sind, so daß die von Wezler aufgestellte Hypothese eines beim Sportherzen spezifisch veränderten Kontraktionsverhalten widerlegt werden konnte.

Echokardiographie

In den 70er Jahren fand die eindimensionale und später die zweidimensionale Echokardiographie Eingang in die kardiologische Diagnostik. Durch die Risikofreiheit dieser Verfahren wurden erstmals die Voraussetzungen für eine routinemäßige Untersuchung des gesunden Herzens und der physiologischen Adaptation an die unterschiedlichen Herz-Kreislauf-Anforderungen geschaffen.

In Übereinstimmung mit den oben genannten radiologischen Befunden konnte festgestellt werden, daß eine trainingsbedingte Herzvergrößerung durch eine homogene Erweiterung aller Herzhöhlen bedingt ist [8, 20]. Durch die simultane Beurteilung der Struktur und Funktion des Herzens konnten die Erkenntnisse über die kardiale Hämodynamik weiter spezifiziert werden [83].

Systolische linksventrikuläre Funktion

In vergleichenden Untersuchungen mit invasiv erhobenen Daten konnte belegt werden, daß durch die kombinierte Anwendung der ein- und zweidimensionalen Echokardiographie eine Abschätzung der systolischen linksventrikulären Funktion beim Sportherzen mit hinreichender Genauigkeit erfolgen kann [21]. Die zweidimensionale Echokardiographie ermöglicht die Bestimmung der Quer- und Längsdimensionen des linken Ventrikels. Hieraus können in Anlehnung an die Lävokardiographie unter Anwendung einer modifizierten Simpson-Regel die linksventrikulären enddiastolischen und endsystolischen Innen- und Außenvolumina und das Schlagvolumen berechnet werden [22]. Aufgrund einer engen Beziehung zwischen dem Volumen des linken Ventrikels und der radiologisch bestimmten Herzgröße kann darüber hinaus das totale Herzvolumen ermittelt werden [22].

Die genannten, invasiv nachgewiesenen Zusammenhänge zwischen der Größe des trainierten Herzens und der Herzförderleistung konnten durch die echokardiographisch faßbaren Parameter der myokardialen Kontraktilität bestätigt werden. Ausgehend von subnormalen Werten für die zirkumferentielle Faserverkürzungsgeschwindigkeit, die Verkürzungsfraktion und die Ejektionsfraktion wurde beim ausdauertrainierten Herzen unter einer ansteigenden Belastung ein im Vergleich zum untrainierten Herzen korrespondierender Anstieg dieser Parameter nachgewiesen [4, 19, 48, 69, 70].

Diastolische linksventrikuläre Funktion

Nicht zuletzt wegen methodischer Schwierigkeiten, diastolische linksventrikuläre Funktionseinschränkungen sensitiv und ohne unzumutbaren Aufwand zu erfassen, stand die Bedeutung der diastolischen Funktion des Herzens lange Zeit hinter derjenigen der systolischen zurück. Ende der 70er Jahre wurden erstmals M-Mode-echokardiographische Methoden angegeben, um nichtinvasiv Informationen zur diastolischen linksventrikulären Funktion zu erhalten.

Größere Verbreitung hat die M-Mode-echokardiographische Analyse der Septum- und Hinterwandbewegungen des linken Ventrikels während der Diastole gefunden [15, 18]. Es wurde festgestellt, daß z.B. bei der koronaren Herzerkrankung oder bei der arteriellen Hypertonie die diastolische linksventrikuläre Funktionsstörung der systolischen zeitlich vorausgeht [40]. Durch vergleichende Untersuchungen konnte nachgewiesen werden, daß beim vergrößerten Sportherzen in Ruhe und unter Belastung die absolute und frequenznormalisierte frühdiastolische linksventrikuläre Faserdehnungsgeschwindigkeit gegenüber dem untrainierten Herzen signifikant gesteigert ist [85]. Aus diesen Ergebnissen wurde gefolgert, daß die diastolische linksventrikuläre Funktion beim ausdauertrainierten Herzen verbessert ist. Die Akzeptanz dieses Verfahrens wurde v. a. dadurch eingeschränkt, daß die eindimensionale echokardiographische Schnittführung nur eine extrem regional begrenzte Wandbewegungsanalyse erlaubt und systolisch und diastolisch aufgrund der Relativbewegungen des Herzens nicht exakt dieselbe Stelle durchschallt wird [17], wodurch die Sensitivität für diastolische Funktionsänderungen erheblich gemindert wird.

Einflüsse von speziellen Trainingsmodalitäten auf kardiale Funktionen und Dimensionen

Bei Hochleistungssportlern aus verschiedenen Disziplinen wurde übereinstimmend festgestellt, daß die Adaptationen des Herzens nicht nur vom Umfang und von der Intensität des Trainings, sondern auch von dem Ausmaß der ins Training einbezogenen Muskelgruppen abhängen und v. a. die Art der muskulären Belastungen wichtige zusätzliche Einflußgrößen darstellen [8, 48, 50, 81].

Prinzipielle Unterschiede der myokardialen Adaptation ergeben sich beim Vergleich zwischen einem dynamischen und mit einem statischen Muskeltraining.

Dynamisches Training

Funktionelle Adaptationen (Abb. 2a oben, Abb. 2c)

Ein dynamisches muskuläres Training wird bei allen Ausdauersportarten absolviert. Unter den vorwiegend aeroben Belastungen wird der Blutzufluß zur beanspruchten Muskulatur mit der Folge eines vermehrten venösen Rückstroms zum Herzen gesteigert. Als erste echokardiographisch faßbare Veränderung dieses erhöhten venösen Rückstroms während einer dynamischen muskulären Belastung ist infolge einer vermehrten diastolischen Kammerfüllung eine Zunahme des enddiastolischen linksventrikulären Durchmessers nachzuweisen. Gleichzeitig nimmt der endsystolische linksventrikuläre Durchmesser ab [50]. In der Bilanz steigen die Verkürzungsfraktion und das Schlagvolumen an. Wird eine dynamische muskuläre Belastung in den submaximalen Bereich gesteigert, so kommt es infolge des zunehmenden sympathischen Antriebs des Herzens zu einer geringen Abnahme des enddiastolischen linksventrikulären Durchmessers und zu einem stärkeren Abfall des endsystolischen linksventrikulären Durchmessers. Die Restblutmenge nimmt ab, die Verkürzungsfraktion und das Schlagvolumen steigen weiter an [21]. Als Erklärungsgründe für diese Befunde sind das Einsetzen des Frank-Starling-Mechanismus infolge einer verstärkten myokardialen Vordehnung

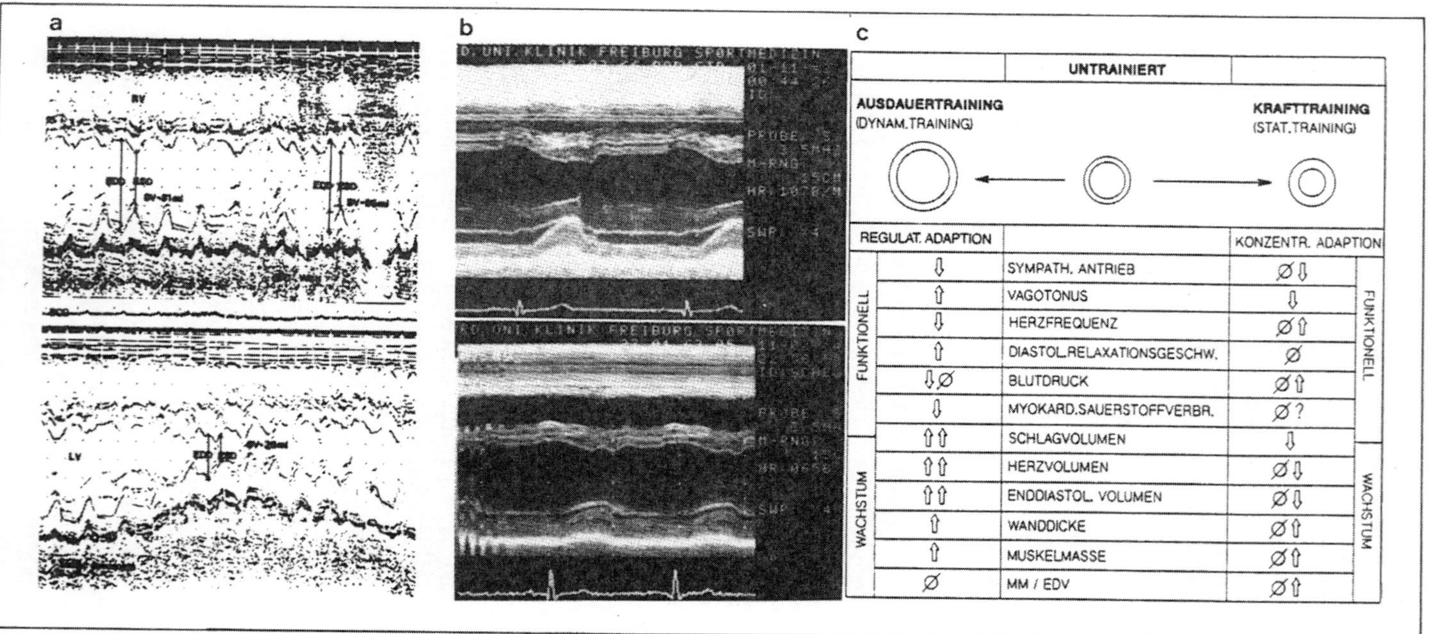

Abb. 2a–c. M-Mode-echokardiographische Registrierung des linken Ventrikels. **a** *oben*: akute, dynamische Belastung, *unten*: akute, statische Belastung; **b** *oben*: chronisches, dynamisches Training, *unten:* chronisches, statisches Training; *EDD, ESD* enddiastolischer, endsystolischer linksventrikulärer Durchmesser, *LV, RV* linker, rechter Ventrikel, *SV* Schlagvolumen. **c** Schematischer Überblick über die chronischen Rückwirkungen eines dynamischen oder statischen Trainings auf die kardialen Dimensionen und Funktionen

und die reduzierte Nachlast infolge eines erniedrigten Widerstands im arteriellen Stromgebiet der belasteten peripheren Muskulatur zu nennen.

Wird ein regelmäßiges dynamisches muskuläres Training mit einem mittleren Umfang (ca. 3 h/Woche) und einer Intensität unterhalb der anaeroben Schwelle absolviert, kommt es zu einer Ökonomisierung der Funktionsabläufe in der belasteten peripheren Muskulatur [51]. Als Ausdruck dieser Ökonomisierung werden erniedrigte Blutspiegel für Adrenalin und Noradrenalin nachgewiesen [21]. Die damit verbundene Reduzierung des sympathischen Antriebs äußert sich in einer Abnahme der Herzfrequenz in Ruhe und auf vergleichbaren Belastungsstufen [8, 28, 56, 93]. Im Tierversuch und beim Menschen konnte mittels medikamentöser Sympathikolyse und Parasympathikolyse ferner gezeigt werden, daß unter den Bedingungen einer kompletten vegetativen Blockade die sog. intrinsische Herzfrequenz beim trainingsbedingt physiologisch hypertrophierten Herzen in Ruhe und unter Belastung erniedrigt ist [24, 58]. Untersuchungen am isolierten Rattenherzen und an menschlichen Leukozyten und Thrombozyten ergaben trainingsinduzierbare Unterschiede in der Dichte und der Affinität der α- und β-Rezeptoren als zusätzliche ursächliche Faktoren für die veränderte vegetative Regulation des Sportherzens [13, 57]. Bisher finden sich in der Literatur z. T. kontroverse Ergebnisse, so daß die getroffenen Aussagen noch nicht ausreichend gesichert sind [87, 92].

Strukturelle Veränderungen (Abb. 2b oben, Abb. 2c)

Nach Erreichen eines individuellen Limits der funktionellen Adaptationen induziert eine weitere Steigerung eines aeroben dynamischen Trainings die genannten strukturellen Adaptationen des Herzens. Es entsteht eine exzentrische Form der myokardialen Hypertrophie mit einer Dimensionszunahme aller Herzhöhlen [41, 46]. Die gleichzeitig feststellbare moderate Wanddickenzunahme [35] ist nach den Gesetzen von Laplace erforderlich, um die Wandspannung konstant zu halten, und ist demzufolge als physiologisch zu bewerten. Durch Längsschnittuntersuchungen konnte belegt werden, daß mit einer Durchmesserzunahme der Herzhöhlen um 20 % und einem Anstieg der Herzmuskelmasse um 70–80 % ein oberes Limit der strukturellen Adaptation erreicht wird [24, 48]. Dies entspricht im Grenzfall einer linksventrikulären Muskelmasse von 3,5 g/kg KG [23].

Statisches muskuläres Training (Abb. 2a unten, Abb. 2c)

Das überwiegend statische muskuläre Training bei vielen Kraftsportarten beinhaltet einen hohen Anteil an anaeroben Belastungen. Die damit verbundene Aktivierung des sympathischen Nervensystems führt im Vergleich zu einem dynamischen muskulären Training zu konträren Rückwirkungen auf das Herz-Kreislauf-System. Während einer akuten statischen muskulären Belastung kommt es infolge der Zunahme des peripheren Gefäßwiderstandes zu einer vermehrten linksventrikulären Druckbelastung. Gleichzeitig vermindert sich der venöse Rückstrom zum Herzen infolge der intrathorakalen Druckerhöhung. Als Korrelat dieser veränderten Kreislaufdynamik ist echokardiographisch eine Abnahme des enddiastolischen und endsystolischen linksventrikulären Innendurchmessers nachzuweisen [50]. Konsekutiv fällt das Schlagvolumen ab. Gleichzeitig nimmt die Herzfrequenz infolge des gesteigerten sympathischen Antriebs des Herzens zu, so daß die Herzförderleistung weitgehend konstant gehalten wird [51, 48, 81]. Anhaltende funktionelle Veränderungen in der vegetativen Regulation des Herzens bei regelmäßiger Durchführung von statischen Trainingsformen konnten bisher nicht sicher belegt werden. Demgegenüber wurden in zahlreichen echokardiographischen Publikationen bei statisch trainierten Athleten typische strukturelle Veränderungen des Herzens beschrieben [Abb. 2b unten, Abb. 2c). eine tendenziell konzentrische Form der linksventrikulären Hypertrophie wurde mehrfach nachgewiesen [48, 51, 64, 81]. Im Vergleich zu ausdauertrainierten Herzen finden sich tendenziell größere linksventrikuläre Wanddicken. Sie liegen im obersten Normbereich oder in Einzelfällen leicht darüber [20]. Der Durchschnittswert für den enddiastolischen linskventrikulären Innendurchmesser liegt absolut und in Relation zum Körpergewicht deutlich niedriger als beim ausdauertrainierten Herzen. Es handelt sich um eine eigenständige Hypertrophieform. Es ergeben sich wie beim ausdauertrainierten Herzen keinerlei Hinweise für eine myokardiale Funktionsstörung [50], so daß eine Abgrenzung von pathologischen Hypertrophieformen, wie z.B. im Rahmen einer arteriellen Hypertonie, eindeutig möglich ist. Ein direkter Zusammenhang der genannten Veränderungen mit dem erhöhten Sympathikotonus wird diskutiert; hierzu fehlen bisher eindeutige Resultate. In mehreren Untersuchungen wird bei statisch trainierten Athleten eine enge Beziehung zwischen der Körpermuskelmasse und Herzmuskelmasse nachgewiesen [32, 59, 81]. Im Unterschied zu den echokardiographischen Ergebnissen bei ausdauertrainierten Athleten kommt es selbst bei intensivstem statischem Training zu keiner von dem Gesamtkörpergewicht unabhängigen Zunahme des Herzvolumens und der Herzmuskelmasse [23].

Dopplerechokardiographie

In den 80er Jahren wurde die Ultraschalldiagnostik des Herzen durch die Dopplerechokardiographie und zuletzt durch die Farbdopplerechokardiographie ergänzt. Neben der Beurteilung der Herzklappenfunktionen kann mit diesen Verfahren durch die Analyse des ventrikulären Bluteinstrom- und ausstromverhaltens die globale systolische und diastolische Myokardfunktion in Ruhe und unter Belastung quantitativ abgeschätzt werden. Die Messungen basieren auf den Flußgeschwindigkeitsregistrierungen im Bereich der verschiedenen Herzklappen (Abb. 3).

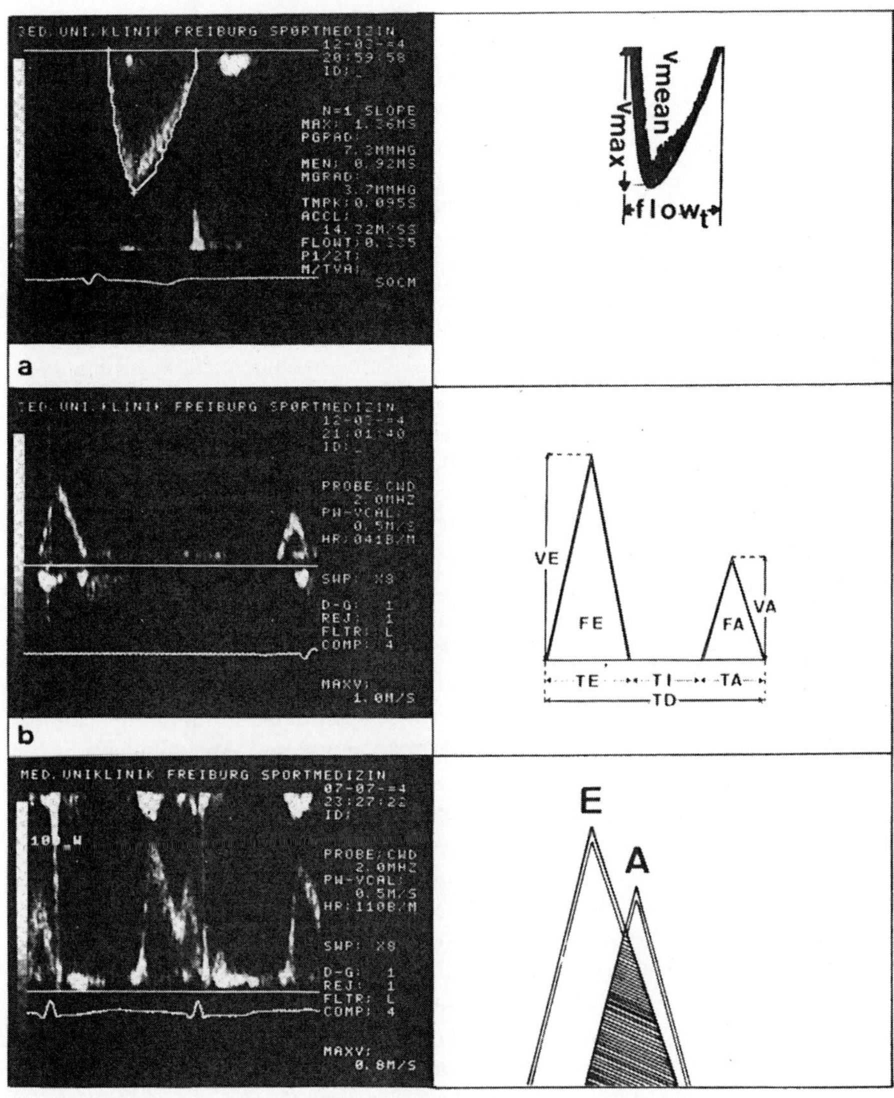

Abb. 3 a–c. Dopplerspektralkurven des linksventrikulären Einfluß- und Ausflußtrakts eines ausdauertrainierten Herzens. **a** Systolische Strom-Zeit-Kurve im Bereich der Aortenklappe, **b, c** diastolische Stromzeitkurve im Bereich der Mittelklappe in Ruhe (**b**) und unter Belastung (**c**). *E* frühdiastolische passive, *A* spätdiastolische aktive Füllung, *TE, TA* diastolische Flußzeiten, *TJ* flußfreies Zeitintervall, *VE, VA* maximale diastolische Flußgeschwindigkeiten, *FE, FA* Geschwindigkeit-Zeit-Integrale der passiven und aktiven Füllung

Systolische linksventrikuläre Funktion

Zur Beurteilung der systolischen linksventrikulären Funktion (Abb. 4 und 5) wird von einer apikalen oder suprasternalen Schallkopfposition die systolische Strom-Zeit-Kurve unmittelbar distal der Aortenklappe in Ruhe und unter Belastung abgeleitet.

Vergleichende Studien mit nuklearmedizinischen und invasiven Untersuchungsverfahren ergaben beim gesunden Herzen recht enge Korrelationen zwischen der maximalen aortalen Flußgeschwindigkeit und der linksventrikulären Ejektionsfraktion [89]. In eigenen Untersuchungen konnte nachgewiesen werden, daß die maximale und mittlere aortale Flußgeschwindigkeit beim ausdauertrainierten Herzen gegenüber dem untrainierten Herzen in Ruhe nicht signifikant verändert ist und unter ansteigender Belastung ein gleichförmiger Anstieg dieser Dopplergrößen festzustellen ist [47]. Frequenznormalisiert ergeben sich beim vergrößerten Sportherzen allerdings deutlich höhere aortale Flußgeschwindigkeiten. Inwieweit diese Befunde als Ausdruck einer verbesserten linksventrikulären Kontraktilität zu bewerten sind, kann aufgrund der deutlich erniedrigten systolischen und diastolischen Blutdruckwerte in Ruhe und unter Belastung bei den untersuchten ausdauertrainierten Athleten (Afterloaderniedrigung) nicht sicher beurteilt werden.

Die aus der systolischen Strom-Zeit-Kurve ermittelte linksventrikuläre Austreibungszeit ist beim ausdauertrainierten Herzen in Ruhe und unter Belastung deutlich verlängert. Dieser Befund steht in Übereinstimmung mit den genannten, früher erhobenen Ergebnissen über die Anspannungs- und Austreibungszeit des vergrößerten Sportherzen [29, 44].

Aus dem Geschwindigkeits-Zeit-Integral des systolischen Blutflusses läßt sich unter Hinzunahme der durchströmten Aortenquerschnittsfläche das linksventrikuläre Schlagvolumen und das Herzzeitvolumen in Ruhe und unter Belastung abschätzen. Unter der Voraussetzung einer guten Beschallbarkeit der untersuchten Personen ergaben sich in verschiedenen Studien [45, 55] und in eigenen Untersuchungen (Abb. 5) in Ruhe und unter Belastung gute Korrelationen zu den Ergebnissen von simultan durchgeführten invasiven Herzzeitvolumenbestimmungen. Durch die zahlreichen potentiellen Fehlerquellen (Flächenbestimmung, Winkelfehler, Turbulenzen bei hohen Strömungsgeschwindigkeiten) wird die Wertigkeit der dopplerechokardiographischen Analyse der systolischen linksventrikulären Funktion, insbesondere der Schlag- und Herzzeitvolumenbestimmung, v.a. unter Belastung deutlich eingeschränkt.

Abb. 4. Dopplerechokardiographische Beurteilung der systolischen linksventrikulären Funktion bei ausdauertrainierten Herzen (S Sportler) im Vergleich zu untrainierten Herzen (NP Normalpersonen) in Ruhe und unter Belastung. V_{max} maximale systolische Flußgeschwindigkeit, V_{mean} mittlere systolische Flußgeschwindigkeit, $Flow_T$ systolische Flußzeit, SV, HZV Schlagvolumen, Herzzeitvolumen

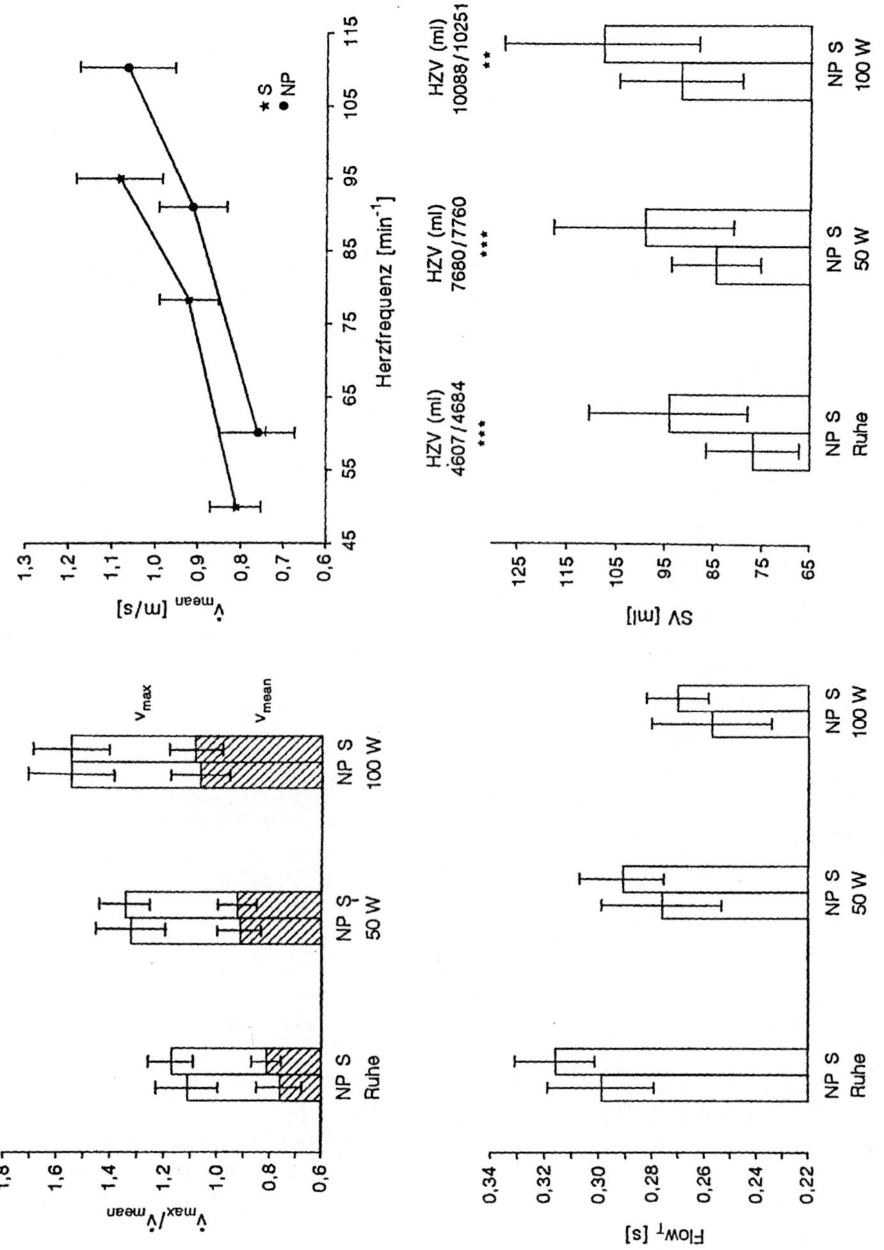
Herzfrequenz [min⁻¹]
v̇_mean [m/s]
S
NP
HZV (ml)
10088/10251
HZV (ml)
7680/7760
HZV (ml)
4607/4684
NP S
100 W
NP S
50 W
NP S
Ruhe
SV [ml]
v̇_max/v̇_mean
v_max
v_mean
NP S
100 W
NP S
50 W
NP S
Ruhe
Flow_T [s]

Herzzeitvolumen

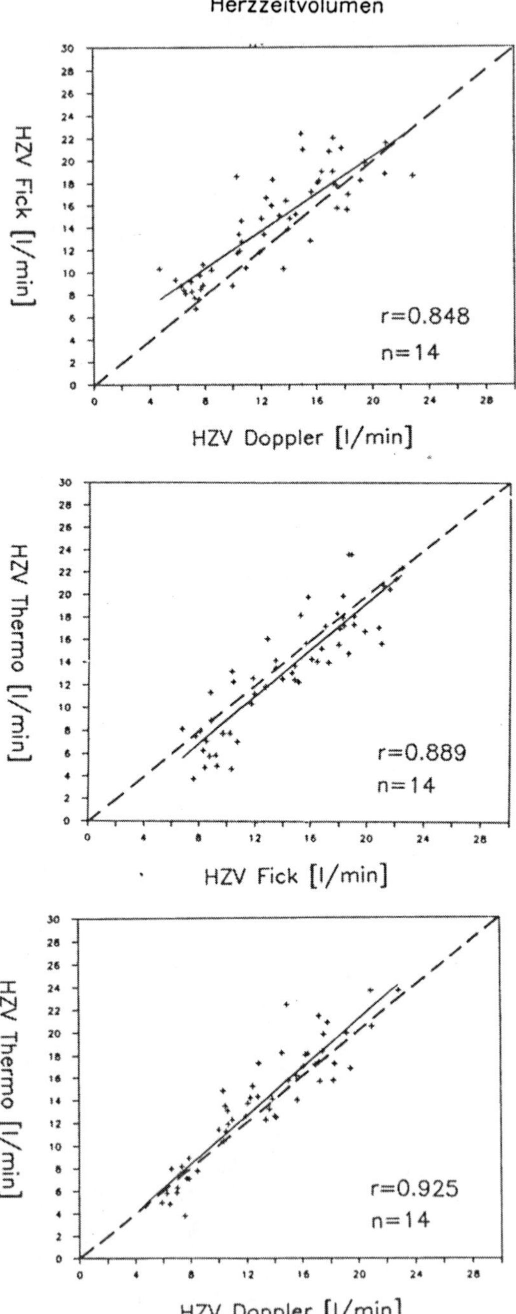

Abb. 5. Vergleich der dopplerechokardiographischen Herzzeitvolumenbestimmung mit invasiven Verfahren (Thermodilution, Bestimmung nach dem Fickschen Prinzip). *Gestrichelte Linie* Identitätsgerade, *durchgezogene Linie* Regressionsgerade

Diastolische Funktion

In zahlreichen Studien wurde mittels der Dopplerechokardiographie die diastolische Funktion des linken Ventrikels (Abb. 6) in Ruhe und unter Belastung beurteilt [78, 84, 90]. In eigenen Untersuchungen konnte mit der gepulsten Dopplerflußmessung im Bereich des linksventrikulären Einflußtrakts in Höhe der Mitralklappe nachgewiesen werden, daß bis zu einer Herzfrequenz von ca. 90–100 Schläge pro Minute die Kammerfüllung, bedingt durch den frühdiastolischen passiven (E-Welle) und den spätdiastolischen aktiven Bluteinstrom (A-Welle), biphasisch abläuft. Bei einem weiteren Frequenzanstieg kommt es zu einer zunehmenden Verschmelzung der E-Welle mit der A-Welle, so daß bei einem Herzfrequenzanstieg größer als 130–140 Schläge pro Minute eine monophasische Kammerfüllung vorliegt. Die Analyse des diastolischen Einstromverhaltens beim vergrößerten Sportherzen im Vergleich zum untrainierten Herzen ergibt in Ruhe und auf niedriger Belastungsstufe keine signifikanten Unterschiede der absoluten Flußzeiten, der maximalen Flußgeschwindigkeiten und der Geschwindigkeit-Zeit-Integrale für die E-Welle und die A-Welle. Bei einer mittleren Belastung kommt es beim vergrößerten Sportherzen zu einer geringeren Abnahme der Flußzeit für den frühdiastolischen passiven Bluteinstrom (E-Welle). Für die Flußzeit der spätdiastolischen Kammerfüllung und die maximalen Flußgeschwindigkeiten ergeben sich keine Unterschiede. Hieraus resultiert beim ausdauertrainierten Herzen, nicht jedoch beim untrainierten Herzen, ein weiterer Anstieg des Geschwindigkeit-Zeit-Integrals der passiven Kammerfüllung auf mittlerer Belastungsstufe, wohingegen das Geschwindigkeit-Zeit-Integral der aktiven Kammerfüllung identisch ansteigt. Aus diesen Befunden wird in Übereinstimmung mit ersten Veröffentlichungen [31, 42, 61] gefolgert, daß die holodiastolische Ventrikelfüllung beim vergrößerten Sportherzen gegenüber dem untrainierten Herzen auf höheren Belastungsstufen begünstigt ist.

Fundierte dopplerechokardiographische Untersuchungen über die Rückwirkungen von akuten hochintensiven Ausdauerbelastungen und extremen, chronischen Trainingsbelastungen auf die systolische und diastolische linksventrikuläre Funktion des Sportherzens liegen bisher nicht vor. Erste, noch unveröffentlichte Längsschnittstudien konnten keine negativen Rückwirkungen auf die systolische und diastolische linksventrikuläre Myokardfunktion nachweisen. Die Funktionsweise des rechten Ventrikels konnte aus vorwiegend methodischen Gründen bisher dopplerechokardiographisch nicht analysiert werden. Hieraus ergeben sich wichtige Fragestellungen für zukünftige Untersuchungen.

Zusammenfassung

Zusammenfassend läßt sich sagen, daß die Erkenntnisse über die Hämodynamik des Sportherzens innerhalb 100 Jahren maßgeblich durch die Entwicklung von neuen diagnostischen Methoden bestimmt wurden. Durch die verschiedenen invasiven und nichtinvasiven Verfahren wurde belegt, daß das Sportherz eine Adapta-

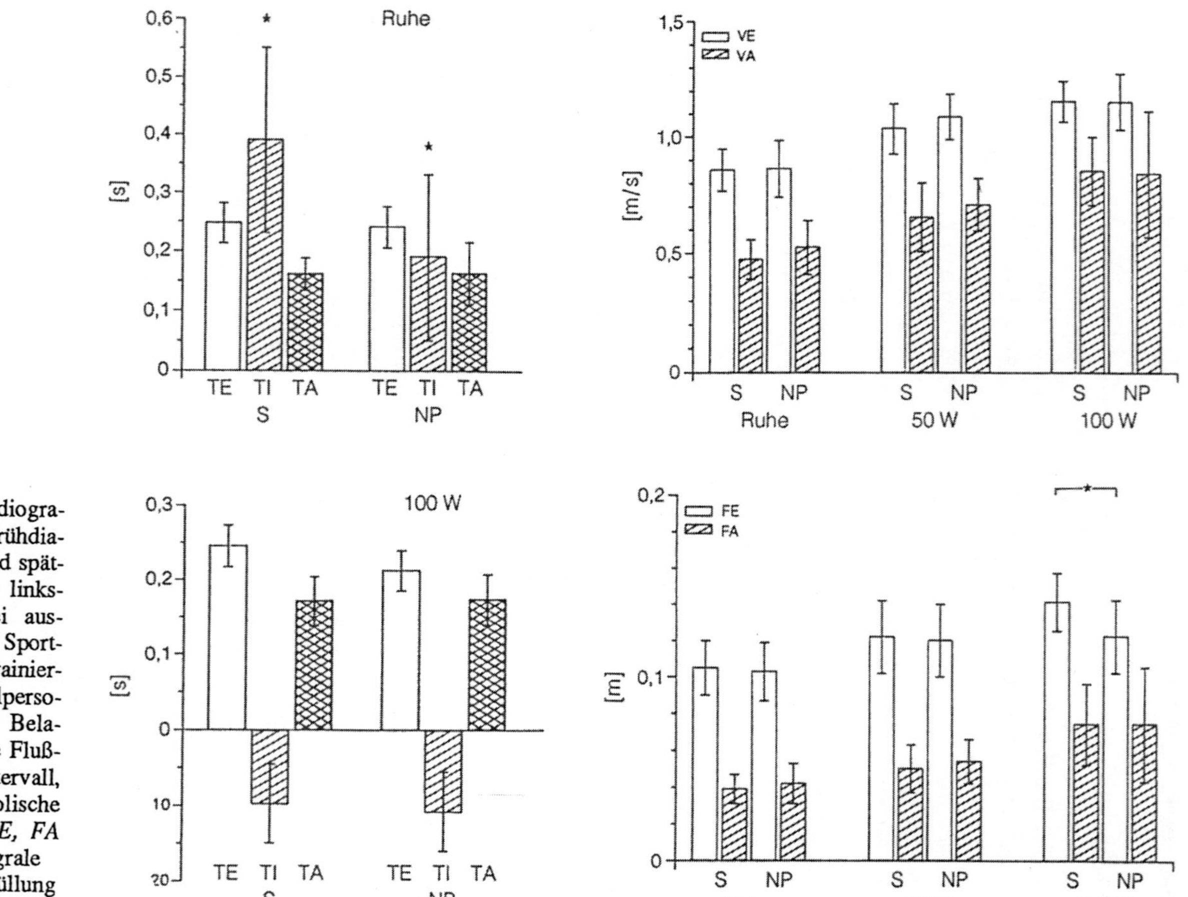

Abb. 6. Dopplerechokardiographische Beurteilung der frühdiastolischen passiven (*E*) und spätdiastolischen aktiven (*A*) linksventrikulären Füllung bei ausdauertrainierten Herzen (*S* Sportler) im Vergleich zu untrainierten Herzen (*NP* Normalpersonen) in Ruhe und unter Belastung. *TE, TA* diastolische Flußzeiten, *Ti* flußfreies Zeitintervall, *VE, VA* maximale diastolische Flußgeschwindigkeiten, *FE, FA* Geschwindigkeit-Zeit-Integrale der passiven und aktiven Füllung

tion an die Art, den Umfang und die Intensität der peripheren muskulären Belastungen darstellt. Die nachzuweisenden funktionellen und strukturellen Veränderungen ermöglichen eine Ökonomisierung der Arbeitsweise des Sportherzens und eine erhebliche Steigerung der kardialen Leistungsbreite. Befunde, daß körperliches Training das gesunde menschliche Herz überfordern oder schädigen kann, haben sich in der 100jährigen Geschichte des Sportherzens trotz immer wieder erhobener Behauptungen nicht belegen lassen.

Literatur

1. Amsterdam EA, Wickmann-Coffelt J, Choquet Y, Kamiyama T, Lenz J, Zelis R, Mason DT (1972) Response of the rat heart to strenuous exercise: Physical, biochemical and functional correlates. Clin Res 20:361 (abstr)
2. Astrand P, Cuddy T, Saltin B, Sternberg J (1964) Cardiac output during submaximal and maximal work. J Appl Physiol 19:268
3. Astrand P, Rodohl K (1977) Textbook of work physiology. McGraw-Hill, New York, p 176
4. Bekaert I, Pannier JL, Weghe C van de, Durme JP van, Clement DL, Pannier R (1981) Non-invasive evaluation of cardiac function in professional cyclists. Br Heart J 45:213
5. Berger, Olloz (1935): Zit. nach Grollmann (Hrsg) Schlagvolumen und Zeitvolumen des gesunden und kranken Menschen. Baumann, Dresden
6. Bevegard S, Holmgren A, Jonsson B (1963) Circulatory studies in well trained athletes at rest and during heavy exercise, with special reference to stroke volume and the influence of body position. Acta Physiol Scand 57:26
7. Biörck (1944) On the relationship between the heart volume and various physical factors. Acta Radiol 25:372
8. Blomquist CG, Saltin B (1983) Cardiovascular adaptations to physical training. Ann Rev Physiol 45:169
9. Blumberger KJ (1940) Die Anspannungszeit und Austreibungszeit beim Menschen. Arch Kreislaufforsch 6:203
10. Boros J von (1952) Das Problem des hypertrophierten Sportherzens. Dtsch Med Wochenschr 42:1293
11. Bramwall C, Ellis R (1931) Some observations on the circulatory mechanism in marathon runners. Q J Med 24:329
12. Broemser P, Ranke F (1933) Physikalische Bestimmung des Schlagvolumens des Herzens. Z Kreislaufforsch 25:11
13. Butler J, O'Brien M, O'Malley K, Kelle JG (1982) Relationship of β-arenoreceptor density to fitness in athletes. Nature 298:60
14. Christensen E (1937) Das Herzminutenvolumen. Ergeb Physiol 39:348
15. Colan SD, Sanders SP, MacPherson D, Borow KM (1985) Left ventricular diastolic function in elite athletes with physiologic cardiac hypertrophy. J Am Coll Cardiol 6/3:545
16. Cournand A, Ranges HA (1941) Catheterisation of right auricle in man. Proc Soc Exp Biol Med 46:452
17. Curtius JM, Decker HH, Köhler E, Loogen F (1983) Auswirkungen der systolisch-diastolischen Verlagerung der Herzbasis auf die M-Mode-Echokardiographie. Z Kardiol 72:569
18. Decoodt PR, Mathey DG, Swan HJC (1976) Automated analysis of the left-ventricular diameter time curve from echocardiographic recording. Comput Biomed Res 9:549

19. DeMaria AN, Neumann A, Lee G, Fowler W, Mason DT (1978) Alterations in ventricular mass and performance induced by exercise training in man evaluated by echocardiography. Circulation 57:237
20. Dickhuth HH, Simon G, Kindermann W, Wildberg A, Keul J (1979) Echokardiographische Befunde bei Sportlern verschiedener Sportarten und Untrainierten. Z Kardiol 68:449
21. Dickhuth HH, Lehmann M, Abel R, Keul J (1983) Zweidimensionale Belastungsechokardiographie und Plasmakatecholamin-Bestimmungen zur Beurteilung des physiologisch hypertrophierten Herzens. Z Kardiol 72:268
22. Dickhuth HH, Nause A, Staiger J, Bonzel T, Keul J (1983) Two-dimensional echocardiographic measurement of left ventricular volume and stroke volume of endurance-trained athletes and untrained subjects. Int J Sports Med 4:21
23. Dickhuth HH, Jakob E, Wink K, Bonzel T, Keul J, Just H (1985) Läßt sich aus der maximalen physiologischen Herzhypertrophie ein absolutes kritisches Herzgewicht ableiten? In: Franz I-W, Mellerowicz H, Noack W (Hrsg) Training und Sport zu Prävention und Rehabilitation in der technisierten Umwelt. Springer, Berlin Heidelberg New York Tokyo
24. Dickhuth HH, Lehmann M, Auch-Schwelk W, Meinertz T, Keul J (1987) Physical training, vegetative regulation, and cardiac hypertrophy. J Cardiovasc Pharm [Suppl 6] 10:71
25. Dietlen H (1926) Herzgröße, Herzmeßmethoden: Anpassung, Herzhypertrophie, Dilatation, Tonus des Herzens. Springer, Berlin (Handbuch der normalen und pathologischen Physiologie, Bd VII/1, S 306)
26. Dietlen H, Moritz F (1908) Über das Verhalten des Herzens nach langdauerndem und anstrengendem Radfahren. MMW 10:499
27. Ekblom B, Hermannsen L (1968) Cardiac output in athletes. J Appl Physiol 25:619
28. Ekblom B, Kilbom A, Soltysiak J (1973) Physical training, bradycardiia, and autonomic nervous system. Scand J Clin Lab Invest 32:251
29. Emmrich J, Klepzig H, Reindell H (1956) Zur Frage der klinischen Bedeutung einer Unterteilung der Anspannungszeit des linken Ventrikels in Umformungszeit des linken Ventrikels in Umformungszeit und Druckanstiegszeit. Arch Kreislaufforsch 24:177
30. Fegler G (1954) Measurement of cardiac output in anesthesized animals by a thermodilution method. J Exp Physiol 39:153
31. Finkelhor RS, Hanak LJ, Bahler RC (1986) Left ventricular filling in endurance-training subjects. J Am Coll Cardiol 8:289
32. Fleck SJ (1988) Cardiovascular adaptations to resistance training. Med Sci Sport 20:146
33. Forssmann W (1929) Die Sondierung des rechten Herzens. Klin Wochenschr 8:2085
34. Ganz W, Donoso R, Marcus HS, Forrester JS, Swan HJC (1971) A new technique for measurement of cardiac output by thermodilution in man. Am J Cardiol 27:392
35. Gilbert C, Nutter D, Felner J, Perkins J, Heymsfield S, Schlant R (1977) Echocardiographic study of cardiac dimensions and function in the endurance-trained athlete. Am J Cardiol 40:528
36. Gott PH, Roselle HA, Crampton RS (1968) The athletic heart syndrome. Arch Int Med 122:340
37. Grandjean T (1967) Une microtechnique du cathétérisme cardiaque droit practicable au lit du malade sans controle radioscopique. Cardiologia 51:184
38. Grimby G, Nilson N, Saltin B (1966) Cardiac output during submaximal and maximal exercise in active-middle-aged athletes. J Appl Physiol 21:1150
39. Hammer G (1928) Die Herzfläche als Maßstab für die Größenbestimmung. Fortschr Röntgenstr 38:1000
40. Hanrath P, Mathey DG, Siegert R, Bleifeld W (1980) Left ventricular relaxation and filling pattern in different forms of left ventricular hypertrophy: an echocardiographic study. Am J Cardiol 45:15

41. Hauser AM, Dressendorfer RH, Vos M, Kashimoto T, Gordon S, Timmis GC (1985) Symmetric cardiac enlargement in highly trained endurance athletes: A two dimensional echocardiographic study. Am Heart J 109:1038
42. Hauser R, Manning W, Wei JY, Gervino E, Evans W (1988) Diastolic function in middle-aged endurance athletes compared to untrained young and old subjects. Med Sci Sports Exerc 20:52
43. Henschen SW (1899) Skilauf und Skiwettlauf. Eine medizinische Sportstudie. (Mitteilungen aus der Medizinischen Klinik in Upsala, Bd 2, Jena, S 15)
44. Holldack K (1951) Die Bedeutung der Umformungs- und Druckanstiegszeit für die Herzdynamik. Dtsch Arch Klin Med 198:71
45. Huntsman LL, Steward DR, Barnes SR, Franklin SV, Colocousis JS, Hessel EA (1983) Noninvasive Doppler determination of cardiac output in man clinical validation. Circulation 67/3:593
46. Huonker M, Dickhuth HH, Dinkel E, Wenz W, Keul J (1989) Form, Größe und Funktion des Sportherzens – Abgrenzung gegenüber pathologischen Befunden. Radiologe 29:561
47. Huonker M, Dickhuth HH, Irmer M, Schmiederer C, Keul J (1988) Dopplersonographische Untersuchungen zu Hämodynamik bei untrainierten Normalpersonen und ausdauertrainierten Sportlern in Ruhe und unter Belastung. (Kongreßband zum 31. Dtsch. Sportärztekongreß, Hannover: Sport, Rettung oder Risiko für die Gesundheit?)
48. Huston TP, Puffer JC, Rodney W McM (1985) The athletic heart syndrome. N Engl J Med 313:24
49. Kahlstorf A (1983) Möglichkeiten und Ergebnisse röntgenologischer Herzvolumenbestimmung. Klin Wochenschr 17:223
50. Keul J, Dickhuth HH, Simon G, Lehmann M (1981) Effect of static and dynamic exercise on heart volume, contractility, and left ventricular dimensions. Circ Res 48:162
51. Keul J, Dickhuth HH, Lehmann M, Staiger J (1982) The athlete's heart – haemodynamics and structure. Int J Sports Med 3:33
52. Keys A, Friedel HL (1938) Size and stroke of the heart in young men in relation to physical activity. Science 88:456
53. Kindermann W, Keul J, Reindell H (1974) Grundlagen zur Bewertung leistungsphysiologischer Anpassungsvorgänge. Dtsch Med Wochenschr 99.1372
54. Kjellberg SR, Ruhde U, Sjöstrand T (1949) The relation of cardiac volume to the weight and surface area of the body, the blood volume and the physical capacity of work. Acta Radiol 31:113
55. Labovits AJ, Buckingham TA, Habermehl K, Nelson J, Kennedy HL, Williams GA (1985) The effects of sampling site on the two-dimensional echo-Doppler determination of cardiac output. Am Heart J 109:327
56. Lehmann M, Kindermann W, Schmitt M, Keul J (1979) Sympathische Regulation des Herz-Kreislaufsystems bei körperlicher Belastung. Z Kardiol 68:281
57. Lehmann M, Dickhuth HH, Schmid P, Porzig H, Keul J (1984) Plasma catecholamines, β-adrenergic receptors, and isoproterenol sensitivity in endurance trained and non-endurance trained volunteers. Eur J Appl Physiol 52:362
58. Lewis SV, Nylander E, Gad P, Areskog NH (1980) Non-autonomic component in bradycardia of endurance trained men at rest and during exercise. Acta Physiol Scand 109:297
59. Longhurst JC, Kelly AR, Gonyea WJ, Mitchell JH (1981) Chronic training with static and dynamic exercise: cardiovascular adaptation, and response to exercise. Circ Res 48:I–171
60. Lysholm E, Nylin G, Quarna K (1934) The relation between the heart volume and stroke volume under physiological and pathological conditions. Acta Radiol 15:237
61. Matsuda M, Sugishiti Y, Koseki S, Ito I, Akatsuka T, Takamatsu K (1983) Effect of exercise on left ventricular diastolic filling in athletes and nonathletes. J Appl Physiol 55:323

62. Meerson FZ (1962) Compensatory hyperfunction of the heart and cardiac insufficiency. Circ Res 10:250
63. Mole PA, Rabb C (1973) Force-velocity relations in exercise-induced hypertrophied rat heart muscle. Med Sci Sports 5:6957a
64. Morganroth J, Maron JB, Henry WL, Epstein SE (1975) Comparative left ventricular dimensions in trained athletes. Ann Intern Med 82:521
65. Moritz F (1928) Zur Beurteilung der Herzgröße. Fortschr Röntgenstr 38:993
66. Musshoff K, Reindell H, Klepzig H, Kirchhoff HW (1957) Herzvolumen, Schlagvolumen und körperliche Leistungsfähigkeit. Cardiologia 31:359
67. Musshoff K, Reindell H, Steim H, König K (1959) Die Sauerstoffaufnahme pro Herzschlag (O_2-Puls) als Funktion des Schlagvolumens, der arteriovenösen Differenz, des Minutenvolumens und des Herzvolumens. Z Kreislaufforsch 48:255
68. Nutter D, Fuller E, Watt E, Chen H (1975) Myocardial mechanics in exercise trained and detrained rats. Fed Proc 34:462
69. Parker BM, Londeree B, Cupp Gv, Dubiel JP (1978) The noninvasive cardiac evaluation of long-distance runners. Chest 73:376
70. Paulsen W, Boughner WR, Ko P, Cunningham DA, Persaud JA (1981) Left ventricular function in marathon runners: echocardiographic assessment. J Appl Physiol 51:881
71. Reindell H (1938) Kymographische und elektrokardiographische Befunde am Sportherzen. II. Dtsch Arch Klin Med 181:506
72. Reindell H (1940) Größe, Form und Bewegungsbild des Sportherzens. Arch Kreislaufforsch 7:117
73. Reindell H, Weyland R, Klepzig H, Musshoff K, Schildge E (1954) Das Sportherz. Ergeb Inn Med Kinderheilkd 5:306
74. Reindell H (1960) Herz, Kreislaufkrankheiten und Sport, Bd 3. Barth, München
75. Reindell H, Kindermann W, Dickhuth HH, Simon G (1979) Das Sportherz. In: Blümchen G (Hrsg) Beiträge zur Geschichte der Kardiologie (Selbstverlag), Roderbirken/Leichlingen, S 89
76. Roeske WR, O'Rourke RA, Klein A, Leopold G, Karliner JS (1976) Noninvasive evaluation of ventricular hypertrophy in professional athletes. Circulation 53:286
77. Rohrer F (1916/17) Volumenbestimmung an Körperhöhlen und Organen auf orthodiagraphischem Wege. Fortschr Röntgenstr 24:285
78. Rokey R, Kuo LC, Zighby WA, Limacher MC, Quinones MA (1985) Determination of parameters of left ventricular diastolic filling with pulsed Doppler echocardiography: comparison with cineangiography. Circulation 71:543
79. Roskamm H (1972) Die Arbeitsweise des Herzens bei chronischer physiologischer Mehrbelastung (Sportherz). Med Klin 67:1097
80. Roskamm H, Skinner J, Lesch A, Wink K, Schnellbacher K, Schendel V, Reindell H (1972) Die Kontraktilitätsreserve des gesunden linken Ventrikels bei körperlicher Belastung durch Betarezeptorenblockade. Z Kreislaufforsch 61:802
81. Rost R, Hollmann W (1983) Athlete's heart − a review of its historical assessment and new aspects. Int J Sports Med 4:147
82. Scheurer J, Tipton CM (1977) Cardiovascular adaptations to physical training. Ann Rev Physiol 39:221
83. Simon G, Dickhuth HH, Kindermann W, Kleiner G, Staiger J, Keul J (1979) Echokardiographische Größen des linken Ventrikels und ergometrische Leistungsfähigkeit in Abhängigkeit vom Herzvolumen Angiocardiology 2:10
84. Spirito P, Maron BJ, Verter I, Merrill JS (1988) Reproducibility of Doppler echocardiographic measurement of left ventricular diastolic function. Eur Heart J 59:672
85. Staiger J, Dickhuth HH, Keul J (1985) Verbesserung der diastolischen Ventrikelfunktion (Wandsteifigkeit) durch Ausdauertraining. Ein Beitrag zur Rehabilitation nach Infarkt? In: Franz W, Mellerowicz H, Noack N (Hrsg) Training und Sport zur Prävention und Rehabilitation in der technisierten Umwelt. Springer, Berlin Heidelberg New York Tokyo

86. Swan HJC, Ganz W, Forrester J, Marcus H, Diamond G, Chonette D (1970) Catheterisation of the heart in man with use of a flow-directed balloon-tipped catheter. N Eng J Med 283:447
87. Takeda N, Dominiak P, Türck D, Rupp H, Jakob R (1985) The influence of endurance training on mechanical catecholamine responsiveness. β-Adrenoreceptor density and myosin isoenzym pattern of rat ventricular myocardium. Basic Res Cardio 80:888
88. Thörner W (1937) Bericht über neue sportphysiologische Untersuchungen an Trainingshunden. Verh Dtsch Ges Verdauungskrankh 13:92
89. Trompler AT, Sold G, Vogt A, Kreuzer H (1985) Nichtinvasive Bestimmung des Herzzeitvolumens mit spektraler Doppler-Echokardiographie. Z Kardiol 74:322
90. Van Dam I, Fast J, de Boo T et al. (1988) Normal diastolic filling pattern of the left ventricle. Eur Heart J 9:165
91. Wezler K (1969) Neue Erkenntnisse über die Autoregulation des Herzens. Ärztl Fortbild 17:5
92. Williams RS, Eden RS, Moll ME, Lester RM, Wallace AG (1981) Autonomic mechanisms of training bradycardia: β-adrenergic receptors in humans. J Appl Physiol 51:1232
93. Winder MW, Hagberg JM, Hickson C, Ehsani AA, McLane JA (1978) Time course of sympathoadrenal adaptation to endurance exercise training in man. J Appl Physiol 45:370
94. Wink K, Roskamm H, Schweikhart S, Reindell H (1973) Der Einfluß körperlicher Belastung auf die Kontraktilität des hypertrophierten linken Ventrikels bei Hochleistungssportlern. Z Kreislaufforsch 62:366

Mechanismen der Kraftentwicklung im Muskel

I. MORANO und J. C. RÜEGG

Die Muskeln sind das am weitaus stärksten ausgebildete Organ des Menschen, sie sind gleichsam Maschinen, die während ihrer Tätigkeit chemische Energie direkt in mechanische Energie und Wärme umwandeln. Das Adenosintriphosphat (ATP) ist die unmittelbare Energiequelle der Kontraktion. Es wird im Muskel durch das Enzym Myosin hydrolytisch gespalten und damit energetisch verwertet. Dieser Prozeß wird durch ein anderes Protein, das Aktin, beschleunigt. Aktin- und Myosinfilamente sind die unmittelbar am Kontraktionsprozeß beteiligten Proteinstrukturen: Die Muskelfasern verkürzen sich durch das Übereinandergleiten der Aktin- und Myosinfilamente; die Zugkräfte für diesen Verschiebeprozeß stammen von den Myosinköpfchen, die als Querbrücken und sozusagen als „molekulare Kraftgeneratoren" fungieren.

Struktur des Myosinmoleküls

Das Myosinmolekül der Vertebraten ist ein Hexamer, bestehend aus 2 schweren Ketten (MHC) mit einem Molekulargewicht von je 200.000 und 4 leichten Ketten (MLC) mit Molekulargewichten zwischen 15.000 und 28.000 (Lowey et al. 1969; Weeds u. Lowey 1971). Am Carboxylende sind die schweren Ketten zu einem sog. „coiled-coil" umeinander gewunden (Stabteil), während die Aminoenden der MHC globulärer Natur sind (Kopfteil). Das Myosinmolekül ist insgesamt 160–170 nm lang, wobei die beiden Köpfe je ca. 20 nm lang sind (Lowey et al. 1969; Elliot u. Offer 1978). Durch proteolytische Verdauung des Myosinmoleküls kann man die globuläre Kopfregion (M-S_1-Fragment), das anschließende Verbindungsstück zwischen Kopf- und Schwanzteil (M-S_2) und den 80 nm langen Schwanzteil („light meromyosin", LMM) gewinnen (Lowey et al. 1969; Weeds u. Lowey 1971). Das M-S_1-Fragment kann proteolytisch in ein N-terminales 27-K-Fragment, ein zentrales 50-K-Fragment und ein anschließendes 20-K-Fragment gespalten werden. Die ATP-Bindungsstelle befindet sich in der 27- und 50-K-Domäne, die 50-K- und 20-K-Domänen enthalten die Aktinbindungsstellen (Sutoh 1983; Audemard et al. 1988; Vibert u. Cohen 1988; Keane et al. 1990).

Es gibt verschiedene Isoformen der schweren Myosinketten in schnellen und langsamen Muskelfasern, die sich durch ihre verschiedene ATPase-Aktivität unterscheiden. Mindestens 7–10 verschiedene MHC-Gene, die für MHC-Isoenzyme quergestreifter Muskeltypen kodieren, wurden in der Maus und im Menschen identifiziert (Leinwand et al. 1983a). Die Skelettmuskel-MHC-Gene liegen beim Menschen als Cluster auf Chromosom 17, bei der Maus auf Chromosom 11 (embryonale, neonatale, Fast-twitch-II A- und Fast-twitch-II B-MHC; Leinwand et al. 1983b).

Das Myosinmolekül treibt als „molekularer Motor" die Muskelkontraktion an

Unsere heutigen Vorstellungen über den Elementarprozeß der Kontraktion gehen auf A.F. Huxley (1957) zurück: Durch die zyklische Interaktion der Myosinquerbrücken als voneinander unabhängige Kraftgeneratoren mit dem Aktinfilament kann sowohl Kraft als auch Sarkomerverkürzung erzeugt werden. Dabei sollen elastische Komponenten der Querbrücken angespannt werden, deren Dehnungsgrad die Kraftentwicklung bestimmt. Die Geschwindigkeitskonstante der Anheftung und Kraftentwicklung der Querbrücken wurde ursprünglich von A.F. Huxley als „f", die der Ablösung als „g" bezeichnet (2-Zustand-Modell). Dabei sollte unter isometrischen Bedingungen g gegenüber f klein sein.

Dieses Model schließt gleichzeitig die von A.F. Huxley u. Niedergerke (1954) und H. E. Huxley u. Hanson (1954) formulierte Theorie der „gleitenden Filamente" ein, nach der eine Muskelverkürzung durch teleskopartiges Ineinandergleiten der dünnen zwischen die dicken Filamente ermöglicht wird. Dieses 2-Zustand-Modell wurde von A.F. Huxley u. Simmons (1971, 1973) um weitere angeheftete Zustände erweitert. Dabei kann das $M-S_1$-Fragment, nachdem es sich in 90°-Stellung an das dünnste Filament angeheftet hat, durch Rotation verschiedene Winkelstellungen (bis zur 45°-Stellung) einnehmen und dadurch unterschiedliche elastische Kräfte erzeugen.

Dieses Querbrückenmodell wurde mit einem biochemischen Reaktionszyklus assoziiert. Nach Lymn u. Taylor (1971) dissoziiert ATP den Aktomyosin (AM)-Komplex (45°-Konformation) irreversibel in A + M – ATP, was die Rückführung in die (hypothetische) 90°-Konformation einleitet. Die ATP-Hydrolyse in ADP-P_i sollte nur am vom AM-Komplex dissoziierten Myosin stattfinden, der sich dann wieder in der 90°-Stellung an das Aktinfilament heften und unter Freisetzung von ADP und P_i in die (hypothetische) 45°-Konfiguration übergehen sollte. Dabei wird Kraft erzeugt, bzw. es erfolgt eine Sarkomerverkürzung.

Beide Modelle aus den frühen 70er Jahren mußten jedoch aufgrund neuerer Befunde weitgehend umgestaltet werden; so ist die Dissoziation des AM-Komplexes durch ATP in A + M – ATP nicht irreversibel: ebenso wie der M-ADP-P_i-Komplex befindet sich auch der M-ATP-Komplex in einem schnellen Gleichgewicht mit den entsprechenden aktingebundenen Zuständen. Außerdem findet die ATP-Hydrolyse nicht nur im dissoziierten M-ATP-Zustand statt, sondern auch dann, wenn der M-ATP-Komplex an Aktin gebunden ist (Stein et al. 1979). Eisenberg u. Hill (1985) postulieren daher 2 Gruppen von Querbrückenzuständen: krafterzeugende mit hoher und nichtkrafterzeugende mit niedriger Aktinaffinität. Der Übergang nichtkraftgenerierender in kraftgenerierende Zustände erfolgt durch

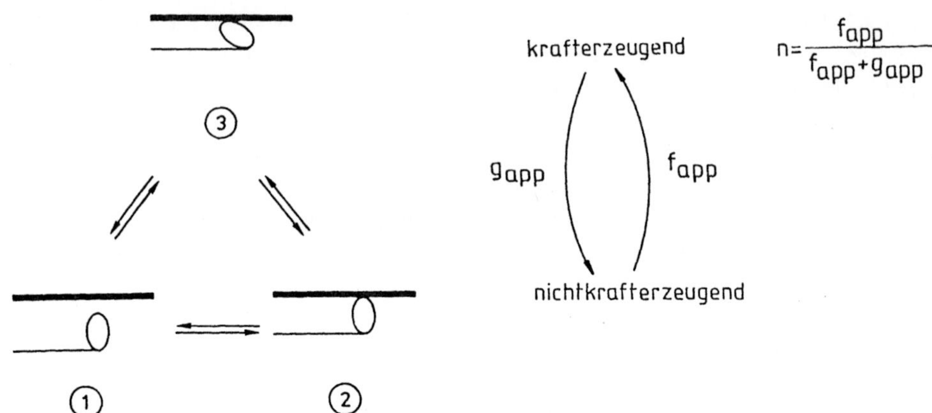

Abb. 1. Stark vereinfachtes Schema des Querbrückenzyklus. Im aktivierten Zustand binden sich die Myosinquerbrücken an das Aktinfilament an ②, generieren Kraft durch eine Konformationsänderung ③ und lösen sich wieder vom Aktinfilament ab ①. Während einer isometrischen Gleichgewichtsspannung befindet sich daher ein Bruchteil der gesamten aktiven Querbrücken in einem nichtkraftgenerierenden und einem kraftgenerierenden Zustand. Die Ratenkonstante für den Übergang aus kraftgenerierenden in nichtkraftgenerierende Zustände wird g_{app}, die Ratenkonstante für den Übergang in die kraftgenerierende Zustände als f_{app} bezeichnet. Der Bruchteil (n) kraftgenerierender Querbrücken, der letztendlich die Muskelkraft bestimmt, hängt von dem Verhältnis zwischen $f_{app} / (f_{app} + g_{app})$ ab

P_i-Freisetzung und ist mit einer Konformationsänderung der Querbrücke in die (hypothetische) 45°-Stellung verbunden.

Analog zu dem ursprünglichen Querbrückenmodell von A.F. Huxley (1957) wurde nun der Übergang nichtkraftgenerierender in kraftgenerierende Querbrücken als f_{app}, der umgekehrte Weg als g_{app} formuliert (app = „apparent"), da nun kein bestimmter Querbrückenzustand, sondern alle Gleichgewichtskonstanten dieser Zustände gemeint sind (Brenner 1988). Die isometrische Kontraktionskraft F ist danach proportional zu

$$f_{app}/(f_{app} + g_{app}) \quad (\text{Abb. 1}) \tag{1}$$

Kalziumionen initiieren und modulieren die Kraftentwicklung

In der ruhenden Muskelzelle sind die Kalziumionen im sarkoplasmatischen Retikulum (SR) eingeschlossen, so daß die freie zytoplasmatische Kalziumionenkonzentration nur etwa 10^{-7} mmol/l beträgt. Wird jedoch die Zellmembran elektrisch angeregt, strömen Kalziumionen aus dem SR in das Myoplasma, und die freie Kalziumionenkonzentration steigt auf etwa 10^{-5} mmol/l an. Kalziumionen bewirken eine Aktivierung der Aktomyosin-ATPase; sie reagieren jedoch nicht direkt mit den kontraktilen Proteinen, sondern mit einem besonderen Kalziumrezeptorprotein, dem Troponin C, einem Bestandteil der Aktinfilamente. Dieses Protein bindet Kalziumionen an seinen regulatorischen Bindestellen mit einer Affinität von etwa 10^6 (mmol/l)$^{-1}$. An der Signalübertragung sind zwei weitere Untereinheiten des Troponins beteiligt, nämlich das inhibitorische Troponin I und Troponin T sowie das Tropomyosin, die alle im dünnen Aktinfilament lokalisiert sind. Man nimmt an, daß in Abwesenheit von Kalziumionen, wenn der Muskel erschlafft ist, Troponin I stark an Aktin gebunden wird und damit die Aktomyosin-ATPase und den kontraktilen Querbrückenzyklus hemmt. Diese Hemmwirkung wird noch verstärkt durch Tropomyosin, welches nach dem Konzept des Steric-block-Modells (Haselgrove 1973; H. E. Huxley 1973) die Anheftung der Myosinquerbrücken am Aktinfilament verhindern soll. Sobald nun Troponin C mit Kalziumionen beladen wird, verstärkt sich die Interaktion zwischen Troponin C und Troponin I, wodurch die Hemmwirkung von Troponin I auf das Aktin aufgehoben wird. Nach dem Steric-block-Konzept kommt es dabei auch zu einer Verschiebung des Tropomyosins, und zwar derart, daß die Bindungsstellen am Aktinfilament für die Aktomyosininteraktion frei werden.

Mittels zeitaufgelöster Röntgendiffraktion konnten Kress et al. (1986) zeigen, daß sich die TM-Positionen nach Aktivierung veränderten, ehe es zu einer Querbrückenanheftung an das dünne Filament kam. Nach Podolski u. Teichholz (1970) zyklisiert dann eine aktivierte Querbrücke mit konstanter Kinetik. Die Kalziumionen regulierten nach dieser Vorstellung also nur die Anzahl aktiver Querbrücken (Rekrutierung von Querbrücken).

Das Steric-block-Modell wurde seither immer wieder in Frage gestellt und modifiziert. So konnten Chalovich et al. (1981) zeigen, daß der TM-Tn-Komplex keinen Einfluß auf die Bindung von M-S$_1$-ATP an das dünne Filament hat, sei es in An- oder Abwesenheit von Kalziumionen. Lediglich die ATPase-Aktivität war ohne Kalziumionen stark gehemmt. Die regulatorischen Proteine TM-Tn hemmen daher nicht die Anheftung der Querbrücken an das dünne Filament, sondern verhindern die Freisetzung von P$_i$ vom AM-ADP-P$_i$-Komplex. Vielleicht wird die Umwandlung angehefteter, nichtkraftgenerierender Querbrücken (die postulierte 90°-Konformation) in kraftgenerierende (die postulierte 45°-Konformation) Querbrücken blockiert („W"-Zustand des TM-Tn-Sperrmechanismus; Chalovich u. Eisenberg 1982). Die Aktivierung von Kalziumionen führt zum „S"-Zustand des Sperrmechanismus, in dem die P$_i$-Freisetzung und die Bildung kraftgenerierender AM-ADP-Querbrücken (45°) an das regulierte Aktin möglich wird.

Brenner (1988) zeigte schließlich, daß Kalziumionen auch die Kinetik der Querbrücken verändern: mit steigenden Kalziumionenkonzentrationen wird f$_{app}$ immer größer und scheint dadurch die Anzahl kraftgenerierender Querbrücken zu bestimmen. g$_{app}$ dagegen blieb durch Kalziumionen unbeeinflußt.

Nach diesen neueren Vorstellungen rekrutieren Kalziumionen also nicht nur blockierte Querbrücken, sondern erhöhen auch die apparente Querbrückenanheftungsrate (f$_{app}$). Beides trägt zur Zunahme der Kraft bei.

Durch Myosinisoenzyme wird die Ökonomie der Muskelkontraktion variiert

Wie schon erwähnt, unterscheiden sich die schnellen und langsamen Muskelfasern nicht nur durch verschiedene Isoformen der schweren Myosinketten, sondern auch in der Zusammensetzung der leichten Ketten. Die Aktomyosin-ATPase der schnellen Muskelfasern hat eine etwa 3mal höhere Aktivität als diejenige der langsamen Fasern. Auch die ATPase-Aktivität während der isometrischen Gleichgewichtsspannung ist nach Brenner (1988) proportional zu der apparenten Rate der Querbrückenanheftung (f_{app}) und zu der Ratenkonstante der Querbrückenablösung (g_{app}), und zwar nach der Beziehung:

$$f_{app} \cdot g_{app} / (f_{app} + g_{app}) \tag{2}$$

Die „tension cost", das ist das Verhältnis zwischen ATPase und Kraft, ist daher nach den Gl. (1) und (2) in erster Annäherung proportional zu g_{app}. Tabelle 1 zeigt nun, daß langsamere, tonische Fasern eine kleinere Ratenkonstante der Querbrückenablösung besitzen als schnelle Zuckungsfasern. Das heißt, die Myosinquerbrücken von Typ-I-Fasern verharren länger im kraftgenerierenden Zustand als die Myosinquerbrücken in schnellen Fasern, die sich mit größerer Geschwindigkeit ablösen. In den langsamen Fasern wird eine bestimmte Muskelkraft daher mit einem geringeren Energieumsatz aufrechterhalten als in den schnellen Fasern.

Auch im menschlichen Herzen liegen ähnliche Verhältnisse wie im Skelettmuskel vor: Die „tension cost" von Atriumfasern mit dem hochaktiven Myosin war halb so groß wie die von Ventrikelfasern mit dem langsamen, niedrig aktiven Myosinisoenzym (Morano et al., in press).

Die Phosphorylierung des MLC moduliert die Muskelkontraktion

Die MLC 2 im Herz- (Frearson u. Perrie 1975) und Skelettmuskel (Perrie et al. 1973a) wird reversibel zu MPLC phosphoryliert. Dazu steht in der Zelle ein spezifisches Enzymsystem zur Verfügung, das aus der Kalzium-Calmodulin-abhängigen „myosin light chain kinase" (MLCK), die die γ-Phosphorylgruppe von ATP auf einen Serinrest der MLC 2 überträgt, und einer spezifischen MPLC-Phosphatase, die diese Phosphorylgruppe wieder abspalten kann, besteht (Adelstein u. Eisenberg 1980; Abb. 2). Die MLCK erkennt am Aminoende der MPLC des Skelettmuskels eine besondere Sequenz, die erstmals von Perrie et al. (1973b) identifiziert wurde (... Arg-Ala-Ala-Glu-Gly-Gly-Ser-Ser-Asn-Val-Phe...).

Eine Steigerung der MLC-2-Phosphorylierung erhöhte sowohl im Herz- (Morano et al. 1985, 1988a) als auch im Skelettmuskelpräparat (Persechini et al. 1985; Morano et al. 1988b) die Kraftentwicklung. In Fast-twitch-Skelettmuskeltypen wurde eine Korrelation zwischen dem Phänomen der posttetanischen Potenzierung und einem erhöhten MLC-2-Phosphorylierungsgrad beschrieben (Manning u. Stull 1982; Westwood et al. 1984).

Tabelle 1. Beziehung zwischen Kontraktionsgeschwindigkeit und „tension cost" („Haltearbeit") in schnellen und langsamen Muskelfasern. Die Muskelkraft ist in Newton pro Faserquerschnitt ($N\,cm^{-2}$) und die unbelastete Verkürzungsgeschwindigkeit (v_{max}) in Muskellänge/Sekunde ($L\,s^{-1}$) angegeben. (Mod. nach Rüegg 1988)

Muskel (Maus)	Fasertyp	ATP-Umsatz/g Muskel [μmol/s][b]		„tension cost"[a]	v_{max} [Ls^{-1}]	Erschlaffungs- geschwindigkeit (t 1/2) [ms]	Kraft [$N\,cm^{-2}$]
		(S = 2,2 μm)	(S = 3,8 μm)				
M. erector digitorum longus	IIB	4	2,8	0,15	6	7	19
M. soleus	I	1,3	0,9	0,043	2	22	21

[a] Das Verhältnis Aktomyosin-ATPase-Aktivität und Kraft ist die „tension cost" und proportional g_{app} (s. Text). Beachte, daß Verkürzungsgeschwindigkeit, „tension cost" und Relaxationsgeschwindigkeit bei Typ-II B-Fasern etwa 3mal größer sind als bei Typ-I-Fasern.
[b] Die Aktomyosin-ATPase ist die Differenz aus den ATP-Spaltungsraten bei 2,2 μm Sarkomerlänge und 3,8 μm Sarkomerlänge (keine Aktin-Myosin-Überlappung; vgl. Kushmerick 1983).

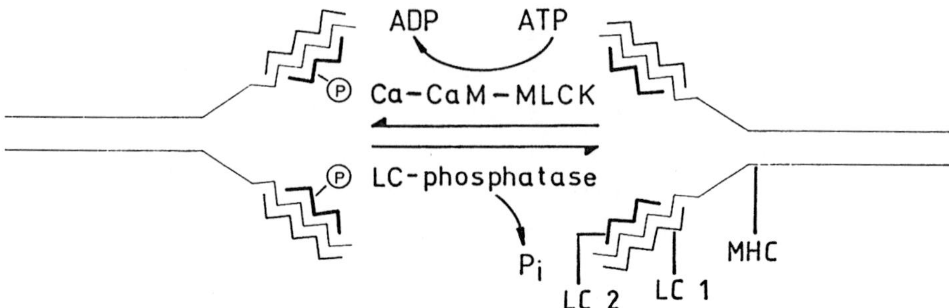

Abb. 2. Schema der Phosphorylierung der leichten phosphorylierbaren Myosinkette (*LC 2*) im quergestreiften Muskel. Die leichten Myosinketten (*LC 1* und *LC 2*) sind mit der globulären Kopfregion der schweren Myosinketten („myosin heavy chains ", *MHC*) assoziiert. Die Kalzium-Calmodulin (*Ca-CaM*)-abhängige leichte Myosinkettenkinase (*MLCK*) phosphoryliert (*P*), die leichte Myosinkettenphosphatase dephosphoryliert *LC2*

Daß die posttranslationale Modifikation des Myosinmoleküls die isometrische Kraftentwicklung von Herz- und Skelettmuskelfaser steigern kann, beruht u. a. auf einer direkten Veränderung der Querbrückenkinetik: Die MLC-2-Phosphorylierung steigert f_{app} gehäuteter Skelettmuskelfasern, was nach Gl. (1) den Bruchteil kraftgenerierender Querbrücken während der isometrischen Gleichgewichtsspannung und damit die Kraft erhöht (Brenner u. Morano 1990).

Letztlich ist also festzustellen, daß der Muskel über die Variation der Querbrückenkinetik durch Kalziumionen, Myosinisoenzyme und MLC-2-Phosphorylierung seine Kraft und Kontraktionsökonomie sowohl akut als auch langfristig modulieren kann.

Literatur

Adelstein RS, Eisenberg E (1980) Regulation and kinetics of the actin-myosin-ATP interaction. Ann Rev Biochem 49:912–956

Audemard E, Bertrand R, Bonet A, Chaussepied P, Mornet D (1988) Pathway for the communication between the ATPase and actin sites in myosin. J Muscle Res Cell Motil 9:197–218

Brenner B (1988) Effect of Ca^{2+} on cross-bridges turnover kinetics in skinned single rabbit psoas fibres: implications for regulation of muscle contraction. Proc Natl Acad Sci 85:3265–3269

Brenner B, Morano I (1990) Effects of myosin light chain phosphorylation on isometric force and cross-bridge turnover kinetics. Pflügers Arch 415/1:R 73

Chalovich JM, Chock PB, Eisenberg E (1981) Mechanism of action of troponin-tropomyosin. J Biol Chem 256:575–578

Chalovich JM, Eisenberg E (1982) Inhibition of actomyosin ATPase-activity by troponin-tropomyosin without blocking the binding of myosin to actin. J Biol Chem 257:2431–2437

Eisenberg E, Hill TL (1985) Muscle contraction and free energy transduction in biological systems. Science 227:999–1006

Elliott A, Offer G (1978) Shape and flexibility of the myosin molecule. J Mol Biol 123:505–519

Frearson N, Perrie VS (1975) Phosphorylation of the light-chain components of myosin from cardiac and red skeletal muscles. Biochem J 151:99–107

Haselgrove JC (1973) X-ray evidence for the conformational change in the actin-containing filaments of vertebrate striated muscle. Cold Spring Harb Symp Quant Biol 37:341–352

Huxley AF (1957) Muscle structure and theories of contraction. Prog Biophys Chem 7:255–318

Huxley AF, Niedergerke R (1954) Interference microscopy of living muscle fibers. Nature 173:9871–973

Huxley AF, Simmons RM (1971) Proposed mechanism of force generation in striated muscle. Nature 233:533–538

Huxley AF, Simmons RM (1973) Mechanical transients and the origin of muscle force. Cold Spring Harb Symp Quant Biol 37:669–680

Huxley HE (1973) Structural changes in the actin- and myosin-containing filaments during contraction. Cold Spring Harb Symp Quant Biol 37:361–376

Huxley HE, Hanson J (1954) Changes in the cross-striations of muscle during contraction and stretch and their structural interpretation. Nature 173:973–976

Keane AM, Trayer IP, Levine BA, Zeugner C, Rüegg JC (1990) Peptide mimetics of an actin-binding site on myosin span two functional domains on actin. Nature 344:265–268

Kress M, Huxley HE, Faruqi AR, Hendrix J (1986) Structural changes during activation of frog muscle studied by time-resolved X-ray diffraction. J Mol Biol 188:325–342

Kushmerick MJ (1983) Energetics of muscle contraction. In: Peachey LD, Adrian RH, Geiger SR (eds) Skeletal muscle. Am Physiol Soc, Bethesda MD (Handbook of physiology, sect 10, pp 189–236)

Leinwand LA, Saez L, McNally E, Nadal-Ginard B (1983a) Isolation and characterization of human myosin heavy chain genes. Proc Natl Acad Sci 80:3719–3720

Leinwand LA, Fournier REK, Nadal-Ginard B, Shows TB (1983b) Multiple family for sarcomeric myosin heavy chain in mouse and human DNA: localization on a single chromosome. Science 221:766–769

Lowey S, Slayter HS, Weeds AG, Baker H (1969) Substructure of the myosin molecule. I. Subfragments of myosin by enzymatic degradation. J Mol Biol 42:1–29

Lymn RW, Taylor EW (1971) Mechanism of adenosine triphosphate hydrolysis by actomyosin. Biochemistry 10:4617–4624

Manning D, Stull J (1982) Myosin light chain phosphorylation-dephosphorylation in mammalian skeletal muscle. Am J Physiol 242:C234–C241

Morano I, Hofmann F, Zimmer M, Rüegg JC (1985) The influence of P-light chain phosphorylation by myosin light chain kinase on the calcium sensitivity of chemically skinned heart fibres. FEBS Lett 189:221–224

Morano I, Bächle-Stolz C, Katus A, Rüegg JC (1988a) Increased calcium sensitivity of chemically skinned human atria by myosin light chain kinase. Basic Res Cardiol 83:350–359

Morano I, Piazessi G, Rüegg JC (1988b) Myofibrillar calcium sensitivity modulation: influence of light chain phosphorylation and positive inotropic drugs on skinned frog skeletal muscle. In: Sugi H, Pollack GH (eds) Molecular mechanism of muscle contraction. Plenum, New York London

Morano I, Bletz C, Wojciechowski R, Rüegg JC (in press) Modulation of crossbridge kinetics by myosin isoenzymes in skinned human heart fibers. Circ Res 68

Perrie WT, Smillie LB, Perry SV (1973a) A phosphorylated light chain component of myosin from skeletal muscle. Biochem J 135:151–164

Perrie WT, Smillie LB, Perry SV (1973b) A phosphorylated light chain component of myosin from skeletal muscle. Biochem J 135:151–164

Persechini A, Stull JT, Cooke R (1985) The effect of myosin phosphorylation on the contractile properties of skinned skeletal muscle fibers. J Biol Chem 260:7951–7954

Podolski RJ, Teichholz LE (1970) The relation between calcium and contraction kinetics in skinned muscle fibers. J Physiol 211:19–35

Rüegg JC (1988) Calcium in muscle activation. Springer, Berlin Heidelberg New York Tokyo

Stein LA, Schwartz RP, Chock PB, Eisenberg E (1979) Mechanism of actomyosin adenosine triphosphatase. Evidence that adenosine 5'-triphosphatase hydrolysis can occur without dissociation of the actomyosin complex. Biochemistry 18:3895–3909

Sutoh K (1983) Mapping of actin-binding sites in the heavy chain of myosin subfragments. Biochemistry 22:1579–1585

Vibert P, Cohen C (1988) Domains, motions and regulation in the myosin head. J Muscle Res Cell Motil 9:296–305

Weeds AG, Lowey S (1971) Substructure of the myosin molecule. J Mol Biol 61:701–725

Westwood SA, Hudlicka O, Perry SV (1984) Phosphorylation in vivo of the P-light chain of myosin in rabbit fast and slow skeletal muscles. Biochem J 218:841–847

Modulierende Regulation von Hormoneffekten bei muskulärer Aktivität[*]

A. VIRU und K. TOODE

Faktoren, die den hormonalen Effekt determinieren

Da hormonale Effekte sowohl auf der Ebene der Produktion und Sekretion der Signalmoleküle wie auch auf der Ebene deren Bindung reguliert werden, müssen konsequenterweise Veränderungen auf beiden Ebenen in Betracht gezogen werden, wenn es um die Frage geht, inwieweit Hormone an der Stoffwechselkontrolle unter verschiedenen Situationen und Aktivitäten beteiligt sind.

Die Hauptdeterminante bezüglich der Versorgung von Geweben mit Hormonen ist die Hormonkonzentration im Blut, die sowohl von der Hormoneinschwemmung in die Blutbahn und damit von der Intensität der Hormonsekretion durch die Drüse, wie auch von der Hormonelimination aus dem Blut abhängt. Der größte Teil der Hormone ist an spezifische Plasmaproteine gebunden. In den meisten Fällen kann nur die freie ungebundene Hormonfraktion durch die Kapillarwand in die Gewebe eintreten. Dadurch bestimmt das dynamische Gleichgewicht zwischen gebundener und ungebundener Fraktion den aktuellen Hormoneinstrom in die Gewebe. Üblicherweise verursacht eine intensive Hormonsekretion eine Blutkonzentration, die die Bindungskapazität der Plasmaproteine übersteigt, und die Erhöhung der ungebundenen Fraktion steigert den Einstrom in das Gewebe.

Im Gewebe verteilen sich die Hormone quantitativ unterschiedlich auf verschiedene Bindungsstellen. Die meisten Moleküle werden durch zelluläre Proteine gebunden, wobei sich auch hier ein dynamisches Gleichgewicht zwischen den freien Hormonen im Extrazellulärraum und den zellulär gebundenen Hormonen einstellt.

Ein Teil der eingeströmten Hormonmenge bindet an Stellen, die mit Enzymen zur metabolischen Degradation der Hormone gekoppelt sind. Dies bedeutet einen Verlust an Hormonen. Die verbleibende Hormonmenge kann unterteilt werden in 2 Fraktionen: eine Fraktion, die durch spezifische Zellrezeptoren gebunden wird, und eine Fraktion die unspezifisch durch andere Proteine gebunden wird. Bestimmend für den hormonalen Effekt ist nur die Hormonmenge, die spezifisch an korrespondierenden zellulären Rezeptoren gebunden wird.

Steigt der Hormoneinstrom in die Gewebe, dann gelangen auch mehr Hormone an ihren Zielrezeptor und können spezifisch gebunden werden. Andererseits steigt der Anteil spezifisch gebundener Hormone auch bei unveränderter geweblicher

---

[*] Übersetzt von M. Weiß

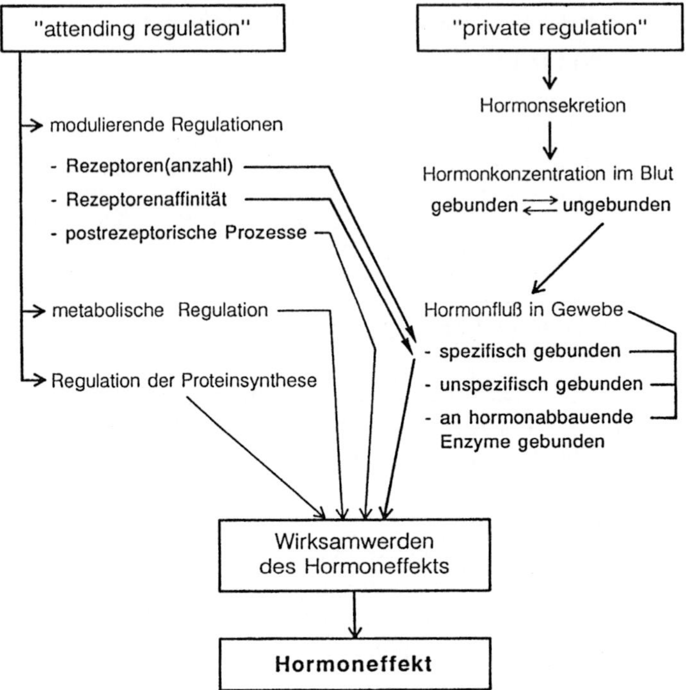

Abb. 1. Modulationsebenen von hormonalen Effekten

Hormonmenge, wenn die Rezeptordichte gesteigert oder die Rezeptoraffinität verbessert wird, wodurch das Verhältnis zwischen spezifischer und unspezifischer Bindung erhöht wird. Daraus leitet sich die Gültigkeit ab, zwischen „private regulation" – eigenständig übergeordnete Regulation – und „attending regulation" – begleitende untergeordnete Regulation – der hormonalen Stoffwechselkontrolle zu unterscheiden (Abb. 1).

Bedeutend hinsichtlich der „attending regulation" ist die modulierende Beeinflussung der Zahl an Rezeptormolekülen, deren Affinität für homologe Hormone und die Ansprechbarkeit der Postrezeptorprozesse. Solche Veränderungen der Bedingungen für aktuelle Hormonwirksamkeiten können ausgelöst sein durch andere Rezeptorinteraktionen, welche die Stoffwechsel- und Proteinsynthese sowie Enzymmoleküle auf weiterem Wege beeinflussen ([82]; s. auch letzten Abschnitt dieses Beitrags).

Belastungsinduzierte Effekte auf der Ebene
der modulierenden Regulation

Über Veränderungen von Hormonrezeptorzahl und -affinität während und nach akuter Arbeit ist wenig bekannt. Die meisten der übereinstimmenden Fakten betreffen die Insulinwirkung. Bidirektionale Verschiebungen der Insulinbindung an Blutzellen wurden nach körperlicher Arbeit gefunden. Sowohl der Anstieg wie auch der Abfall sind auf Unterschiede der Insulinbindungsaffinität ohne Veränderungen der Gesamtzahl der Rezeptoren pro Zelle zurückzuführen [52]. Während einer 3stündigen Belastung mit 40 % $VO_{2\,max}$ wurde bei Sportlern eine erniedrigte Insulinbindung an Monozyten gefunden [38], aber eine erhöhte Insulinbindung bei untrainierten Personen [74] wie auch eine mäßige Erhöhung bei übergewichtigen Testpersonen [39] und bei insulinabhängigen Diabetikern [64]. Sowohl die belastungsinduzierte Anhebung wie auch die Reduktion der Insulinbindung konnte durch Inkubation der vor Belastung gewonnenen Zellen mit dem nach Belastung gewonnenen Serum reproduziert werden [53]. Daraus ist zu schließen, daß Faktoren im Serum, die sich unter körperlicher Belastung verändern, Einfluß auf die Insulinbindungsaffinität nehmen. Kein Effekt auf die Insulinbindung an Blutzellen fand sich für Somatotropin, Glukagon und Kortisol. Allenfalls Somatostatin und Prostaglandin B_1 sind hormonelle Agenzien, die eine geringfügige und reversible Steigerung der Insulinbindung an Monozyten auslösen. Ketone wirken in unphysiologisch hohen Konzentrationen. Eine substantielle Verminderung der Insulinbindung an Monozyten trat bei Azidose auf, und Laktat in einer Konzentration von 10 mmol/l löste eine 28 %ige Senkung der Insulinbindung bei niedrigem pH aus [53].

Bei Ratten ist eine Steigerung der Insulinbindung an der Muskulatur nach Belastung beschrieben [83]. Beim Menschen hat die akute Belastungssituation entweder keinen Effekt oder führt möglicherweise zu einer Reduktion der Insulinbindung an der Muskelzelle [5]. In einer anderen Studie veränderte sich die Insulinbindung in der Skelettmuskulatur bei submaximaler Belastung nicht, aber nach erschöpfender Belastung wurde eine zahlenmäßige Erniedrigung der Bindungsstellen gefunden [65]. Während 3stündiger Belastung blieben beim Menschen die Bindungsstellen an Fettzellen unverändert [40].

Es gibt auch indirekte Beweise für modulierende Regulationseffekte der Insulinaktivität. In der Nachbelastungsphase war in der Skelettmuskulatur von Ratten der Insulineffekt auf die 14C-Glukoseinkorporation in Glykogen und die Glykogenrepletion speziell in entglykogenisierten Muskeln beschleunigt [86]. Andererseits waren Glukosetoleranz und Insulinempfindlichkeit in Muskeln unverändert, die durch erschöpfende Belastung oder Fettdiät glykogendepletiert waren [28]. Bei untrainierten Probanden löste eine moderate Belastung von 1 h Dauer eine Steigerung der Insulinsensitivität bezüglich Blutglukoseaufnahme und Oxidation aus [54]. Koivisto u. Yki-Järvinen [40] fanden einen gesteigerten insulinstimulierten Glukosetransport in Fettzellen ohne Veränderung der Insulinbindung nach körperlicher Arbeit. Savard et al. [69] beobachteten demgegenüber einen verminderten Insulineffekt auf die Glukoseinkorporation in Triglyzeride nach einer 90minütigen Fahrradergometerbelastung.

Bei Hunden steigerte die elektrische Stimulation der Gastroknemius-Plantaris-Muskelgruppe die Empfindlichkeit für die glykogenolytischen Effekte von Adrenalin [8]. Die Sensitivität menschlichen Fettgewebes in vitro bezüglich der noradrenalininduzierten Freisetzung von Glyzerin war in Ruhe dieselbe wie nach 30minütiger Belastung [37]. Die Empfindlichkeit des Herzens, auf Isoproterenolstimulation zu antworten, war nach Belastung reduziert [25].

In menschlichen Blutzellen stieg sowohl die Bindungsaffinität [3] wie auch die Zahl der β-Rezeptoren [45] nach akuter Belastung an. Auch eine Verminderung der β_2-Rezeptorbindungskapazität wurde nach Belastung beobachtet [10]. Bei ausdauertrainierten Probanden änderte sich weder die Dichte noch die Affinität der α_2-Adrenorezeptoren auf intakten Blutplättchen nach erschöpfender Laufbandbelastung [50].

Auch auf der Ebene der Steroidhormone zeichnen sich mögliche Veränderungen unter Belastungen ab. Bei Ratten stieg nach Belastung die Bindung von Androgenen im Zytoplasma von Skelettmuskeln stetig an und erreichte den höchsten Wert 72 h nach Belastung. Zugabe von homologem Hormon verhinderte den belastungsinduzierten Anstieg und löste eine Suppression der Bindung aus [77]. Studien am Glukokortikoidrezeptorstatus in Zytosol von Herzmuskelzellen zeigten, daß eine erschöpfende Schwimmbelastung die Zahl von spezifischen Glukokortikoidbindungsstellen wie auch die Fähigkeit der Translokation von Rezeptorsteroidkomplexen in den Zellnukleus erniedrigte [41].

Die Zahl verfügbarer Daten ist zu klein, um endgültige Schlüsse über modulierende Regulation von Hormoneffekten während körperlicher Arbeit zu ziehen. Die vorgestellten Ergebnisse schließen jedoch die Möglichkeit einer solchen Art der Regulation nicht aus.

Trainingseffekt auf der Ebene der modulierenden Regulation

Hinsichtlich der Trainingsprozesse ist die Rolle einer modulierenden Regulation augenscheinlich. Eine Zahl indirekter Hinweise auf veränderte Katecholaminsensitivität ist in Tabelle 1 aufgelistet. Die Daten, die die Herz-Kreislauf-Funktionen betreffen, vermitteln den Eindruck, daß Training eine erniedrigte Empfindlichkeit von α-adrenergen Rezeptoren am Herzen und möglicherweise in den Blutgefäßen auslöst. Die Empfindlichkeit von β-adrenergen Rezeptoren im Herzen verändert sich akut nicht, steigt jedoch in manchen Fällen mäßig an. Hinsichtlich der metabolischen Effekte wird meist beschrieben, daß die lipolytische Wirkung von Adrenalin, aber nicht die von Noradrenalin gesteigert ist. Möglicherweise spiegelt diese Situation einen eher den β-Rezeptor als den α-Rezeptor betreffenden Trainingseffekt wider.

Bei trainierten Ratten fand sich im Myokard eine erhöhte Zahl von β-Rezeptoren [57] oder eine niedrigere Rezeptordichte bei gleichzeitig gesteigerter Affinität [76].

Tabelle 1. Trainingseffekte auf die Empfindlichkeit gegenüber Katecholaminen

Adrenozeptor-stimulation	Spezies	Trainingseffekt
		Kardiovaskuläre Effekte
α-Rezeptor-stimulation	Mensch	Bei Sportlern *weniger ausgeprägter* Noradrenalineffekt auf arteriellen Druck und Herzfrequenz [62]
	Ratte	Bei trainierten Ratten *weniger ausgeprägte* Veränderung des arteriellen Druckes und der Herzfrequenz nach Injektion von Sympathonin oder Noradrenalin [63]
	Ratte	*Geringere* chronotrope Antwort auf Phenylephrin am isolierten Herzvorhof trainierter Tiere [73]
	Ratte	Intrinsische sinoatriale Frequenz und maximale Frequenz *80 %* nach Noradrenalingabe bei trainierten Ratten gegenüber Kontrollen [28]
	Hund	Bei trainierten Hunden *gesteigerte vaskuläre Antwort* auf einen α_1-Agonisten [18]
β-Rezeptor-stimulation	Mensch	*Kein Unterschied* in der Antwort des arteriellen Druckes und der Herzfrequenz auf Adrenalin oder Isoproternol [62]
	Mensch	Unter Isoproternol bei trainierten Personen *mäßiger* Anstieg der Herzfrequenz und *stärkerer* Anstieg der ventrikulären Leistung [12]
	Mensch	Unter Belastung korrespondierend zu demselben Katecholaminspiegel bei Ausdauertrainierten *höhere* Herzfrequenz und Laktatwerte [48]
	Ratte	Bei trainierten Ratten Veränderungen von Puls und Blutdruck nach Isoproterenol- oder Adrenalininjektion *stärker ausgeprägt* [63]
	Ratte	In vivo *kein Unterschied* in der chronotropischen Antwort auf Isoproterenol zwischen trainierten und untrainierten Ratten, während er in Lagendorf-Präparationen des isolierten Herzens bei Trainierten *ausgeprägter* war [14]
	Ratte	*Kein Unterschied* im Effekt von Isopropylnoradrenalin an isolierten Herzvorhöfen [73]
		Metabolische Effekte
Adrenalingabe	Ratte	*Stärkerer* Konzentrationsanstieg der freien Fettsäuren und des Laktats nach Adrenalininjektion in vivo bei Ratten nach 1monatigem, aber nicht nach 3monatigem Training. Deutliche Hyperglykämie nur nach Injektion einer hohen Dosis von Adrenalin bei 1 Monat lang trainierten Ratten [86]
	Ratte und Mensch	*Gesteigerter* lipolytischer *Effekt* von Adrenalin in vitro bei trainierten Ratten [1, 80] und trainierten Menschen [11, 79]; *verminderter Hemmeffekt* von Adrenalin auf den Glukosestoffwechsel von Fettzellen [60]
Noradrenalin-gabe	Mensch	Bei trainierten Personen *gesteigerte* hyperglykämische Antwort, aber geringerer Anstieg von freien Fettsäuren, Glyzerin und Laktat nach Noradrenalingabe [46]

Im Zusammenhang mit Trainingseffekten wurden verschiedentlich die Adrenorezeptoren an Blutzellen untersucht. Sportler zeigten dabei eine erhöhte Zahl an β-Rezeptorbindungsstellen an Granulozyten [3, 49]. An segmentkernigen Leukozyten war die α-Rezeptordichte bei Marathonläufern höher als bei Kontrollpersonen mit sitzender Tätigkeit. Nur bei Marathonläufern löste Isoproterenol eine Steigerung des Herzschlagvolumens aus [49]. Ein Vergleich von 7 Marathonläufern der Spitzenklasse mit 7 Kontrollpersonen erbrachte jedoch keinen Effekt von Ausdauertraining auf die Dichte und die Affinität von adrenergen Rezeptoren an Blutlymphozyten [85]. Schwimmtraining senkte sogar die β-Rezeptordichte an den Lymphozyten [7]. Bei Langstreckenläufern und Schwimmern fand man eine niedrigere β-Rezeptordichte als bei Gewichthebern, Ringern und untrainierten Personen im Zusammenhang mit erniedrigten Plasmakatecholaminspiegeln unter Ruhebedingungen wie auch gleichzeitig eine reduzierte cAMP-Produktion der Lymphozyten nach Isoproterenolstimulation [32].

Die α-adrenergen Bindungsstellen an intakten Blutplättchen waren bei ausdauertrainierten Sportlern erniedrigt, jedoch bei Sportlern erhöht, deren Training statische Kraftkomponenten ausweist. Zwischen Ausdauersportlern und nichtausdauertrainierten Personen unterschied sich jedoch die α_2-Rezeptordichte an Thrombozyten nicht. Die maximale Bindung und die Dissoziationskonstante waren bei Ausdauerathleten signifikant niedriger [50]. Auch bei Gewichthebern wurde eine erniedrigte α_2-Rezeptordichte beschrieben [32].

In Fettzellen, die von Ratten nach einem 7- bis 11wöchigen Training gewonnen wurden, war die lipolytische Aktivität von Adrenalin gesteigert im Vergleich mit Fettzellen, die von nicht körperlich aktiven Kontrollratten gewonnen wurden. Das Training steigerte auch die lipolytische Aktivität von Dibutyryl-cAMP an isolierten Fettzellen. Jedoch war die Gesamtzahl der β-Adrenozeptoren durch das Training unbeeinflußt. Daraus ließ sich schließen, daß körperliches Training die lipolytische Kapazität von Fettzellen an einem metabolischen Punkt distal der Stimulusidentifizierung an den Adrenozeptoren steigert [6].

Das erste Ergebnis der Stimulation von β-Adrenozeptoren ist die Aktivierung der Adenylatzyklase. Die Aktivität dieses Enzymes, das die cAMP-Synthese katalysiert, fand sich in Muskelgewebe von trainierten Ratten erhöht [86], nicht jedoch in Leberzellen [86] und Fettzellen [2, 71, 86]. Substantiell deutlicher war der Anstieg der Enzymaktivität in Muskel-, Leber- und Fettgewebe von trainierten Ratten im Vergleich zu untrainierten Tieren [86]. Shephard et al. [72] fanden nach Isoproterenolgabe die Adenylatzyklaseaktivität in Membranpräparationen wie auch die cAMP-Akkumulation in Adipozyten niedriger. Nichtsdestoweniger war die Intensität der Lipolyse in Fettzellen von trainierten Ratten höher als in untrainierten Tieren. Die erniedrigten cAMP-Spiegel in Fettzellen von trainierten Ratten könnten bedingt sein durch eine gesteigerte Aktivität der cAMP-Phosphodiesterase, die sowohl in Homogenaten wie auch in ausgewählten Präparaten gemessen wurde.

Die Aktivität der cAMP-Phosphodiesterase, die die Degradation von cAMP katalysiert, fand sich erhöht in der Skelettmuskulatur und der Leber [86], im Fettgewebe [2, 71, 86] und im Myokard [61]. Nach Untersuchungen von Yakovlev

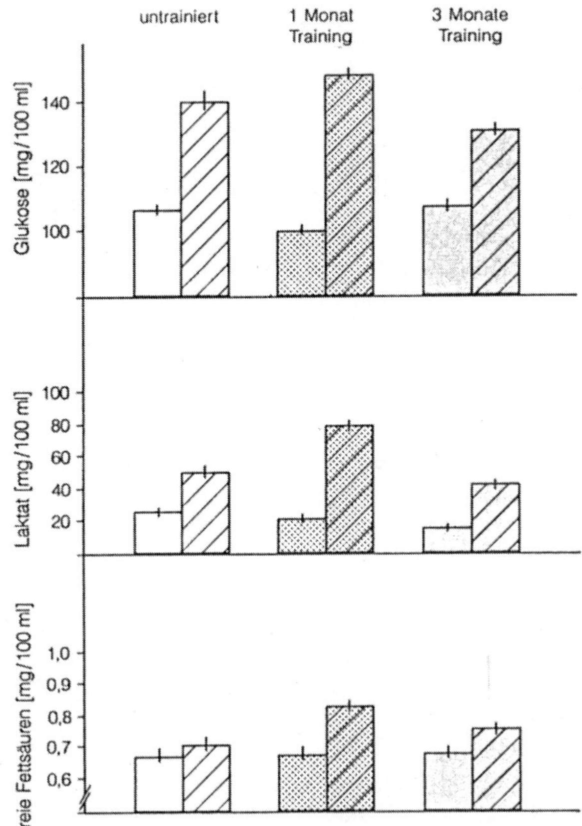

Abb. 2. Aktivität der Adenylatzyklase und cAMP-Phosphodiesterase bei trainierten und untrainierten Ratten. *weiße Säule* untrainierte Ratten, *Säulen mit dicken Punkten* ein Monat Training, *Säulen mit schmalen Punkten* 3 Monate Training, *schräggestreifte Säulen* Adenylatzyklaseaktivität in Anwesenheit von Adrenalin. (Nach Yakovlev [86])

[86] war nach 1monatigem Training ein gesteigerter Adrenalineffekt auf die Adenylatzyklase nachweisbar ohne Veränderung der cAMP-Phosphodiesteraseaktivität. Daraus resultierte eine gesteigerte Sensitivität für Adrenalin (Abb. 2). Nach weiterem Training war der gesteigerte Adrenalineffekt durch eine erhöhte cAMP-Abbaurate aufgrund einer gesteigerten cAMP-Phosphodiesteraseaktivität ausgeglichen. Folglich verfügt der guttrainierte Organismus über eine labile und feine Regulation der abhängigen Stoffwechselprozesse.

Im Mechanismus der Adrenalinwirkung ist der nächste Schritt nach der cAMP-Akkumulation die Aktivierung der abhängigen Proteinkinasen. Dieses Enzym veränderte sich im Fettgewebe unter Training nicht [71], aber im Zusammenhang mit einer gesteigerten Bindungskapazität von cAMP wurde ein erniedrigter Wert in einer anderen Untersuchung beobachtet [59]. Kalinski et al. [34] fanden im Skelettmuskel eine erhöhte Aktivität der Isoenzyme I und II der cAMP-abhängigen Proteinkinase als Trainingsfolge. Bei trainierten Ratten blieben die Aktivitäten nach langer Belastung erhöht; bei untrainierten Ratten sank unter langer Belastung die Aktivität der cAMP-Proteinkinase [43]. Das Ausdauertraining steigerte den Gehalt der cAMP-Proteinkinase und deren thermostabilem Proteininhibitor

[33]. Der letztere zeigte annähernd gleich inhibitorische Effekte in der Skelettmuskulatur von trainierten und untrainierten Ratten [88].

Ein üblicher Ausdauereffekt ist die gesteigerte Insulinsensitivität. Bei trainierten Probanden löst Glukosegabe einer geringere Steigerung der Insulinkonzentration aus mit entsprechender substantieller Veränderung der Glukosetoleranz. Daraus läßt sich eine verbesserte Insulinsensitivität der Gewebe ableiten [4, 31].

Nach 8wöchigem Ausdauertraining war die Insulinsensitivität zusammen mit gesteigerten Aktivitäten von Glykogensynthetase und Hexokinase in menschlichen Muskeln verbessert [29]. Während Insulininfusionen zeigten trainierte Personen gegenüber untrainierten auch höhere Antworten von Adrenalin, Somatotropin, pankreatischem Polypeptid und Glyzerin bei niedrigerer Glukagonantwort. Die Antworten von C-Peptid, Noradrenalin, Kortisol, Laktat, freien Fettsäuren, β-Hydroxybutyrat, Alanin und Blutdruck waren ähnlich [36]. Die insulininduzierte Anhebung der Glukoseoxydation war bei ausdauertrainierten Sportlern höher als bei untrainierten Personen [55]. Die euglykämische Insulinclamptechnik bestärkte die Überzeugung, daß die Gewebesensitivität auf physiologische Hyperinsulinämie bei trainierten Personen höher ist: Die Glukoseaufnahme stieg bei Sportlern um 46 % mehr an als bei Untrainierten; die Spiegel von freien Fettsäuren und Glyzerin im Blut sanken nach Training von 1 Monat Dauer auf Werte von 63 % und 23 % unter die Spiegel vor Trainingsaufnahme bei den damals untrainierten Probanden [67]. Experimente mit trainierten Ratten zeigten gesteigerte Aufnahmen von 2-Deoxyglukose in folgenden Muskeln: Soleus, roter und weißer Gastroknemius, Extensor digitorum longus und Zwerchfell [30]. Übereinstimmend damit steigerte sich die Glukoseaufnahme und Laktatoxidation unter Perfusion des Hinterleibes mit Insulin bei trainierten Ratten mehr als bei untrainierten [35]. Bezüglich der Glykolyse und Glykogensynthese konnte eine gesteigerte Insulinempffindlichkeit von trainierten Organismen auch an isolierten M. soleus-Präparaten gezeigt werden [17].

In Fettzellen steigen unter Training sowohl die Raten der 2-Deoxyglukoseaufnahme und Glukoseoxydation [9, 60, 80] wie auch der lipogenetische Effekt von Insulin [68, 69]. Der gesteigerte lipogenetische Effekt geht einher mit der Auswirkung eines körperlichen Trainings auf die Glukosetransporter an Fettzellmembranen [81]. In der Leber ist der Insulineffekt auf den Zuckertransport beim trainierten Organismus nicht verbessert [56]. Insofern betrifft die gesteigerte Insulinsensitivität die Muskulatur und das Fettgewebe, nicht jedoch die Leber.

Bei trainierten Ratten konnte die erhöhte Insulinempfindlichkeit durch Hemmung der cAMP-Phosphodiesteraseaktivität unter Theophyllinbehandlung rückgängig gemacht werden. Die Ansprechbarkeit dieser Enzymaktivität auf die Stimulation von Insulin schien in Muskulatur, Leber und Fettgewebe angehoben [58].

Die erhöhte Insulinempfindlichkeit ist assoziiert mit Veränderungen der spezifischen Bindung von Insulin. In einem Trainingszeitraum von 6 Monaten stieg, aufgrund einer angehobenen Konzentration von Insulinrezeptoren, im Zusammenhang mit höherer maximaler O_2-Aufnahmekapazität und verbesserter Glukoseaufnahme am Blutmonozyten, die spezifische Bindung von markiertem Insulin an

[75]. Damit übereinstimmend übersteigt die spezifische Bindung von 125J-Insulin an Monozyten bei Sportlern diejenige von untrainierten Personen [38, 47]. An Skelettmuskeln erhöhte sich die Insulinbindung [5] und die Insulinrezeptorenzahl [13] infolge eines Ausdauertrainings. Training veränderte zwar nicht das Insulinrezeptorgefüge, erhöhte jedoch die Aktivität der Insulinrezeptorproteinkinase [13].

Wirth et al. [84] gelang es nicht, eine erhöhte Zahl von Insulinrezeptoren in Adipozyten von trainierten Ratten nachzuweisen. Andere Studien jedoch zeigten auf, daß eine größere Insulinmenge spezifisch an den Fettzellen von trainierten Ratten gebunden war [68].

Die Wirkung von ACTH auf die Nebennierenrindenzellen wie auch auf die Lipolyse wird vermittelt durch cAMP-Bildung. Deshalb ist auch eine veränderte Empfindlichkeit auf ACTH durch Training zu erwarten. In der Tat findet sich nach einem Trainingsprogramm eine gesteigerte lipolytische Aktivität von ACTH bei Ratten [6]. In einer anderen Studie verbesserte jedoch das Training zwar die stimulatorischen Auswirkungen von Adrenalin auf die Adenylatzyklase, nicht jedoch die von ACTH [87]. Über den Trainingseffekt bezüglich der Empfindlichkeit der Nebennierenrinde auf ACTH liegen unterschiedliche Angabe vor. Nach Suppression der endogenen ACTH-Funktion durch die Gabe von Dexamethason reagierte die Nebennierenrinden von Sportlern oder trainierten Ratten im Vergleich zu untrainierten Kontrollgruppen nicht unterschiedlich auf die Zufuhr von ACTH [21]. Yakovlev [87] fand einen überschießenden Anstieg des Kortikosteronspiegels im Blut bei trainierten Ratten auf die Gabe von kleinen Dosen von ACTH (0,5 oder 1,0 mU/100 g), nicht jedoch auf hohe Dosen (2,5 mU/100 g). In-vitro-Experimente ergaben sowohl Hinweise auf eine gesteigerte [22, 23] wie auch eine erniedrigte Ansprechbarkeit [78] auf die Zugabe von ACTH in das Inkubationsmedium. Werden diese widersprüchlichen Ergebnisse mit der Trainingsdauer verglichen, ergibt sich, daß bei Ratten ein Training von 2–4 Wochen die adrenokortikale Sensitivität steigert, während ein Training von 6–8 Wochen eher senkend zu wirken scheint.

Eine mögliche veränderte Sensitivität auf Steroidhormone ergab sich aus Experimenten, in denen gezeigt wurde, daß systematische Muskelarbeit den Skelettmuskel weniger empfindlich auf katabole Effekte großer Dosen von Glukokortikoiden macht [26, 70]. Der sensibilisierende Effekt des Trainings könnte jedoch unterschiedlich in bezug auf physiologische und unphysiologische Hormondosen sein.

Täglich durchgeführte intensive Belastungen über 10 Tage hinweg lösten im Zytoplasma von Herzmuskelzellen einen Abfall der Zahl spezifischer Bindungsstellen für Glukokortikoide aus. Die Affinitätskonstante veränderte sich nicht. Bei adrenalektomierten Ratten konnte die Veränderung der Zahl von Bindungsstellen nicht beobachtet werden. Die Autoren führten die Veränderung auf die durch tägliche Belastung induzierte Hyperkortisolämie zurück [16]. Nach verlängerten Trainingszeiträumen wurden keine Veränderungen der kardialen androgen- oder glukokortikoidspezifischen Bindungskonzentrationen im Zytoplasma beobachtet [42]. Demgegenüber stieg die spezifische Zytosolbindung von Glukokortikoiden ohne Veränderung der Bindung von Androgenen an, wenn das Training eine dramatische Herzvergrößerung von 30% auslöste [27].

Ein 28 Tage andauerndes Schwimmprogramm induzierte eine erhöhte Bindung von markiertem Kortikosteron an zytoplasmatischen Proteinen der Skelettmuskulatur (1,9fach) und der Leber (2,7fach) aus [20]. McMannus et al. [51] fanden keine gesteigerte Testosteronaufnahme der Skelettmuskulatur bei Meerschweinchen unter dem Einfluß von Training. Feldkoren [19] jedoch bestätigte eine verbesserte Testosteronbindung an sarkoplasmatischen Proteinen der Skelettmuskulatur unter systematischer muskulärer Aktivität.

Vergleiche zwischen Plasmaosmolalität und Vasopressinkonzentrationen während Belastung führten zu der Annahme einer verbesserten Empfindlichkeit auf Vasopressinwirkungen bei trainierten Personen [24].

Trainingseffekte auf hormonelle Interaktionen

Aktuell angepaßt wird die modulierende Regulation durch die Wirkung verschiedener Hormone und anderer bioaktiver Substanzen sowohl auf die homologen und heterologen Rezeptoren wie auch auf die Postrezeptorprozesse (Literatur bei [82]). Folglich ist die modulierende Regulation Ausdruck einer interagierenden Wirkung mehrerer Hormone. Unter diesen Fragestellungen wurden Experimente an aus Menschen oder Ratten isolierten Fettzellen durchgeführt.

Teilnehmer an dieser Studie waren 20 männliche Versuchspersonen: 6 aktive Ausdauersportler (ein Radfahrer, ein Langstreckenläufer, 2 Schiläufer und 2 Ruderer, Alter $24,2 \pm 0,2$ Jahre, $11,9 \pm 5,1\%$ Körperfettanteil, VO_{2max} $62,5 \pm 5,2$ ml/min kg KG), 8 ehemalige Ausdauersportler (3 Radfahrer, 2 Schiläufer, 3 Ruderer, Alter $34,6 \pm 8,4$ Jahre, $17,9 \pm 4,8\%$ Körperfettanteil, VO_{2max} $48,3 \pm 9,0$ ml/min kg KG), 6 untrainierte Personen, die nie an einem systematischen Training teilgenommen hatten (Alter $20,2 \pm 1,7$ Jahre, $17,8 \pm 4,4\%$ Körperfettanteil, VO_{2max} $45,5 \pm 11,4$ ml/min kg KG). Sowohl die aktiven wie die früheren Sportler waren hochqualifiziert und international erfolgreich. Unter den ehemaligen Sportlern waren 3 Olympiateilnehmer inklusive einem Goldmedaillengewinner. Sie hatten ihre Wettkampftätigkeit 4–8 Jahre vor der Untersuchung beendet. Die subkutane Fettgewebsprobe wurde aus der rechten Suprailiakalregion zwischen 10.00 Uhr und 10.30 Uhr vormittags 2 1/2 h nach einem leichten Frühstück entnommen.

Tierexperimente wurden an Wistar-Ratten durchgeführt (Körpergewicht 220–280 g). Sechs Ratten dienten als ruhende Kontrollen. Zwanzig wurden für 6 Wochen einem Schwimmtraining bei einer Wassertemperatur von 33 °C unterzogen (5 Tage/Woche – die Schwimmzeit wurde gesteigert von 45 min in der 1. Woche auf 120 min in der 6. Woche). Zwei Tage nach dem letzten Trainingsabschnitt wurde ein Test über die maximale Schwimmdauer mit einem Zusatzgewicht von 6% des Körpergewichts bei 14 der trainierten Ratten durchgeführt. Bei den verbleibenden 6 trainierten Ratten wurde der Test der maximalen Schwimmzeit 4 Wochen nach Ende des Trainings durchgeführt. Drei Tage nach der Be-

Tabelle 2. Hormonwirkungen auf die Lipolyserate (μmol Glyzerin/30 min in 10^6 Fettzellen) und die Lipogenese in Fettzellen von aktiven und ehemaligen Sportlern sowie untrainierten Personen (Mittelwert $\pm$ S.E.M)

	Aktive Sportler [n = 6]	Ehemalige Sportler [n = 8]	Untrainierte Sportler [n = 6]
Basalwerte	$0{,}28 \pm 0{,}11$	$0{,}54 \pm 0{,}13$	$0{,}53 \pm 0{,}10$
Adrenalinstimuliert ($5 \cdot 10^{-4}$ mol/l)	$1{,}04 \pm 0{,}23$	$0{,}81 \pm 0{,}12$	$0{,}69 \pm 0{,}07$
Adrenalinstimuliert ($1 \cdot 10^{-4}$ mol/l)	$1{,}02 \pm 0{,}19$	$0{,}74 \pm 0{,}07$	$0{,}70 \pm 0{,}08$
Adrenalin ($1 \cdot 10^{-4}$ mol/l) mit Dexamethason (20 μg/l)	$1{,}56 \pm 0{,}32$	$0{,}84 \pm 0{,}12$	$0{,}72 \pm 0{,}08$
Adrenalin ($1 \cdot 10^{-4}$ mol/l) mit Insulin (10 mU/l)	$1{,}03 \pm 0{,}29$	$0{,}92 \pm 0{,}11$	$0{,}72 \pm 0{,}08$
Adrenalin ($1 \cdot 10^{-4}$ mol/l) mit Dexamethason (20 μg/l) und Insulin (10 mU/l)	$1{,}30 \pm 0{,}33$	$0{,}63 \pm 0{,}10$	$0{,}73 \pm 0{,}07$

stimmung der Leistungsfähigkeit wurden die Ratten dekapitiert und die Probe des Fettgewebes unterhalb der Leber entnommen.

Adipozyten wurden mittels Kollagenasebehandlung der Fettprobe isoliert. Die Zellkonzentration und der mittlere Fettzelldurchmesser wurden lichtmikroskopisch gemessen. Die basale und adrenalinstimulierte Lipolyse wurde an isolierten Fettzellen mittels Freisetzung von Glyzerin als Maß der Lipolyse erfaßt [11]. Dem Inkubationsmedium wurde Adrenalin in einer Endkonzentration von $5 \cdot 10^{-4}$ oder $1 \cdot 10^{-4}$ mol/l zugesetzt. Zusätzlich wurde Adrenalin ($1 \cdot 10^{-4}$ mol/l) in Kombination mit Dexamethason (Endkonzentration 20 μg/l) oder Insulin (10 mU/l) oder sowohl Dexamethason und Insulin zugesetzt.

Bei Experimenten mit menschlichem Gewebe wurde die höchste adrenalinstimulierte Lipolyserate zusammen mit einem niedrigen Basalwert bei aktiven Sportlern gefunden (Tabelle 2). Das gleiche Resultat wurde bei trainierten Ratten nach 4wöchiger Abtrainingsphase erzielt (Tabelle 3). Die In-vitro-Zugabe von Dexamethason steigert bei aktiven Sportlern und trainierten Ratten direkt nach der Trainingsperiode den Adrenalineffekt signifikant. Diese Art eines permissiven Effekts der Glukokortikoide fand sich nicht bei untrainierten Organismen. Die verwendete Insulindosis blockierte die lipolytische Aktivität von Adrenalin nicht, hob aber den potenzierenden Effekt der Glukokortikoide auf die Adrenalinaktivität in den Fällen trainierter Organismen auf. Die Potenzierung des Adrenalineffektes durch Kortisol wird also an einer Stelle in Gang gebracht, die empfindlich auf die gegenläufige Wirkung von Insulin ist. Vermutlich ist dieser Ort die Aktivität der cAMP-Phosphodiesterase. Die Aktivität dieses Enzymes wird stimuliert durch Insulin [15] und gehemmt durch Glukokortikoide [44]. Unabhängig davon, ob diese Vermutung richtig oder falsch ist, weisen unsere Ergebnisse aus, daß das

Tabelle 3. Hormonwirkung auf die Lipolyserate (μmol Glyzerin/30 min in 10^6 Zellen) und die Lipogenese an Adipozyten von untrainierten Ratten, sowie von Ratten nach einem 6wöchigen Training und Ratten nach 6wöchigem Training mit 4wöchigem Abtraining (Mittelwert ± S.E.M)

	Trainierte Ratten [n = 14]	Trainierte/abtrainierte Ratten [n = 6]	Untrainierte Ratten [n = 6]
Basalwerte	0,36 ± 0,08	0,07 ± 0,01	0,31 ± 0,14
Adrenalinstimuliert ($5 \cdot 10^{-4}$ mol/l)	0,66 ± 0,10	0,82 ± 0,23	0,76 ± 0,03
Adrenalinstimuliert ($1 \cdot 10^{-4}$ mol/l)	0,67 ± 0,07	1,15 ± 0,20	0,75 ± 0,02
Adrenalin ($1 \cdot 10^{-4}$ mol/l) mit Dexamethason (20 μg/l)	0,81 ± 0,09	1,08 ± 0,17	0,72 ± 0,04
Adrenalin ($1 \cdot 10^{-4}$ mol/l) mit Insulin (10 mU/l)	0,75 ± 0,07	1,08 ± 0,21	0,75 ± 0,05
Adrenalin ($1 \cdot 10^{-4}$ mol/l) mit Dexamethason (20 μg/l) und Insulin (10 mU/l)	0,57 ± 0,08	1,13 ± 0,17	0,73 ± 0,07

Training die Sensitivität an einer Stelle gesteigert hat, die sowohl für die permissive Aktion von Glukokortikoiden wie für die Hemmeffekte von Insulin auf die Lipolyse verantwortlich ist.

Schlußfolgerungen

Die vorgestellten Ergebnisse zeigen, daß muskuläre Aktivität Veränderungen in der Hormonaufnahme und/oder den Postrezeptorprozessen auslösen kann. Auch wenn noch unzureichende Beweise über korrespondierende Veränderungen während akuter Belastung vorliegen, so ist doch der Trainingseffekt auf die modulierende Reaktion von Hormonwirkungen relativ überzeugend. Konsequenterweise löst der gleiche Bluthormonspiegel nicht denselben metabolischen Effekt bei trainierten und untrainierten Organismen aus. In diesem Zusammenhang müssen die Ärzte bedenken, daß der therapeutische Effekt von Präparaten, die Hormone enthalten, bei Sportlern nicht der gleiche ist wie bei üblichen klinischen Patienten.

Hier wartet ein Feld auf weitere fruchtbringende Untersuchungen. Die Legitimität der modulatorischen Regulation muß etabliert werden, um die aktuelle hormonale Regulation des Stoffwechsels während muskulärer Aktivität zu beobachten.

Folgende Fragen warten auf ihre Antworten: Welche Faktoren lösen Veränderungen an Hormonrezeptoren und Postrezeptoren aus? Welchen Mechanismen folgen diese Veränderungen? Wie verändern sich die Relationen verschiedener

Hormonwirkungen? usw. Alle diese Fragen müssen im Hinblick auf sowohl akute körperliche Belastung wie auf Trainingseffekte beantwortbar werden.

Literatur

1. Askew EW, Dohm GL, Huston RL, Sneed TW, Daidy EP (1972) Response of rat tissue lipolysis to physical training and exercise. Proc Soc Exp Biol Med 141:123–129
2. Askew EW, Hecker AL, Coppes VG, Stifel FB (1978) Cyclic AMP metabolism in adipose tissue of exercise-trained rats. J Lipid Res 19:729–736
3. Bieger W, Zittel R, Zappe H, Weicker H (1983) Einfluß körperlicher Aktivität auf die Katecholaminrezeptor-Regulation. In: Heck H, Hollmann W, Liesen H, Rost R (Hrsg) Sport: Leistung und Gesundheit. Deutscher Ärzte Verlag, Köln. S 271–275
4. Björntorp P, deJounge K, Sjöstrand L, Sullivan L (1970) The effect of physical training on insulin production in obesity. Metabolism 19:631–639
5. Bonen A, Tan MH, Clune P, Kirby RL (1985) Effects of exercise on insulin binding to human muscle. Am J Physiol 248:E403–E408
6. Bukowiecki L, Lupien J, Follea N, Paradis A, Richard D, LeBlanc J (1980) Mechanism of enhanced lipolysis in adipose tissue of exercise-trained rats. Am J Physiol 239:E422–E429
7. Butler J, O'Brien M, O'Malley K, Kelly JG (1982) Relationship of β-adrenoreceptor density to fitness in athletes. Nature 198:60–62
8. Chapler CK (1971) Effects of propranolol and epinephrine infusion on glycolysis in dog skeletal muscle in situ. Can J Physiol Pharmacol 50:471–475
9. Craig BW, Hammons GT, Gartwaite SM, Jarett L, Holloszy JO (1981) Adaptation of fat cells to exercise: response of glucose uptake and oxidation to insulin. J Appl Physiol 51:1500–1506
10. Davies AO (1988) Exercise-induced fall in couplin of human β_2-adrenergic receptors. Metabolism 37:916–918
11. Despres JP, Bouchard C, Savard R, Tremblay A, Marcotte M, Theriault G (1984) Effects of exercise-training and detraining on fat cell lipolysis in men and women. Eur J Appl Physiol 53:25–30
12. Dickhuth HH, Theissen M, Lehmann M, Auch-Schwelk W, Keul J (1987) Sensitivity of the physiologically hypertrophied heart to isoproterenol. Int J Sports Med 8:392–396
13. Dohm GL, Sinha MK, Caro JF (1987) Insulin receptor binding and protein kinase activity in muscels of trained rats. Am J Physiol 252:E170–E175
14. Dowell RT, Tipton CM (1980) Influence of training on the heart rate of rats of isoproterenol and propranolol. Physiologist 13:182
15. Elks ML, Manganiello VC (1985) Antilipolytic action of insulin. Role of cAMP phosphodiesterase activation. Endocrinology 116:2121
16. Eller A, Nyskas C, Szabo G, Endröczi E (1981) Corticosterone binding in myocardial tissue of rats after chronic stress and adrenalectomy. Acta Physiol Acad Sci Hung 53:205–211
17. Espinal J, Dohm GL, Nesholme ED (1983) Sensitivity to insulin of glycolysis and glycogen synthesis of isolated soleus-muscle strips from sedentary exercised and exercise-trained rats. Biochem J 212:453–458
18. Evans JM, Funk JN, Charles JB, Randall DC, Known CF (1988) Endurance training in dogs increases vascular responsiveness to an α_1-agonist. J Appl Physiol 65:625–632
19. Feldkoren BJ (1979) The effect of retabolil and training on synthesis of ribosomal RNA in skeletal muscle. In: Rogozkin V, Litvinova V, Hanina J (eds) Medicine and sport. Leningrad, pp 124–130

20. Feldkoren BJ, Kosedut TV (1981) Effect of anabolic steroids on content of corticosterone in adrenals during systematic physical exercise. Acta Commet Univ Tartuensis 562:114–121
21. Frenkl R, Csálay, Scákváry G, Lángfy G (1970) Untersuchung der ACTH-Wirkung auf den Steroidspiegel des Plasmas im trainierten und im untrainierten Organismus. Med Sport 10:122–124
22. Frenkl R, Csálay L (1962) The effect of regular muscular activity on adrenocortical function in rats. J Sports Med Phys Fitness 2:207–211
23. Frenkl R, Csálay L, Skákváry G (1975) Further experimental results concerning the relationship of muscular exercise and adrenal function. Endokrinologie 66:285–291
24. Freud BJ, Claybaugh JR, Dice MS, Mashiro GM (1987) Hormonal and vascular fluid responses to maximal exercise in trained and untrained males. J Appl Physiol 63:669–675
25. Friedman DB, Ordway GA, Williams RS (1987) Exercise-induced functional desensitization of canine cardial β-adrenergic receptors. J Appl Physiol 62:1721–1723
26. Hickson RC, Davis JR (1981) Partial prevention of glucocorticoid-induced muscle atrophy by endurance training. Am J Physiol 214:E226–E232
27. Hickson RC, Galassi TM, Kurowski TT, Daniels DG, Chatterton RT (1984) Androgen and glucocorticoid mechanism in exercise-induced cardiac hypertrophy. Am J Physiol 246:H761–H767
28. Hughson RL, Sutton JR, Fitzgerald JD, Jones NL (1976) Reduction of intrinsic sinoatrial frequences and norepinephrine response to exercised rat. Can J Physiol Pharmacol 55:813–820
29. Ivy JL, Sherman WM, Miller W, Farrell S, Frishberg B (1983) Glycogen synthesis: effect of diet and training. In: Knuttgen HG, Vogel JA, Poortmans J (eds) Biochemistry of exercise. Human Kinetics, Champaign, pp 291–296
30. James DE, Burleich KM, Kraegen EW, Chisholm DJ (1983) Effect of acute exercise and prolonged training on insulin response to intravenous glucose in vivo rat. J Appl Physiol 55:1660–1664
31. Johansen K, Munsk O (1979) The relationship between maximal oxygen uptake and glucose tolerance/insulin response ratio in normal young men. Horm Metab Res 11:424–427
32. Jost J, Weiß M, Weicker H (1989) Comparison of sympatho-adrenergic regulation at rest and of the adrenoceptor system in swimmers, long-distance runner, weight-lifters, wrestlers, und untrained men. Eur J Appl Physiol 58:596–604
33. Kalinski MJ, Zemtsova II, Kurski MP, Ossipenko AA (1980) Action of training and exercise on 3', 5' AMP content and activity of enzymes of its metabolism in rat muscles. Uks Biokhin Zh 52:611–616
34. Kalinski MJ, Kurski MP, Zemsova II, Ossipenki AA (1981) Alterations of some properties of cAMP-dependent proteinkinases of skeletal muscles in training with physical exercises. Biokhimüa 46:120–125
35. Kemmer FW, Berger M, Herberg L, Gries FD (1977) Effects of physical training on glucose tolerance and on glucose metabolism of isolated muscle in normal rats. Diabetologia 13:407
36. Kjaer M, Mikenes KJ, Christensen NJ et al. (1984) Glucose turnover and hormonal changes during insulin-induced hypoglycemia in trained humans. J Appl Physiol 57:21–27
37. Koivisto VA, Akeblom HK, Nikkilä EA (1976) Carbohydrate and lipid metabolism during exercise in experimental diabetes. Acta Endocrinol [Suppl. 203] 32:3–4
38. Koivisto VA, Sanan V, Conrad P, Hendler R, Nadel E, Fehlig P (1979) Insulin binding to monocytes in trained athletes. J Clin Invest 64:1011–1019
39. Koivisto VA, Sanan V, Fehlig P (1980) Effects of acute exercise on insulin binding to monocytes in obesity. Metabolism 29:168–172

40. Koivisto VA, Yiki-Järvinen H (1987) Effect of exercise on insulin binding and glucose transport in adipocytes of normal humans. J Apple Physiol 63:1319–1323
41. Korge P, Mediainen L (1986) The effect of isoprenaline and physical exercise to exhaution on the mechanism of glucocorticoid action in the rat heart. J Mol Cell Cardiol 18:557–586
42. Kurowski TT, Chatterton RT, Hickson RS (1984) Glucocorticoid-induced cardiohypertrophy additive effects of exercise. J Appl Physiol 57:524–?
43. Kurskij MD; Ossipenko AA, Kalinski MI, Kondratjuk TP (1978) Some properties of rat skeletal muscle adenosine 3', 5'-monophosphate-dependent protein kinase at normal state and after long-term physical loading up to fatigue. Biokhimüa 43:1176–1182
44. Lamberts SW, Timmermans HA, Kramer-Blankenstijn M, Birkenjäger JC (1975) The mechanism of potentiating effect of glucocorticoids on catecholamine-induced lipolysis. Metabolism 24:681–689
45. Landmann R, Portenier M, Staehelin M, Wesp M, Box R (1988) Changes in β-adrenoceptors and leucocyte subpopulations after physical exercise in normal subjects. Naunyn Schmiedegergs Arch Pharmacol 337:261–266
46. LeBlanc J, Boulay M, Dulac S, Jobin M, Labrie A, Rousseau-Migneron S (1977) Metabolic and cardiovascular responses to norepinephrine in trained and nontrained human subjects. J Appl Physiol 42:166–173
47. LeBlanc J, Nadeau A, boulay M, Rousseau-Migneron S (1979) Effect of physical training and adiposity on glucose metabolism and ^{125}J-insulin-binding. J Appl Physiol 46:235–239
48. Lehmann M, Keul J, DaPrada M (1981) Plasma catecholamines in trained and untrained volunteers during graduated exercises. Int J Sports Med 2:143–147
49. Lehmann M, Dickhuth HH, Schmid P, Porzig H, Keul J (1984) Plasma catecholamines, β-adrenergic receptors, and isoproterenol sensitivity in endurance trained and nonendurance trained volunteers. Eur J Appl Physiol 52:362–369
50. Lehmann M, Hasler K, Bergdolt E, Keul J (1986) α_2-adrenoreceptor density on intact platelets and adrenaline-induced platelets aggregation in endurance and nonendurance trained subjects. Int J Sports Med 7:172–176
51. McMannus BM, Lamb DR, Judis JJ, Scala J (1975) Skeletal muscle leucine incorporation and testosterone uptake in exercised guinea pigs. Eur J Appl Physiol 34:149–156
52. Michel G, Vocke T, Fiehn W, Weicker H, Schwarz W, Bieger WP (1984) Bidirectional alteration of insulin receptor affinity by different forms of physical exercise. Am J Physiol 246:E156–E159
53. Michel G, Schwarz W, Bieger WP (1985) Exercise-induced regulation of insulin receptor affinity: Role of circulating metabolites. Int J Sports Med 6:100–106
54. Mikenes KJ, Sonne B, Farrell PA, Tronier B, Galbo H (1988) Effect of physical exercise on sensitivity and responsiveness to insulin in humans. Am J Physiol 254:E248–E259
55. Mikenes KJ, Sonne B, Farrell PA, Tornier B, Galbo H (1989) Effect of training on the doseresponse relationship for insulin action in men. J Appl Physiol 66:695–703
56. Mondon CE, Doekas CB, Reaven GM (1980) Site of enhanced insulin sensivity in exercise trained rats at rest. Am J Physiol 239:E169–E177
57. Moore RL, Riedy M, Gollnick PD (1982) Effect of training on β-adrenergic receptor number in rat heart. J Appl Physiol 52:1133–1137
58. Niyazmukhammedov MB, Yakovlev NN (1976) Changes of 3',-5'-AMP phosphodiesterase activity and inactivation of insulin during muscular activity. Sechenov Physiol J USSR 62:768–775
59. Oscai LB, Carsko RA, Wergeles AC, Palmer WK (1981) Exercise and the cAMP system in rat adipose tissue. I. Lipid mobilization. J Appl Physiol 50:250–254
60. Owens JL, Tuller EO, Nutter DO, Girolamo M (1977) Influence of moderate exercise on adipocyte metabolism and hormonal responsiveness. J Appl Physiol 43:425–430

61. Palmer WK (1988) Effect of exercise on cardiac cyclic AMP. Med Sci Sports Exerc 20:525–530
62. Pavlik G, Frenkl R (1975) Sensivity to catecholamines and histamine in the trained and in the untrained human organism an sensitivity changes during digestion. Eur J Appl Physiol 34:199–204
63. Pavlik G, Hegyi A, Frenkl R (1976) Alpha and beta adrenergic sensitivity in trained and untrained albino rats. Eur J Appl Physiol 36:65–73
64. Pederson O, Beck-Nielsen H, Heding L (1980) Increased insulin receptors after exercise in patients with insulin-dependent diabetes mellitus. N Engl J Med 302:886–892
65. Pederson O, Bak J (1986) Effect of acute exercise and physical training on insulin receptor and insulin action. In: Saltin B (ed) Biochemistry of exercise VI. Champaign (Human Kinetics Publ, pp 87–94)
66. Richter EA, Garetto LP, Goodman MN, Ruderman NB (1982) Muscle metabolism following exercise in rat. Increased sensitivity to insulin. J Clin Invest 69:785–793
67. Sato Y, Hayamizu S, Yamamoto C, Okhuwa Y, Yamanouchi K, Sakamoto N (1986) Improved insulin sensitivity in carbohydrate and lipid metabolism after physical training. Int J Sports Med 7:307–310
68. Savard R, Després JP, Deshaies Y, Marcotte M, Bouchard C (1985) Adipose tissue lipid accumulation pathways in marathon runners. Int J Sports Med 6:287–291
69. Savard R, Després JP, Marcotte M, Thériault G, Tremblay A, Bouchard C (1987) Acute effects of endurance exercise on human adipose tissue metabolism. Metabolism 36:480–485
70. Seene T, Viru A (1982) The catabolic effect of glucocorticoids on different types of skeletal muscle fibers and its dependence upon muscle activity and interaction with anabolic steroids. J Steroid Biochem 16:349
71. Shephard RE, Semberowich WL, Green HE, Gollnick PD (1977) Effect of physical training on control mechanism of lipolysis in rat fat cell ghosts. J Appl Physiol 42:884–888
72. Shephard RE, Noble EG, Klug GA, Gollnick PD (1981) Lipolysis and cAMP accumulation in adipocytes in response to physical training. J Appl Physiol 50:143–148
73. Siltovkori A, Tirri R, Harri MNE (1977) Alpha-receptor subsensitivity of isolated atria from rats following physical training or repeated ACTH-injections. Acta Physiol Scand 99:457–461
74. Soman VR, Koivisto VA, Grantham P, Felig P (1978) Increased insulin binding to monocytes after exercise in normal man. J Clin Endocrinol 47:216–218
75. Soman VR, Koivisto VA, Deibert D, Felig P, DeFronzo RA (1979) Increased insulin sensitivity and insulin binding to monocytes after physical training. N Engl J Med 301:1200–1204
76. Takeda N, Daniniak P, Turck D, Rupp H, Jacob R (1985) The influence of endurance training on catecholamines responsiveness, β-adrenoceptor density and myosin isoenzyme pattern of rat ventricular myocardium. Basic Res Cardiol 80:88–89
77. Tchaikovski VS, Astratenkova IV, Basharina OB (1986) The effect of exercise on the content and reception of the steroid hormones in rat skeletal muscles. J Steroid Biochem 24:251–253
78. Tharp GD, Buuck R (1974) Adrenal adaptation to chronic exercise. J Appl Physiol 37:720–722
79. Tremblay A, Després JP, Bouchard C (1984) Adipose tissue characteristics of ex-obese long-distance runners. Int J Obes 8:641–648
80. Vinten J, Galbo H (1983) Effect of physical training on transport and metabolism of glucose in adipocytes. Am J Physiol 244:E129–E134
81. Vinten J, Norgaard-Petersen L, Sonne B, Galbo H (1985) Effects of physical training on glucose transporters in fat cell fractions. Biochim Biophys Acta 841:223–227
82. Viru A (in press) Adaptive regulation of hormone interaction with receptor. Exp Clin Endocrinol

83. Welster BA, Vigna SR, Paquette T (1986) Acute exercise, epinephrine and diabetes enhance insulin binding to skeletal muscle. Am J Physiol 250:E186–E197
84. Wirth A, Holm G, Nilsson B, Smith U, Björntrop P (1980) Insulin kinetics and insulin binding to adipocytes in physically trained and food-restrictive rats. Am J Physiol 238:E108–E115
85. Williams RS, Eden RS, Moll ME, Lester RM, Wallance AG (1981) Autonomic mechanism of training bradycardia: β-adrenergic receptors in humans. J Appl Physiol 51:1232–1237
86. Yakovlev NN (1975) The role of sympathic nervous system in the adaptation of skeletal muscles to increased activity. In: Howald H, Poortmans JR (eds) Metabolic adaptation to prolonged physical exercise. Birkhäuser, Basel, pp 293–300
87. Yakovlev NN (1977) Changes of the organism sensitivity to adrenocorticotropin elicited by the adaptation to increased muscular activity. Sechenov Physiol J USSR 63:320–323
88. Zentsova II, Kalinski MI, Kurski MD, Ossipenko AA (1981) Action of termostabile protein inhibitor on activity of 3', 5'-AMP-dependent proteinkinase of skeletal muscle during training with prolonged physical exercises. Dokl Acad Sci USSR (Kiev) 5/2:72–75

Metabolische Ursachen der Ermüdung und ein metabolisches Glied zwischen Muskulatur und Immunsystem[*]

E.A. Newsholme und M. Parry-Billings

Einleitung

Die Ermüdung ist physiologisch definiert als die Unfähigkeit, eine gewisse Leistungsabgabe aufrecht zu erhalten. Wahrscheinlich ist die Ermüdung Teil eines komplexen Sicherheitssystems, das dramatische metabolische Veränderungen verhindern soll, die zu *irreversiblen Schäden* an Muskeln und auch an anderen Organen – wie z.B. an dem Gehirn – führen könnten. Was also sind die Ursachen der Ermüdung? Einige Theorien beziehen sich auf die molekulare Ebene der Myofibrillen und auf das Zusammenspiel von Erregung und Kontraktion. Auf der nächst höheren Ebene der Biochemie kann man nach metabolischen Gründen für die Ermüdung fahnden. Die vermutbaren metabolischen Ursachen beziehen sich auf Faktoren wie Brennstoffvorräte, und somit – und von Wichtigkeit für den Athleten und den Trainer – mögen ganz simple Ernährungsfragen diese Ermüdungsfaktoren beeinflussen.

Wir gehen i.allg. davon aus, das mindestens *5* hauptsächlich metabolische Ursachen die Ermüdung hervorrufen: Die ersten 3 Ursachen beziehen sich direkt auf den Muskel, die letzten 2 involvieren das Gehirn; aber es ist möglich, daß die 3. Ursache auch das Gehirn einbezieht, wie an anderer Stelle diskutiert werden wird.

Das Gehirn ist vermutlich in der Lage, normabweichende Veränderungen der Blutbestandteile zu erfassen, die spezifische Signale übermitteln können und die *Empfindlichkeit* gegenüber Müdigkeit steigern. Die 5 Ursachen sind:

- Depletion von Kreatinphosphat im Muskel,
- Akkumulation von Protonen im Muskel,
- Depletion von Glykogen im Muskel,
- Absinken des Blutzuckerspiegels,
- Anstieg des Verhältnisses der Konzentration von Tryptophan zu der von verzweigtkettigen Aminosäuren im zirkulierenden Blut.

Deren Beziehung zur Ermüdung wird erörtert werden. Zunächst aber ist es notwendig, sich mit den Energiespeichern für die physische Aktivität auseinanderzusetzen.

---

[*] Übersetzt von H. Grunert und M. Weiß

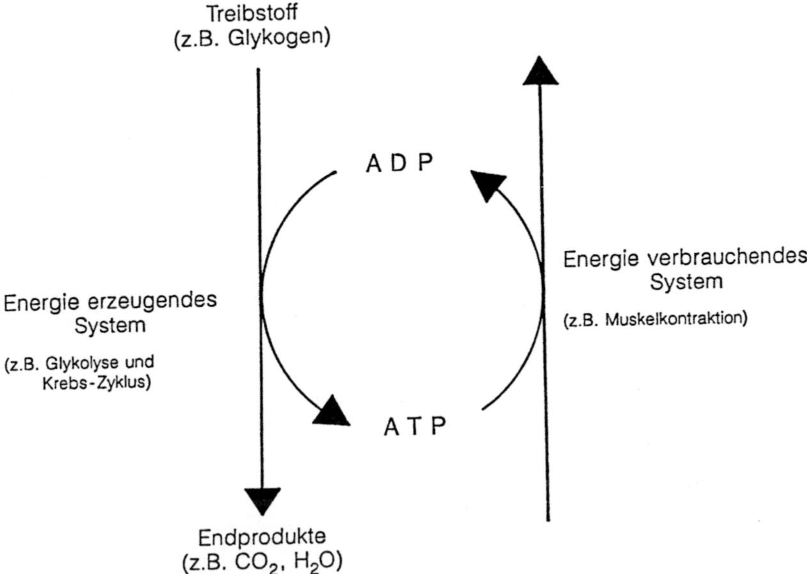

Abb. 1. ATP/ADP-Zyklus. Der bedeutendste ATP-verbrauchende Vorgang im Muskel ist die myofibrilläre ATPase. Es gibt mehrere Prozesse, in denen ATP aus ADP zurückgewonnen wird; auf diese wurde im Text hingewiesen. Ermüdung wird durch ein Ungleichgewicht zwischen Bedarf und Mangel an spezifischen Energiespeichern im Körper verursacht, so daß die *linke Seite* des Kreises den Bedarf der *rechten Seite* nicht decken kann, deshalb muß hier gedrosselt werden. Dieser Zusammenhang erleichtert das Verständnis für die Biochemie der Ermüdung

Energielieferanten für die physische Aktivität

Die Energie für die kontraktile Einheit in der Muskelfaser (den Myofibrillen) wird durch die Hydrolyse von ATP zu ADP und Phosphat bereitgestellt. Die Menge an ATP im Muskel ist jedoch begrenzt – der *gesamte* ATP-Vorrat in den Muskeln eines Sprinters würde den Energiebedarf nur 2 s lang decken. Um weiterlaufen zu können, muß aus ADP und Phosphat wieder ATP aufgebaut werden; dies geschieht durch Oxidation von Energieträgern. Somit wird ATP in energieliefernden Reaktionen gebildet und in energieverbrauchenden Vorgängen genutzt: Daraus baut sich der ADP/ATP-Zyklus auf (Abb. 1). Obwohl die chemischen Details des ATP-Verbrauchs im Muskel und die Produktion von ATP in den Mitochondrien viele Biochemiker und Physiologen beschäftigen, sind für den Athleten, Trainer und Arbeitsphysiologen die Energieträger sehr viel wichtiger, deren Verstoffwechselung die Energie für die Bildung von ATP bereitstellt. Dies ist für die klinische Tätigkeit ebenso relevant (Newsholme u. Leech 1983).

Die Auseinandersetzung mit diesem Gebiet scheint erfolgversprechend zu sein, da im Körper nur 2 wichtige Energievorräte existieren: Kohlenhydrate und Fett – oder genauer: Glykogen und Triglyzeride. Glykogen besteht aus vielen Tausenden von Glukoseeinheiten, die ein gigantisches verästeltes Molekül bilden. Die Bedeutung dieser Struktur liegt darin, daß sie *sehr schnell* abgebaut werden kann, indem sie von den Enden der Zweige Glukose-1-phosphat-Moleküle abgibt, die direkt in den glykolytischen Stoffwechsel eingehen und die ATP-Bildung gewährleisten. Den größten Glykogenspeicher des Körpers bilden die Muskeln; die gesamte Muskulatur eines gesunden Menschen enthält ungefähr 500 g Glykogen.

Weitere 100 g Glykogen speichert die Leber, deren Hauptaufgabe in der Konstanterhaltung des Blutzuckerspiegels besteht, z.B. zwischen den Mahlzeiten. Eine Anzahl von Geweben braucht Glukose. Vorrangig gehört das Gehirn dazu, das ungefähr 5 g pro Stunde verbraucht. Diese Menge wird vom Glykogenspeicher der Leber bereitgestellt, z.B. während der nächtlichen Fastenzeit und – falls das Frühstück ausfällt – auch darüber hinaus. Ein Teil der Glukose, die vom Leberglykogen zur Verfügung gestellt wird, kann auch von der Muskulatur verwertet werden, aber bei den meisten – wenn nicht sogar bei allen – Laufdisziplinen spielt das Leberglykogen für die sofortige Kohlenhydratversorgung der Muskeln kaum eine Rolle. Es kann jedoch für den Marathon oder Ultramarathon von Bedeutung sein.

Triglyzeride werden primär in spezifischen Zellen gespeichert, den Adipozyten, von denen jede einen Tropfen von Triglyzeriden enthält, der fast die ganz Zelle ausfüllt. Ein erwachsener Mann kann 100.000.000.000 (10^{12}) solcher Zellen besitzen. Diese Adipozytenansammlungen bilden bestimmte Fettgewebsdepots, deren primäre Aufgabe die Speicherung chemischer Energie ist. Im Vergleich zu Glykogen ist die gespeicherte Menge an Triglyzeriden sehr groß: Im Durchschnitt speichert ein 70 kg schwerer Mann 8 kg Triglyzeride, eine Frau von 60 kg durchschnittlich fast die doppelte Menge (Athleten besonders Mitteldistanz- und Ausdauerathleten, speichern jedoch wesentlich weniger).

Damit Triglyzeride jedoch von den Muskeln verwertet werden können, müssen sie in den Adipozyten zu Fettsäuren hydrolysiert werden, die ins Blut abgegeben und an Albumin gebunden zu den Muskeln transportiert werden. Diese albumingebundene Transportform der Fettsäuren ist wegen der geringen Löslichkeit der Fettsäuren im wäßrigen Medium des Blutplasmas nötig (Newsholme u. Leech 1983).

Zusammenfassend hat der Athlet also 2 Treibstoffspeicher: einen kleinen, der Glykogen beinhaltet und sehr schnell mobilisiert und utilisiert werden kann, und einen viel größeren, den Fettspeicher, der nur langsam Energie bereitstellt. Diese beiden Speicherformen statten den Menschen mit Energiereserven aus, die ihm eine große Bandbreite an physischen Aktivitäten ermöglichen – von kurzen Sprints bis zu Läufen von über 100 Meilen. Eine wichtige Frage ist, inwieweit diese Energiespeicher bzw. deren Mobilisierung und Transport den physischen Aktivitäten Grenzen setzen, und ob die Begrenzungen durch Diät und/oder regelmäßiges Training überwunden werden können.

Die Umwandlung der Energielieferanten in ATP

Glukose, die Glukoseeinheiten im Glykogen, oder Fettsäuren können zu H_2O und CO_2 oxidiert werden, um in den Zellen ATP aus ADP zu bilden. Diese Umwandlungen geschehen durch das Zusammenspiel einer großen Zahl von Enzymen, die hintereinandergeschaltet arbeiten. Da dabei O_2 verbraucht wird, wird dies als aerober Stoffwechsel bezeichnet. Wichtig ist, daß der Stoffwechselweg der Glukose- bzw. Glykogenoxidation in 2 separate Sequenzen eingeteilt werden kann, wobei der erste Teil eingesetzt werden kann, um anaerob ATP zu erzeugen – d. h. ohne Verbrauch von O_2. Die ersten ca. 12 Schritte des Glykogenstoffwechsels führen zu einer Verbindung, die als Pyruvat bekannt ist und – falls O_2 zur Verfügung steht – in den Mitochondrien durch den Krebs-Zyklus und die Elektronentransportkette komplett zu CO_2 und H_2O abgebaut wird. Falls jedoch kein oder zu wenig O_2 vorhanden ist, wird Pyruvat in Laktat umgewandelt, ein Prozeß, den man als Glykolyse bezeichnet. Bedeutsam hierbei ist die nur kleine Menge an synthetisiertem ATP und die Unabhängigkeit von der O_2-Versorgung. Die Glykolyse kann ein wichtiger begrenzender Faktor der Leistungsfähigkeit im Mittelstrekkenlauf sein, denn natürlich fordert diese Art der zusätzlichen Energiegewinnung ihren Tribut.

Zum einen ist die Menge an ATP, die anaerob gewonnen wird, im Vergleich zur aeroben Energiegewinnung pro Brennstoffeinheit sehr gering – kleiner als 10 %. 3 Moleküle ATP entstehen aus ADP bei der Umwandlung von einem Glukosemolekül in Laktat, dagegen entstehen 39 ATP-Moleküle beim vollständigen Abbau von einem Glukosemolekül zu CO_2 und H_2O. In den Muskeln ist die Aktivität der Enzyme, die die Reaktionen der Glykolyse katalysieren, so hoch, daß dies die herabgesetzte Effektivität mehr als kompensiert, so daß die Rate der ATP-Bildung aus der Glykolyse ebenso hoch sein kann wie die im Krebs-Zyklus. Folglich kann das eine wie das andere System ausreichend ATP für die physische Aktivität zur Verfügung stellen – und die Nutzung *beider* Systeme kann für eine kurze Weile einen sehr hohen Krafteinsatz gewährleisten.

Desweiteren entstehen beim aeroben Stoffwechselweg nur CO_2 und H_2O als Endprodukte, die leicht aus Muskeln und Körper eliminiert werden können, dagegen entstehen bei der Glykolyse Laktat und Protonen. Die Anhäufung von Protonen im Muskel senkt sehr schnell den pH-Wert: ein Absinken des pH-Wertes um mehr als eine Einheit gefährdet das biochemische Leben der Zelle. Die anaerobe Glykolyse kann deshalb nur für kurze Zeit ablaufen (Newsholme u. Leech 1983).

Ursachen der Ermüdung

Es gibt mindestens 5 Ursachen der Ermüdung, welche im folgenden diskutiert werden.

Tabelle 1. Anteile des ATP, die bei verschiedenen Laufdisziplinen aus dem aeroben Stoffwechsel entstehen, und die jeweilig angenommene Ursache der Ermüdung

Distanz	Anteil des ATP, das aerob entsteht[a] [%]	Mögliche vorrangige Ursache der Ermüdung
100	0	Mangel an Kreatinphosphat
200	10	Mangel an Kreatinphosphat
400	25	Mangel an Kreatinphosphat
800	50	und Protonenanhäufung
1500	65	Protonenanhäufung
5000	87	
10000	97	Entleerung der Glykogenspeicher
Marathon	100	

[a] Schätzdaten, die auf den verfügbaren biochemischen Informationen basieren und zweifellos von Athlet zu Athlet variieren.

Ermüdung und Kreatinphosphat

Es hat sich gezeigt, daß bei fast maximaler elektrischer Erregung (um jegliche Ermüdung von seiten des Gehirns auszuschalten) der Quadrizeps von freiwilligen Versuchspersonen *sehr* schnell ermüdet, während gleichzeitig die Kreatinphosphatspiegel abfallen (Hultman u. Sjöholm 1986; Tabelle 1).

Dies begründet die Annahme, daß eine *maximale* Leistung nur erreicht werden kann, wenn sowohl die anaerobe Glykolyse wie der Umsatz von Kreatinphosphat *gleichzeitig* zur ATP-Erzeugung genutzt werden. Deshalb sinkt der Krafteinsatz, wenn die Kreatinphosphatspeicher verbraucht sind, um ungefähr 10%, weil die Glykolyse allein nicht genügend ATP bereitstellt, um den maximalen Verbrauch des Muskels zu decken. Dies wird als die Ursache der Ermüdung beim Sprint angesehen.

Ermüdung und die Akkumulation von Protonen im Muskel

Bei der anaeroben Glykolyse entstehen Protonen, Laktat und ATP. Die Protonen verursachen Probleme und sind wahrscheinlich für die Ermüdung in einigen Laufdisziplinen verantwortlich (Tabelle 1).

Das Problem der Protonen ist, daß sie sich mit „Basen" verbinden und Säure produzieren. Die in Frage kommenden Basen sind die Enzyme, welche alle chemischen Reaktionen in den Zellen katalysieren. Enzyme sind Proteine und tragen als solche eine gewisse Zahl an basischen (und auch sauren) Gruppen. In der Tat ist deren katalytische Aktivität abhängig von solchen Gruppen, und einige dieser entscheidenden basischen Gruppen können durch die Aufnahme von Protonen verschwinden. Genau weiß man nicht, wie die Übersäuerung zur Ermüdung führt, aber man weiß, wie man sie verhindern – oder genauer – wie man sie verzögern kann. Eine Antwort auf das „Protonenproblem" liegt in den Puffersystemen, die die Protonen abfangen, indem sie sich wie folgt verbinden:

$$Puffer^- + H^+ \rightarrow Puffer\text{-}H.$$

Das Problem ist, daß die Pufferkapazität im Muskel begrenzt ist und bei untrainierten, alten und kranken Menschen oder im Übertrainingszustand von Sportlern abnehmen kann. Zusätzlich zur Pufferung im Muskel können Protonen den Muskel verlassen, vermutlich in Form von Milchsäure, die wiederum im Blutstrom zu Laktat und einem Proton dissoziiert. Einmal im Blut, stoßen die Protonen auf ein weitaus größeres Puffersystem, das auf dem Hydrogenkarbonation (HCO_3^-) basiert. Dieses absorbiert Protonen nach folgender Gleichung:

$$HCO_3^- + H^+ \rightarrow H_2CO_3$$

Der Vorteil des Hydrogenkarbonatpuffers ist, daß die produzierte Kohlensäure (H_2CO_3) leicht zu CO_2 und H_2O zerfällt, welche beide den Körper über die Lunge verlassen. Dies erlaubt die weitere Bildung von H_2CO_3 und erweitert so die Pufferkapazität. Eine steigende Übersäuerung des Blutes stimuliert die Atmung, so daß mehr CO_2 abgegeben wird. Die Hauptquelle der Hydrogenkarbonationen ist die Niere, die so mit der Lunge ein Kooperationssystem bildet, um das Blut von überschüssiger Säure (Protonen) zu befreien.

Die Wirksamkeit des Puffersystems im Blut ist abhängig davon, wie schnell die Milchsäure vom Muskel ins Blut gelangt. Somit wird durch verbesserte Durchblutung des Muskels nicht nur mehr O_2 für den aeroben Stoffwechsel zur Verfügung gestellt (um die *Effektivität* der ATP-Bildung zu steigern), sondern darüber hinaus ermöglicht die Durchblutung auch eine schnelle Abgabe der Milchsäure aus der Muskulatur in die Blutbahn, wo sie besser abgepuffert wird. Dies erlaubt die Produktion von „Extraenergie" durch den anaeroben Stoffwechsel, ohne daß sich die Ermüdung hervorrufenden Protonen im Muskel ansammeln; das bedeutet Energiegewinnung, die nicht durch die O_2-Verfügbarkeit begrenzt ist, aber voraussetzt, daß das Blutgefäßsystem die Protonen aus dem Muskel befördert. Aber es muß eine Grenze für diesen Weg der zusätzlichen ATP-Gewinnung geben – das ist der Glykogenvorrat.

Ermüdung und Glykogenvorrat der Muskeln

Es gibt klare Beweise, daß Ermüdung auftritt, wenn die Glykogenspeicher im Muskel erschöpft sind. Der Hinweis darauf ist anderweitig publiziert (Newsholme u. Leech 1983), aber es ist möglich, daß dies nicht nur beim Marathonlauf sondern auch bei Läufen über 5 oder 10 km die Ursache der Ermüdung ist (Tabelle 1). Es wäre interessant zu wissen, ob diese Ermüdungsursache bei Patienten, bei normalen untrainierten Personen oder bei übertrainierten Athleten eine Rolle spielt, aber dies ist ein Thema, daß weiterführender Untersuchungen bedarf.

Die Bedeutung der Ermüdung durch Glykogendepletion liegt in der Bekräftigung der Tatsache, daß eine hohe Leistung durch Fettsäureoxidation *allein* nicht erbracht werden kann. Man kann davon ausgehen, daß die Fettsäureoxidation nur *etwa* 50 % der maximalen aeroben Kapazität der Muskulatur (*nicht* der totalen Kapazität) decken kann (Newsholme u. Leech 1983). Das bedeutet, daß das Tempo eines Läufers um 50 % sinkt, wenn seine Muskelglykogenspeicher leer sind. Im Unterschied zu Glykogen, das im Muskel präsent ist, kommen die Fettsäuren hauptsächlich aus dem Blut – und, im Gegensatz zu Glukose, sind sie fast unlöslich im wäßrigen Medium des Blutplasmas. Daher werden sie, ähnlich wie O_2 im Blut an ein Plasmaprotein gebunden, in diesem Fall an Albumin. Deshalb ist die Konzentration freier, nicht an Albumin gebundener Fettsäuren sehr niedrig (10–50 µmol/l). Aber eben diese *freie* Konzentration bestimmt die Diffusionsrate der Fettsäuren vom Blut in die Muskeln. Das bedeutet, daß diese Diffusionsrate durch den interstitiellen Raum zwischen Kapillare und Muskelzelle wahrscheinlich die Menge der ATP-Bildung begrenzt, wenn Fettsäuren Hauptenergielieferanten sind. Jede Eigenschaft, die die Diffusion von Fettsäuren steigert, ist von Bedeutung (z. B. ein geringer Durchmesser der Muskelfasern, eine hohe Kapillardichte). Und weil die Kapillardichte bei Untrainierten und vermutlich auch mit dem Alter sinkt, wird verständlich, daß die Fähigkeit der Muskeln, Fettsäuren zu oxidieren, unter diesen Umständen stark nachläßt. Jeglicher Mangel an Muskelglykogen würde dann in diesen Muskeln für die Ermüdung eine ganz besondere Rolle spielen!

Ermüdung und Blutzuckerspiegel

Die verfügbaren Ergebnisse von Studien mit Sportlern weisen aus, daß das Absinken des Blutzuckerspiegels bei den meisten Laufdisziplinen für die Ermüdung nicht verantwortlich ist, außer bei Distanzen, die gleichlang oder länger sind als der Marathon (Noakes 1986). Es gibt jedoch Grund zu der Annahme, daß dies bei Radrennen möglicherweise anders ist. Folglich kann hier die Einnahme glukosehaltiger Lösungen oder sogar intravenöse Glukosezufuhr hilfreich sein (Coggan u. Coyle 1989).

Im Falle der Ermüdung durch Hypoglykämie stellt sich die Frage, was diese Ermüdung verursacht. Obwohl auch der Muskel betroffen ist, scheint in solchen Fällen die Ermüdung mehr mit dem *Gehirn* zusammenzuhängen als mit den Muskeln. Da die Ermüdung vom Gehirn ausgeht, wird sie i. allg. als *zentrale* Ermüdung bezeichnet. Das Verständnis hierfür leitet sich daraus ab, daß das Gehirn das Absinken des Blutzuckerspiegels als ein Warnsignal interpretiert und die muskuläre Leistungsabgabe (Anmerkung der Übersetzer: aus vitalen Gründen) reduziert.

Aminosäuren und Ermüdung

Aminosäuren sind Bausteine der Proteinsynthese, und die Bedeutung dieses Vorganges hat manchmal dazu geführt, daß andere Aufgaben der Aminosäuren ignoriert werden. Eine wichtige Funktion einiger Aminosäuren besteht darin, daß sie Bausteine bestimmter Neurotransmitter im Gehirn sind – Stoffe, die spezifische Informationen im Gehirn übermitteln. Eine dieser Aminosäuren ist Tryptophan, das im Gehirn zu einem Neurotransmitter umgewandelt wird, der als 5-Hydroxytryptamin bekannt ist.

Man kennt inzwischen über 40 solcher chemischen Stoffe, und ihre Bedeutung liegt darin, daß das Verhalten von Tieren durch diese Überträgersubstanzen entscheidend beeinflußt werden kann. Zum Beispiel bewirkt eine Veränderung der Konzentration an Monoaminoneurotransmittern (Noradrenalin, Dopamin und/oder 5-Hydroxytryptamin) in einigen Teilen des Gehirns eine Stimmungsänderung. Niedrige Spiegel können eine Depression verursachen, hohe Spiegel in einigen Gehirnteilen können die Stimmung anheben, und es gibt Hinweise, daß Müdigkeit und Schlaf möglicherweise z.T. durch die Konzentration von 5-Hydroxitryptamin beeinflußt werden, das aus der Aminosäure Tryptophan gebildet wird. Ein weiterer wichtiger Tatbestand ist, daß bestimmte Aminosäuren von den Muskeln aufgenommen und verbraucht werden: Dies sind die verzweigtkettigen Aminosäuren Leucin, Isoleucin und Valin. Es wird allgemein angenommen, daß diese Aminosäuren von der Muskulatur vorrangig zur Energiegewinnung genutzt werden, aber es könnte noch einen anderen, tiefer gehenden Grund geben.

Vermutlich bestimmt das *Konzentrationsverhältnis* Tryptophan/verzweigtkettige Aminosäuren im Blutstrom, wieviel von diesen Aminosäuren – und damit Tryptophan – ins Gehirn gelangen, was sich auf den 5-Hydroxytryptaminspiegel und damit auch auf das Verhalten auswirkt.

Ein Absinken des Spiegels verzweigtkettiger Aminosäuren im Blut, verursacht durch einen erhöhten Verbrauch im Muskel, läßt das Verhältnis von Tryptophan zu verzweigtkettigen Aminosäuren ansteigen und begünstigt den Eintritt von Tryptophan ins Gehirn. Dadurch wird der 5-Hydroxytryptaminspiegel im Gehirn erhöht, und daraus könnte eine vom Gehirn ausgehende Ermüdung resultieren. Sie mag wie bei der Hypoglykämie die mentale Anstrengung zum Aufrechterhalten physischer Leistung so viel schwerer machen. Ein weiterer wichtiger Punkt ist, daß der Fettsäurenspiegel im Blut bei dieser Art von Ermüdung auch eine Rolle spielen mag: Ein Ansteigen des Fettsäurenspiegels im Plasma über etwa 1 mmol/l erhöht die freie Konzentration von Tryptophan (s. Blomstrand et al. 1988) – und wahrscheinlich ist es vorrangig die freie Konzentration und nicht die Gesamtkonzentration an Tryptophan, die den Eintritt von Tryptophan in das Gehirn beeinflußt. Daher wird angenommen, daß ein Ansteigen des Fettsäurenspiegels im Plasma und dazu das Absinken verzweigtkettiger Aminosäuren in besonderem Maße den Spiegel an freiem Tryptophan beeinflußt. Es hat sich gezeigt, daß dies bei Ausdauerbelastungen der Fall ist – speziell beim Marathon (Blomstrand et al. 1988; Tabelle 2). Dies könnte den Spiegel von 5-Hydroxytryptamin in den spezifischen Gehirnarealen anheben, und eines dieser Areale könnte die mentale Ermü-

Tabelle 2. Auswirkung des Marathonlaufs auf die Plasmaspiegel der verzweigtkettigen Aminosäuren, der Fettsäuren, des gesamten und des freien Tryptophans (Werte von 22 Teilnehmern des Stockholm-Marathons). (Daten von Blomstrand et al. 1988)

| Kondition | Verzweigt-kettige Aminosäuren | Fettsäuren | Tryptophan | | Konzentrationsrate freies Tryptophan/ verzweigtkettige Aminosäure (Prozentsatz) |
			gesamtes	freies	
Vor dem Marathon	470	380	55	7,7	1,7
Nach dem Marathon	380	1560	57	19,0	5,0

Plasmaspiegel [μmol/l]

dung auslösen. Die wissenschaftliche Basis dieser bedeutsamen Hypothese kann folgendermaßen zusammengefaßt werden:

- Langdauernde erschöpfende Arbeit senkt den Plasmaspiegel verzweigtkettiger Aminosäuren und erhöht ab einer bestimmten Stufe den Fettsäurenspiegel.
- Dies bewirkt eine Erhöhung des Plasmakonzentrationsverhältnisses freies Tryptophan/verzweigtkettige Aminosäuren.
- Diese Veränderung im Plasmaverhältnis sollte im Gehirn einen Anstieg der Tryptophankonzentration verursachen.
- Dadurch käme es in einigen Teilen des Gehirns zu erhöhten Spiegeln an 5-Hydroxytryptamin.
- Dies könnte Verhaltensänderungen zur Folge haben, wovon eine die zentrale Ermüdung sein kann.

Alle diese grundlegenden Punkte der Hypothese sind inzwischen hinsichtlich ihrer Beweiskraft geprüft worden. Eine Ausdauerbelastung senkt beim Menschen die Plasmakonzentration verzweigtkettiger Aminosäuren und erhöht die der Fettsäuren und des freien Tryptophans. Ausdauerbelastungen bei Ratten erhöhen die Konzentrationen von 5-Hydroxytryptamin in mindestens 2 Gehirnarealen (Blomstrand et al. 1989; Tabelle 3). Und vorläufig spricht einiges dafür, daß die Gabe von verzweigtkettigen Aminosäuren die Leistung im Marathonlauf bei schwächeren Läufern steigern kann, also bei solchen, bei denen anzunehmen ist, daß die Fettsäurenkonzentration im Plasma während des Rennens erhöht ist (Blomstrand et al. 1991).

Eine wichtige Frage ist, ob Veränderungen des freien Tryptophanspiegels im Plasma auch unter anderen Bedingungen wie Trauma, Operation, Sepsis oder Verbrennung für die Erschöpfung verantwortlich sein könnten, und ob die ungeklärte Ermüdung bei myalgischer Enzephalomyelitis (ME, chronisches Müdig-

Tabelle 3. Auswirkung langdauernder Belastung bei Ratten auf die Konzentration von Tryptophan, 5-Hydroxytryptamin (5HT) und 5-Hydroxiyndolessigsäure (5-HIAA) in 4 Gehirnarealen. Daten kombiniert für ruhiggestellte und trainierte Ratten; Mittelwerte. (Nach Blomstrand et al. 1989)

| | Gehalt im Gehirn [nmol/g] | | | | | |
| | Tryptophan | | 5-HT | | 5-HIAA | |
Gehirnareal	in Ruhe	nach Training	in Ruhe	nach Training	in Ruhe	nach Training
Kortex	23	34[a]	2,9	2,6	1,8	1,9
Cerebellum	23	30[a]	0,59	0,58	0,50	0,58
Hippocampus	25	35[a]	2,1	2,2	1,9	2,3[a]
Striatum	27	35[a]	2,3	2,6	2,5	3,2
Hirnstamm	24	32[a]	3,6	4,1[a]	2,7	3,2[a]
Hypothalamus	25	34[a]	4,9	5,7[a]	3,0	3,9[a]

[a] $p < 0,05$ bei Vergleich mit den Ruhewerten (Student-t-Test).

keitssyndrom) und die Ermüdung im Übertrainingszustand ebenfalls mit solchen Veränderungen im Plasmaspiegel von Aminosäuren zusammenhängen.

Muskeln und Immunsystem: Eine Erklärung, wie Streß durch Übertraining das Immunsystem beeinflussen kann

Die bisherigen Ausführungen bezogen sich darauf, wie Veränderungen der Plasmaspiegel einiger Aminosäuren eine Ermüdung hervorrufen könnten. Ebenso wird angenommen, daß eine Veränderung im Spiegel einer anderen Aminosäure das Immunsystem beeinflußt. Und um die Beziehung zwischen Muskel und Immunsystem zu verstehen, muß man wissen, welche Bedeutung Glutamin als Nährstoff für das Immunsystem hat, daß die Muskeln der quantitativ größte Glutaminproduzent im Körper sind, und welche Auswirkungen Ausdauerbelastungen auf den Plasmaglutaminspiegel haben.

Ernährung der Zellen des Immunsystems

Lymphozyten und Makrophagen spielen quantitativ bei der Immunantwort eine wichtige Rolle; während dieser unterliegen sie einer gesteigerten Produktions-, Rekrutierungs- und Aktivitätsrate. Es wird allgemein angenommen, daß sowohl Lymphozyten als auch Makrophagen ihre Energie hauptsächlich aus der Verstoffwechslung von Glukose beziehen und daß an der Immunantwort nicht beteiligte Lymphozyten (ruhende Lymphozyten) metabolisch und hinsichtlich der

Nährstoffaufnahme inaktiv sind. Das ist nicht der Fall. Jüngste Untersuchungen haben Glutamin als einen extrem wichtigen Energielieferanten für Makrophagen und Lymphozyten identifiziert: Die Rate des Glutaminumsatzes ist entweder gleich oder sogar größer als die des Glukoseumsatzes (Newsholme et al. 1988). Eine weitere wichtige Beobachtung ist, daß sehr wenig von der Glukose und nicht das gesamte Glutaminangebot vollständig oxidiert wird – die Glukose wird vorrangig in Laktat und ein Teil des Glutamins in Laktat, Alanin und Aspartat umgewandelt. Ein hoher Glutaminumsatz, bei dem nur ein Teil vollständig oxidiert wird, ist auch für andere Zellen charakteristisch (Enterozyten, Thymozyten, Kolonozyten, Fibroblasten und evtl. Endothelzellen; Newsholme et al. 1988).

Ein interessanter Punkt ergibt sich aus quantitativen Studien bezüglich der zellulären Ernährung von Lymphozyten und Makrophagen. Der quantitativ wichtige Stoffwechselweg der Glutaminutilisation involviert nur die „linke Seite" des Krebs-Zyklus, obwohl die Enzyme zur Bewerkstelligung des gesamten Zyklus in diesen Zellen vorhanden sind. Warum also wird so wenig Pyruvat, das entweder aus Glutamin oder Glukose produziert wird, komplett im Krebs-Zyklus oxidiert? Im Augenblick fehlen noch grundlegende Informationen, auf die man eine prüfbare Hypothese stützen könnte. Eine teleologische Antwort kann nichtsdestotrotz weiterführen: Durch vollständige Oxidation von Glutamin oder Glukose würden große Mengen an ATP entstehen, seine Konzentration würde steigen, und dies wiederum würde über eine Rückkopplungshemmung zu erheblichem Abfallen sowohl der Glykolyserate als auch des Glutaminumsatzes führen. Aber warum sollte dies für die Zellen verheerend sein? Eine rein theoretisch begründete Hypothese besagt, daß eine hohe Glykolyserate und ein hoher Glutaminumsatz *optimale* Bedingungen für die Regulation der Nutzung der Stoffwechselzwischenprodukte zur Purin- und Pyrimidinnukleotidsynthese während des Zellzyklus gewährleisten (Ardawi u. Newsholme 1985). Jede größere Einschränkung des Glutaminumsatzes der Lymphozyten würde vermutlich zu einem Wirkungsverlust dieser Kontrolle führen und so die Proliferationsrate dieser Zellen senken. Daraus kann man schließen, daß ein erheblicher Abfall des Plasmaglutaminspiegels die Lymphozytenproliferationsrate beeinträchtigen müßte. Es hat sich gezeigt, daß dies sowohl bei mesenterialen Lymphozyten von Ratten als auch bei menschlichen zirkulierenden Lymphozyten der Fall ist (Szondy u. Newsholme 1989; Parry-Billings et al. 1990 b).

Der wichtige Gesichtspunkt, der sich aus dieser Diskussion ergibt, ist, daß die Zellen des Immunsystems *große* Mengen an Glutamin umsetzen müssen, selbst wenn sie inaktiv sind. Die Immunantwort auf das Eindringen von Mikroorganismen muß sehr schnell sein: Also muß die *Glutaminutilisation* immer hoch sein, um jederzeit optimale Bedingungen für die Reaktion auf einen Angriff gegen das Immunsystem zu gewährleisten, und zwar so schnell wie möglich. Dies erfordert einen konstant hohen Glutaminumsatz. Hier stellt sich nun die weitere Frage nach den Quellen des Glutamins, das für das Immunsystem lebenswichtig ist.

Skelettmuskel und Glutaminproduktion

Glutamin wird im Darmlumen durch die Verdauung von Proteinen bereitgestellt. Allerdings erreicht nur wenig von diesem Glutamin den Blutstrom. Die absorptiven Zellen des Dünndarmtraktes verbrauchen selbst Glutamin, möglicherweise fast die gesamte aus dem Verdauungstrakt absorbierte Menge. Um den hohen Glutaminbedarf des Immunsystems zu decken, muß es daher im Körper gebildet werden. Es gibt inzwischen zuverlässige Anhalte dafür, daß die Glutaminproduktion v. a. im Skelettmuskel stattfindet: Er enthält eine hohe Konzentration an Glutamin, ist mit den enzymatischen Voraussetzungen zur Glutaminsynthese ausgestattet und gibt eine große Menge Glutamin in die Blutbahn ab (s. Parry-Billings 1989).

Die Muskulatur ist auch ein wichtiger Ort für die Aufnahme und den Umsatz verzweigtkettiger Aminosäuren: Nach den vorliegenden Hinweisen ist anzunehmen, daß diese Aminosäuren einen Großteil, wenn nicht die Gesamtmenge des Stickstoffbedarfes für die Glutaminsynthese liefern (Abb. 2). In der Tat ist die Muskulatur der hauptsächliche Glutaminspeicher des Körpers. Die Konzentration in den menschlichen Muskeln beträgt annähernd 20 mmol/l. Die Beschränkung der Transaminierung der meisten verzweigtkettigen Aminosäuren mehr auf den

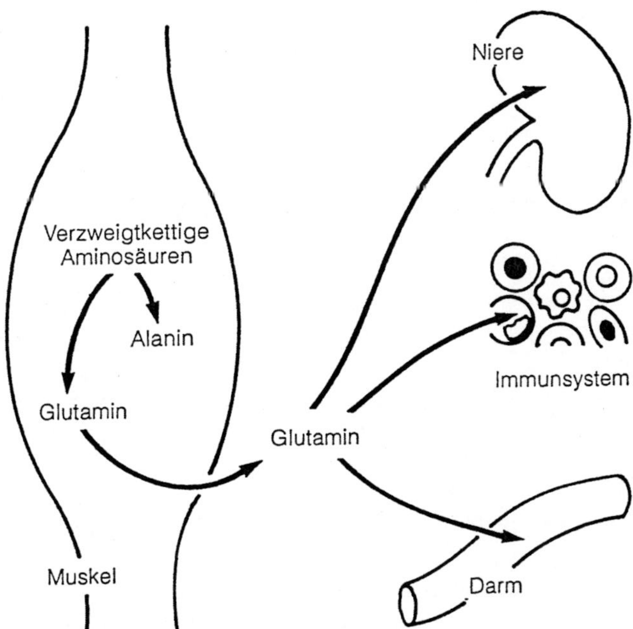

Abb. 2. Zusammenhang zwischen Glutaminproduktion im Muskel und Glutaminverbrauch in verschiedenen Geweben. Der auslösende Schritt für den Glutaminumsatz in Niere, Lymphozyten und Magen-Darm-Trakt findet vermutlich im Muskel statt, so daß der Glutaminstoffwechsel als verzweigter Stoffwechselweg angesehen werden kann, der im Muskel beginnt und in verschiedenen anderen Geweben zu Ende geführt wird. Die klinischen Folgerungen dieses Zusammenhanges wären zu erörtern

Muskel als auf die Leber sichert, daß die Oxidation dieser Aminosäuren teilweise in die Energieproduktion eingehen kann; aber darüber hinaus – und vermutlich wichtiger als bezüglich der Energiebildung – wird auch garantiert, daß deren Transaminierung Aminostickstoff für die Glutaminsynthese liefert. Diese letztere Fähigkeit der Muskulatur sichert, daß die Glutaminproduktion unabhängig von jeglichen Veränderungen des Aminosäurenmetabolismus in der Leber kontrollierbar ist. So ist das Immunsystem „geschützt" vor Veränderungen des hepatischen Aminosäurestoffwechsels. Es sollte jedoch klargestellt werden, daß nach neuesten Arbeiten über die muskulären Glutaminspiegel und die Freisetzung von Glutamin der Schlüsselmechanismus in der Kontrolle der Glutaminfreisetzung aus dem Muskel ein *Glutamintransporter* ist, der spezifisch Glutamin von der Innen- zur Außenseite der Zellmembran transportiert (Parry-Billings 1989). Es gibt Hinweise, daß dieser Vorgang quantitativ von vielen Hormonen, Metaboliten und Veränderungen physiologischer und pathologischer Bedingungen beeinflußt wird (Parry-Billings 1989).

Die oben geschilderten Informationen ergeben, daß die Muskulatur ein integrierter Bestandteil des Immunsystems ist. Folglich kann eine Schwächung des Immunsystems resultieren, wenn die Muskulatur nicht in der Lage ist, genügend Glutamin zur Verfügung zu stellen, und zwar durch eine eingeschränkte Präzision der Regulation beispielsweise der Purin- und Pyrimidinnukleotidsynthese zur DNA- und RNA-Bildung. Es würde deshalb nicht allzu sehr überraschen, wenn eine physische Aktivität manchmal die Rate der Glutaminfreisetzung und damit das Immunsystem beeinflußt. Eine wichtige Frage ist deshalb, wie sich die Plasmaglutaminspiegel nach Belastung verhalten.

Auswirkungen körperlicher Belastung auf den Plasmaglutaminspiegel

Die Antwort der Plasmaglutaminkonzentration auf Belastungen variiert beim Menschen gemäß der Belastungsdauer. Kurze Sprintes (6 s) erhöhen den Plasmaspiegel von Glutamin, während Ausdauerleistungen (z. B. Marathonläufe) den Spiegel senken (Tabelle 4). Eine mögliche Deutung dieser Werte ist, daß eine mäßige physische Aktivität den Plasmaglutaminspiegel erhöht, während intensive und lange Belastung ihn senkt.

Auswirkungen körperlicher Belastung auf das Immunsystem

Der Beweis, daß sich Belastungen auf das Immunsystem auswirken, stützt sich auf 2 Quellen: Laboruntersuchungen über spezifische Aspekte der Immunfunktion und epidemiologische Studien (Kuipers u. Keizer 1988; Keast et al. 1988). Belastungen v. a. geringer Intensität, scheinen sich günstig auf das Immunsystem auszuwirken. Es ist erwiesen, daß Belastungen niedriger Intensität die Lymphozytenantwort auf mitogene Stimulation in vitro erhöhen, ebenso die Anzahl natürlicher Killerzellen: Körperliche Belastung kann zu einem Anstieg der Zahl zirku-

Tabelle 4. Auswirkung verschiedener körperlicher Belastungen auf die Plasmaglutamin-konzentrationen im Menschen. (Daten von Parry-Billings et al. 1990)

Kondition	Plasmaglutaminkonzentration [μmol/l]					
				Radfahren		
	Marathon	30 km Halle	30 km Laufband	$VO_{2\,max}$ 70 %	$VO_{2\,max}$ 100 %	Sprint 10 · 6 s
Vor Belastung	592	532	641	558	510	556
Nach Belastung	495[b]	503	694	581	502	616[a]

[a] $p < 0,05$, [b] $p < 0,005$ im Vergleich mit Vorbelastungswerten (Studen-t-Test).

lierender Lymphozyten führen (Leukozytose; Fitzgerald 1988). Diese Effekte lassen also eine Steigerung der Immunfunktion erwarten. Die oben genannte Erkenntnis, die sich auf Versuche an Menschen und an Ratten bezieht, unterstützt die Ansicht, daß kurze Belastungen geringer Intensität zu einem Anstieg des Glutaminspiegels im Plasma führen, und das mag unter bestimmten Umständen die Funktion des Immunsystems erhalten oder sogar verbessern.

Im Gegensatz dazu lassen bemerkenswerte Hinweise vermuten, daß Belastungen hoher Intensität und langer Dauer mit einem *umgekehrten* Effekt auf das Immunsystem verbunden sind (Fitzgerald 1988). Eine Trainingsabfolge kann die Nachbelastungsleukozytose verhindern oder ihr Ausmaß reduzieren. Obwohl die *Gesamtzahl* der Lymphozyten nach Belastung ansteigen kann, erhöhen Veränderungen in der Anzahl der Lymphozyten spezifischer Subpopulationen möglicherweise nicht das Gesamtpotential immunologischer Aktivität der Lymphozytenpopulation; das Verhältnis von CD4(T_4)-(Helfer-)zellen zu CD8(T_8)-(Supressor)-zellen wird nach Belastung nämlich kleiner (Keast et al. 1989). Zusätzlich zum Belastungseffekt auf die *Zahl* zirkulierender Leukozyten wird von einer Abnahme der Immun*funktion* durch Belastung berichtet. Im allgemeinen verursachen Belastungen und Training hoher Intensität offenbar eine beträchtliche *Abnahme* des Funktionierens immunkompetenter Zellen: Die Antwort von T-Lymphozyten auf eine mitogene Stimulation in vitro kann nach Belastung abnehmen und die Antikörpersynthese eingeschränkt sein.

Die durch Belastung verursachte Einschränkung der Immunfunktion scheint nicht spezifisch für bestimmte Belastungsarten zu sein. Sie konnte in der Tat bei zahlreichen Athleten verschiedener Sportarten nachgewiesen werden, darunter Läufer, Schwimmer und Skiläufer, und wurde kürzlich auch bei Ballettänzern bestätigt. Jedoch ist bis jetzt noch kein Mechanismus gefunden worden, der die Abnahme der Immunfunktion erklärt. Wir nehmen an, daß intensive und lange Belastung – besonders bei regelmäßiger Durchführung – für eine Abnahme des Plasmaglutaminspiegels verantwortlich ist wie beschrieben (Tabelle 4) und daß dies im Augenblick die einfachste Erklärung für den immunsuppressiven Effekt einer körperlichen Belastung ist. Die Charakteristika des Übertrainings und die Veränderungen im Plasmaglutaminspiegel in diesem Zustand liefern unterstützende Hinweise für diese Ansicht.

Übertrainingssyndrom

In letzter Zeit hat sich großes Interesse an dem entwickelt, was man als „Übertrainingssyndrom" bezeichnet. Die folgende Diskussion wird die mögliche Rolle vorstellen, die das Glutamin bei den immunologischen Veränderungen unter diesen Bedingungen spielt. Über Veränderungen im *freien* Tryptophanspiegel zur möglichen Erklärung der chronischen Müdigkeit in diesem Zustand haben wir bereits nachgedacht.

Definition des Übertrainings

Eine Belastung ruft eine „Streßantwort" hervor und führt bei einem gewissen Grad zur kurzzeitigen Ermüdung, von der sich der Athlet erholt. Wenn regelmäßig eine Belastung durchgeführt wird, kommt es zu „Adaptationsvorgängen", und die Leistung des Athleten verbessert sich. Dies bezeichnet man als *Trainingseffekt*, und man sollte eine positive Auswirkung sowohl auf die allgemeine Gesundheit wie auch auf die Leistungsfähigkeit des Athleten annehmen können. Wenn aber die Trainingseinheiten zu rasch aufeinanderfolgen, zu intensiv und/oder in ihrer Länge überzogen sind, ist nach den Trainingseinheiten keine vollständige Erholung möglich, was zu geringerer Adaptation und zu weniger Leistungssteigerung führt. Wenn dies weiter der Fall ist, kann dann sogar die Leistungsfähigkeit sinken. Diese mangelnde Adaptation an Belastung und die resultierende Beeinträchtigung der Leistungsfähigkeit werden als *Übertraining* bezeichnet. Man kann auch sagen, der überlastete Athlet leidet am *Übertrainingssyndrom*.

Studie über Athleten mit Übertrainingssyndrom

Die Plasmakonzentrationen von Alanin und verzweigtkettigen Aminosäuren waren bei trainierten und übertrainierten Athleten ähnlich. Der Plasmaglutaminspiegel war jedoch bei übertrainierten Athleten signifikant *niedriger* als bei trainierten (Tabelle 5). Zum Vergleich sind die Werte für „untrainierte" Kontrollpersonen mit angegeben. Eine Untergruppe der übertrainierten Personen und ihre entsprechenden Kontrollen wurde nach einer 6wöchigen Erholungsphase erneut getestet. Die Plasmaspiegel aller gemessenen Aminosäuren blieben durch diese Erholungsphase unbeeinflußt.

Über den Effekt von Übertraining auf die Aminosäurekonzentration lagen bislang keine Berichte vor. Da Proben von ruhenden Personen genommen wurden, lassen die Ergebnisse vermuten, daß Übertraining einen Langzeiteffekt v.a. auf

Tabelle 5. Plasmaaminosäurenkonzentrationen bei trainierten und übertrainierten Personen in Ruhe. Kürzlich erhobene Werte von Freizeitläufern, die nicht hochtrainiert waren, sind zum Vergleich mit angegeben (und werden als untrainiert bezeichnet). Der untere Abschnitt der Tabelle zeigt die Ergebnisse von trainierten und übertrainierten Untergruppen, die 2mal untersucht wurden: zuerst als übertrainierte Personen mit Übertrainingssymptomen („experimentell") und ein zweites Mal nach einer Erholungsperiode von 6 Wochen („follow-up"). Der Unterschied zwischen beiden Werten zeigt, daß die Erholungsperiode keinen bedeutenden Effekt auf die Aminosäurenkonzentration hat. (Nach Parry-Billings et al. 1990)

| | Plasmaaminosäurenkonzentration [μmol/l] | | |
	Glutamin	Alanin	Verzweigtkettige Aminosäuren
Untrainiert	664	530	489
Trainiert	580	346	519
Übertrainiert	510[a]	350	490
Trainiert:			
„experimentell"	608	498	357
„follow-up"	621	452	473
Übertrainiert:			
„experimentell"	503	438	333
„follow-up"	535	487	394

[a] $p < 0,01$ im Vergleich zu Werten für „trainiert" (Student-t-Test).

die Glutaminspiegel hat. Des weiteren blieb der Plasmaglutaminspiegel nach einer 6wöchigen Regenerationsphase unter den Kontrollwerten trotz deutlicher Leistungssteigerung dieser Probanden. Dies läßt vermuten, daß andere Auswirkungen des Übertrainings länger bestehen, als der Abfall der Leistungsfähigkeit und daß der Athlet einem erhöhten Risiko für eine Virusinfektion ausgesetzt ist, wenn er das Training aufnimmt, bevor die Plasmaglutaminspiegel wieder normal sind.

Aus dieser Studie läßt sich schließen, daß das Übertraining bei Athleten mit einem prolongierten Absinken des Plasmaglutaminspiegels verbunden ist. Da anzunehmen ist, daß die Plasmakonzentration dieser Aminosäure für die ausreichende Funktion immunkompetenter Zellen eine entscheidende Rolle spielt, liegt es nahe, darüber nachzudenken, daß dieses Absinken der Glutaminkonzentration im Plasma zu der beim Übertraining beobachteten reduzierten Immunfunktion beiträgt. Wir meinen, daß Übertraining zur verminderten Freisetzung von Glutamin aus dem Muskel führt, woraus wiederum ein Absinken des Plasmaglutaminspiegels resultiert. Dies wäre für einige der Übertrainingssymptome verantwortlich, z.B. für ein erhöhtes Auftreten von Infektionen der oberen Luftwege und eine verzögerte Wundheilung (Noakes 1986). Es bleibt abzuwarten, ob die Gabe von Glutamin oder von glutaminhaltigen Peptiden für übertrainierte Athleten oder für Sportler während intensiver Trainingsphasen nützlich wäre.

Literatur

Ardawi MSM, Newsholme EA (1985) Metabolism in lymphocytes and its importance in the immune response. Essays Biochem 21:1–44

Blomstrand E, Celsing F, Newsholme EA (1988) Changes in concentration of aromatic and branched chain amino acids during sustained exercise in man and their possible role in fatigue. Acta Physiol Scand 133:115–121

Blomstrand E, Perrett D, Parry-Billings M, Newsholme EA (1989) Effect of sustained exercise on plasma amino acid concentrations and on 5-hydroxytryptamine metabolism in six different brain regions in the rat. Acta Physiol Scand 136:473–481

Blomstrand E, Hassmen P, Newsholme EA (1991) Administration of branched-chain amino acids during sustained exercise-effects on physical and mental performance. Eur J Appl Physiol (in Druck)

Coggan AR, Coyle EF (1989) Metabolism and performance following carbohydrate ingestion late in exercise. Med Sci Sports Ex 21:59–65

Fitzgerald L (1988) Exercise and the immune system. Immunology Today 9:337–339

Hultman E, Sjöholm H (1986) Biochemical causes of fatigue. In: Jones NL; McCarney N, McComas AJ (eds) Human muscle power. Human Kinetics Publishers, Champaigen/IL, pp 215–238

Keast D, Cameron K, Morton AR (1988) Exercise and the immune response. Sports Med 5:248–267

Kuipers H, Keizer HA (1988) Overtraining in elite athletes. Sports Med 6:79–92

Newsholme EA, Leech AR (1983) Biochemistry for the medical sciences. John Wiley, Chichester

Newsholme EA, Newsholme P, Curi R, Challoner MA, Ardawi MSM (1988) A role for muscle in the immune system and its importance in surgery, trauma, sepsis and burns. Nutrition 4:261–268

Noakes TD (1986) The lore of running. Oxford University Press, Cape Town

Parry-Billings M (1989) D. Phil. Thesis. Oxford University, Oxford

Parry-Billings M, Evans J, Calder PC, Newsholme EA (1990a) Does glutamine contribute to immunsuppression after major burns? Lancet 336:523–525

Parry-Billings M, Blomstrand E, McAndrew N, Newsholme EA (1990b) A communicational link between skeletal muscle, brain and cells of the immune system. Int J Sports Med 11:122–128

Szondy Z, Newsholme EA (1989) The effect of glutamine concentration on the activity of carbamylphosphate synthase II and on the incorporation of [^{3}H]thymidine into DNA in rat mesenteric lymphocytes stimulated by phytohaemmagglutinin. Biochem J 261:979–983

Sport und Immunologie

H. Lötzerich und G. Uhlenbruck

Einführung: Von der Grundlagenforschung „Immunologische Biochemie" zur angewandten Forschung „Sportmedizin"

Die immunologisch orientierte Biochemie in der Sportmedizin hat sich in zweierlei Weise entwickelt: Einmal ist sie direkt innerhalb der Sportmedizin – und dann besonders methodisch und praxisbezogen – gewachsen, zum anderen ist sie auf interessanten Umwegen in diese wissenschaftliche Fachrichtung gelangt. Letzteres hat unbestreitbare Vorteile, denn, ähnlich wie im Leistungssport, haben die Außenseiter größere Erfolgsaussichten, weil sie neue Impulse und kreative Ansätze von außen mit hineintragen. So ist es auch geradezu exemplarisch im Werdegang von Prof. H. Weicker, der, was die wissenschaftliche Evolution anbetrifft, dem Lebenslauf des einen von uns (G. Uhlenbruck) in verblüffender Weise ähnelt, daß beide sich mit der Immunbiologie der Erythrozytenmembranstrukturen beschäftigt haben. Drei wichtige Abschnitte zeichnen den Entwicklungsweg Weickers vor:

1) Die Arbeiten über das Rh-Antigen, welches, eingebettet in das Lipidmosaik der Zellmembran, den Prototyp eines serologischen Rezeptors repräsentiert. In diesem Zusammenhang wurden wertvolle Erkenntnisse über den strukturellen Aufbau von Zellmembranen gewonnen (Weicker u. Metz 1971; Weicker et al. 1973) und der Einfluß topochemischer Gegebenheiten auf Immunreaktionen aufgezeigt.
2) Arbeiten zur immunologischen Charakterisierung von LDL (Roelcke u. Weicker 1969), einer Substanz, deren sportmedizinische Bedeutung erst viel später evident werden sollte.
3) Publikationen zur Serologie und Immunchemie von glykoproteinassoziierten Blutgruppensubstanzen der Erythrozytenmembran: über Ii, Pr, MN-Antigene sowie den Einfluß von Proteasen (Ficin) auf erythrozytäre Glykoproteinstrukturen in der äußeren Membran (Roelcke et al. 1971 a). Zur gleichen Zeit haben wir unsererseits über das gleiche Thema (MN, Pr) mit der gleichen Arbeitsgruppe um Roelcke zusammengearbeitet (Roelcke et al. 1971 b).

Diese Einleitung soll nur dokumentieren, daß die Immunbiologie grundlegende Erkenntnisse den früheren Arbeiten von Prof. H. Weicker, die hier nicht alle aufgeführt werden können, verdankt und daß immunbiologisches Denken, verbunden mit einer fundierten biochemischen Grundausbildung, auch in seine späteren sportmedizinischen Arbeiten miteingeflossen ist und sie entscheidend mitgeprägt hat.

Bedeutung der Immunologie innerhalb der Sportmedizin

Immunologische Fragestellungen gewinnen innerhalb der Sportmedizin zunehmend an Bedeutung. Im Mittelpunkt steht dabei zum einen der Einfluß von Sport auf das Immunsystem bei Gesunden und Kranken und zum anderen, reziprok, der Einfluß einer geschwächten Immunabwehr auf die sportliche Leistungsfähigkeit, insbesondere bei Hochleistungssportlern. In den letzten 2 Jahrzehnten erfolgte parallel zu einer steigenden Kommerzialisierung des Sports ein kontinuierlicher Anstieg von Trainingsumfang und -intensität. Die progressiv wachsenden Einnahmen der professionellen Leistungssportler ermöglichen es ihnen heute, durch sportliche Spitzenleistungen ihr Jahres- und sogar Lebenseinkommen zu sichern, wenn sie diese nur wenige Jahre andauernde Phase der körperlichen Höchstleistung ohne gesundheitliche Probleme überstehen. Doch schon ein lapidarer Infekt vor einem wichtigen sportlichen Ereignis beeinträchtigt nicht nur die maximale Leistungsfähigkeit, sondern gefährdet auch die finanziellen Einnahmen, die mit dem Gewinn einer Weltmeisterschaft oder einer olympischen Goldmedaille verknüpft sind. Daher spielt bei der häufig zu beobachtenden Infektanfälligkeit vieler Spitzenathleten eine umfassende Immundiagnostik heute eine immer wichtigere Rolle innerhalb der Trainingssteuerung und Leistungsdiagnostik. Häufig treten diese Probleme aber auch bei dem teilweise unkontrollierten Training vieler ambitionierter Breitensportler auf, was aufgrund fehlender ärztlicher Kontrollen zu ernsthaften Erkrankungen führen kann (z.B. Virusmyokarditis).

Trotz vieler vorliegender Befunde fällt es z.Z. noch schwer, eindeutige, allgemeingültige Aussagen über den Einfluß von Sport auf das Immunsystem abzuleiten. Dies liegt daran, daß die Bandbreite der körperlichen Belastung von einem 5minütigen Treppensteigen (Edwards et al. 1984) bis zu Ultralangläufen von 160 km (Dickson et al. 1982) reicht, d.h. die Dauer und die Intensität der Belastung sind oft nur schlecht oder gar nicht miteinander vergleichbar sind. Eine Beurteilung der vorhandenen Befunde erweist sich auch in Studien mit vergleichbarer Belastung als schwierig, weil die untersuchten Immunparameter und der Zeitpunkt ihrer Bestimmungen nicht immer identisch sind. Darüber hinaus ist eine physische Belastung nicht der einzige Faktor, der die Reaktivität des Immunsystems beeinflußt, sondern sie stellt nur eine von mehreren Einflußgrößen dar, deren Anteile schwierig zu gewichten sind. So wird die Reaktionslage des Immunsystems nicht nur von der körperlichen Beanspruchung, sondern auch vom Alter (Facchini et al. 1986), dem Trainingszustand und vielen anderen Faktoren beeinflußt (s. Abb. 1).

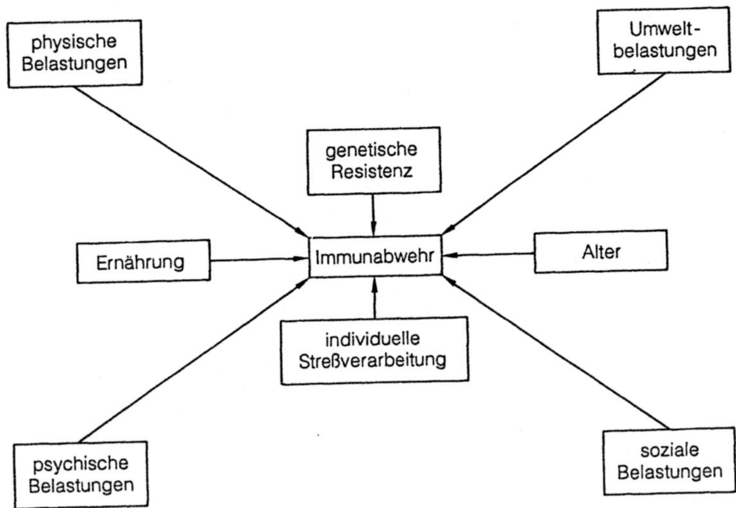

Abb. 1. Verschiedene Faktoren, welche die Immunabwehr beeinflussen

Probleme der Infektanfälligkeit bei Leistungssportlern

Die erhöhte Infektanfälligkeit von Leistungssportlern stellt ein häufig beschriebenes Phänomen in der Sportmedizin dar, das zu einem Trainingsausfall und zu einer Leistungsbeeinträchtigung führt (Maidorn 1972; Grimm 1973; Jokl 1974; Maidorn 1974; Kropp et al. 1976; Maierski 1976; Peters u. Bateman 1983; Peter 1986; Ricken u. Kindermann 1986, 1987; Simon 1987; Stang-Voss 1987; Fitzgerald 1988). Vermehrt treten diese oft banalen Infektionen der oberen Atemwege, des Magen-Darm-Traktes oder des Urogenitalsystems vor wichtigen Wettkämpfen wie z. B. Weltmeisterschaften oder Olympischen Spielen auf, da diese Phasen der sehr hohen körperlichen Beanspruchung mit ebenfalls erhöhten psychischen Belastungen verbunden sind, die über psychoneuroimmunologische Prozesse zu einer Immunsuppression führen können (vgl. Abschn. unten „Ausdauersport und Aids"). Weiterhin können bei Auslandsreisen Klima- und Ernährungsumstellungen zusätzlich zu einer verminderten Abwehrbereitschaft führen. Dementsprechend wird in vielen Studien über eine erhöhte Anfälligkeit von Sportlern gegenüber bakteriellen oder viralen Infektionen berichtet. So konnte sich der weltbekannte Mittelstreckler Sebastian Coe aufgrund von Atemwegsinfektionen nicht für die Olympischen Spiele 1988 in Seoul qualifizieren (Fitzgerald 1988). Bei Marathonläufern wurde 2 Wochen nach einem Lauf im Vergleich zu einer Kontrollgruppe ein vermehrtes Auftreten von Infektionen der oberen Luftwege festgestellt, wobei sich die Wahrscheinlichkeit einer Infektion bei einer hohen Laufgeschwindigkeit und subjektiv empfundenen Muskelschmerzen erhöhte (Peters u. Bateman 1983). Weitere Beobachtungen belegen die erhöhte Infektanfälligkeit von intensiv trainierenden Athleten. 93 % der Footballspieler eines amerikanischen Colleges erkrankten an einer infektiösen Hepatitis, obwohl alle übrigen Studenten von der Krankheit verschont blieben (Morse et al. 1972). In anderen Studien wird ebenfalls eine verminderte Resistenz gegenüber verschiedenen Viruserkrankungen oder ein vermehrtes Auftreten von Erkrankungen der oberen Luftwege überwiegend bei Mitgliedern des Football- oder Soccerteams bzw. bei gut trainierten Studenten beschrieben, während untrainierte Mitschüler kaum betroffen waren (Krikler u. Zilberg 1966; Jokl u. Jokl 1968; Weinstein 1973; Baron et al. 1982; Douglas u. Hanson 1987). Auch Schouten et al. (1988a) berichten über einen Zusammenhang von sportlicher Aktivität und dem Auftreten bzw. der Dauer von Infektionen der oberen Atemwege. Darüber hinaus verstärkt eine körperliche Anstrengung während der Inkubationsphase das Ausmaß der Krankheit (Russell 1949) und führt dementsprechend bei Spitzensportlern zu einem längeren Trainingsausfall und größeren Leistungsverlusten (Daniels et al. 1985). Diese Zusammenhänge konnten auch im Tierversuch an trainierten Affen und Mäusen nachgewiesen werden (Levinson et al. 1945; Elson u. Abelmann 1965; Gatmaitan et al. 1970; Reyes u. Lerner 1976). Aus diesem Grunde erhöht sich das Risiko eines Rückfalls oder einer Virusinfektion, wenn sich der Athlet während oder nach einer Krankheit zu früh belastet (Horstmann 1950; Rosenbaum u. Hardford 1953; Übersicht bei Roberts 1986). Nach Burch (1979) sollte eine anstrengende Belastung in den ersten 2 Wochen nach einer Infektion vermieden werden, weil besonders die Gefahr einer viralen Kardiomyopathie groß ist. Es ist jedoch fraglich, inwieweit ein professioneller Athlet bereit ist, einen so langen Zeitraum auf sein Training zu verzichten. Hier konkurrieren die Interessen des Arztes, der möglichst risikolos die Gesundheit der Athleten wiederherstellen und erhalten möchte, mit den wirtschaftlichen Interessen der Athleten, die heute innerhalb weniger Jahre mit ihrem Körper ihr Lebenseinkommen sichern wollen. Daher gewinnt für sie die Prophylaxe oder Früherkennung von Infekten eine besondere Bedeutung, um krankheitsbedingte Leistungseinbußen zu vermeiden. Ähnlichen Gefahren sind Vereinsleistungssportler und Breitensportler (Altersklassenwertung und Altersklassenrekorde) ausgesetzt, wenn sie sich durch krankhaften Ehrgeiz wettkampfanalogen Streßsituationen ohne ärztliche Überwachung aussetzen. Auch der zuständige, praktisch tätige Arzt ist in der Regel überfordert, da weder das Fach Immunologie noch das Fach Sportmedizin in die ärztliche Examens- bzw. Approbationsordnung aufgenommen ist.

Besonderheiten im Immunstatus von Sportlern

Der Immunstatus von Athleten, die sich über Jahre hinaus einem Leistungstraining unterzogen haben, weist deutlich auf immunsuppressive Wirkungen des Sports hin. Eine erste Auskunft über die Abwehrlage liefert das weiße Blutbild. Auf der zellulären Ebene werden geringe Leukozytenzahlen in Ruhe (teilweise weniger als 1500/μl) beschrieben (Farris 1943; Green et al. 1981; Dorner et al. 1987; Janssen et al. 1989). Darüber hinaus verschieben sich, in Abhängigkeit von der Trainingsintensität, oft die Verhältnisse einzelner Subpopulationen und deren

Reaktionsmuster ungünstig für den Athleten (Mateev et al. 1985; Ricken u. Kindermann 1986, 1987). Als eine weitere Ursache für die erhöhte Infektanfälligkeit wird der Mangel an Immunglobulinen angeführt, der auf eine allgemein schlechtere Resistenz hinweist (Jokl 1931a; Maidorn 1972; Grimm 1973; Kropp et al. 1976; Maierski 1976; Tomasi et al. 1982; Weiss et al. 1985; MacKinnon et al. 1988). Hier wäre es interessant zu überprüfen, inwieweit der Immunglobulinmangel mit dem bei Leistungssportlern beschriebenen Magnesiummangel korreliert, da einer Hypomagnesiämie eine verminderte Produktion von Immunglobulinen zugeschrieben wird (Classen 1982; Ricken u. Kindermann 1986). Die Ausgewogenheit des Mineralienhaushaltes im Blutplasma gibt nur bedingt Auskunft über den Immunstatus. Der bei Sportlern beobachtete Zinkmangel kann zu einer Hemmung der Funktionen von Granulozyten, Lymphozyten und Monozyten führen (Ricken u. Kindermann 1986). Die Bestimmung einiger Plasmaproteine führte zu einem ähnlichen Ergebnis (Dickson et al. 1982; Ricken u. Kindermann 1986). Die Erniedrigung der Plasmaaktivität des C1-Esteraseinhibitors bei Ausdauerathleten verschiedener Sportarten kann durch eine ständige Mehraktivität des Komplementsystems erklärt werden, die als chronische Überbelastung auf eine Beeinträchtigung der unspezifischen Abwehr hinweist (Berg et al. 1989).

Der hier dargestellte veränderte Immunstatus der Athleten ist als Ergebnis jahrelanger, harter Trainingsarbeit zu verstehen, wobei sich das Immunsystem in gewisser Weise an den körperlichen Belastungsstress adaptiert hat. Es stellt sich somit die Frage, auf welche Weise die körperliche Anstrengung das Immunsystem beeinflußt. Bis heute liegt eine Vielzahl von Untersuchungen vor, die Veränderungen einzelner Immunparameter nach intensiven körperlichen Belastungen beschreiben. Die Beurteilung und Bewertung der Befunde fällt nicht immer leicht, da die Untersuchungen sich im Hinblick auf die Probanden, Belastungsdauer und -intensität, Auswahl der untersuchten Immunparameter, Zeitpunkt der Bestimmung nach der Belastung usw. unterscheiden und daher oft nicht miteinander vergleichbar sind.

Mögliche Ursachen der Infektanfälligkeit und prophylaktische Möglichkeiten bei Leistungssportlern

Tägliches Leistungstraining über Jahre hinaus kann zu immunologischen Defiziten bei den Athleten führen, die bereits ausführlich beschrieben wurden (s. vorigen Abschnitt). Eine weitere mögliche Ursache für die erhöhte Infektanfälligkeit stellt in vielen Sportarten die vermehrte bronchopulmonale Keimbelastung durch ein erhöhtes Atemvolumen während des oft mehrstündigen Trainings dar, ebenso wie eine erhöhte Schleimhautpermeabilität als Folge der verstärkten Durchblutung (Peter 1986); hinzu kommt eine verstärkte Bildung von Surfactant, dem auch eine gewisse immunsuppressive Wirkung zugeschrieben wird. Die Tatsache, daß die Sportler häufig in Gruppen oder Mannschaften trainieren und gemeinsam die sanitären Einrichtungen (Umkleideräume, Toiletten) benutzen, begünstigt zusätzlich die Übertragung von Infektionen (Roberts 1986; Simon 1987).

Obwohl es keinen universellen Schutz gegen alle drohenden Infektionen gibt, können prophylaktische Maßnahmen die Infektionsgefahr erheblich reduzieren. Dazu gehören regelmäßige Untersuchungen durch die betreuenden Ärzte, die über die übliche Herz-Kreislauf-Diagnostik hinausgehen, und Routinebesuche beim Zahnarzt („Fokusproblematik"). Die unbemerkte Infektion eines Zahnes kann die körperliche Leistung schon erheblich beeinträchtigen, bevor sie vom Athleten selbst wahrgenommen wird. Eine kontinuierliche, individuelle, immunologische Überwachung der Athleten führt zu einem schnelleren Erkennen einer Infektion. Wenn Krankheiten auch nicht immer ganz vermieden werden können, so wird die Gefahr einer Superinfektion oder Koinfektion auf jeden Fall verhindert. Weiterhin ist darauf zu achten, daß keine nutritiven Mangelzustände im Bereich der Mineralstoffe, Vitamine und Spurenelemente auftreten (vgl. vorigen Abschnitt). Prophylaktische Grippeschutzimpfungen bei Leichtathleten und eine Substitution von Immunglobulinen bei anderen Sportarten haben sich in der Vergangenheit positiv ausgewirkt (Maidorn 1972, 1974; Kropp et al. 1976; Maierski 1976). Über den Einfluß von Immunmodulatoren bzw. Immunstimulatoren liegen noch keine Ergebnisse von umfangreichen Langzeituntersuchungen an Leistungssportlern vor, die einen eindeutigen Effekt nachweisen könnten. Ihre Einsatzmöglichkeiten sollten individuell getestet werden, insbesondere in den problematischen Phasen vor wichtigen Wettkämpfen. Darüber hinaus könnte auch von Medikamenten, die nicht auf der Dopingliste stehen, wie z.B. Acetylsalicylsäure, eine Schutzwirkung ausgehen, die aber auch noch nicht durch größere Studien nachgewiesen werden konnte (s. nachfolgende Übersicht).

Formen der Immuntherapie: aktiv-unspezifisch

I.   Endogen: Aktivierung körpereigener Abwehrkräfte

      1) psychisch durch Eustreß;

      2) physisch durch moderates Sporttraining.

II. Exogen: sekundäres Aktivieren des Immunsystems

      1) durch Fremdstoffe:

         a) Bakterienextrakte (BCB, Propioni usw.) sowie halbsynthetische Derivate (Hefe),

         b) pflanzliche Stimulazien (Mistel, Echinacea usw.)

         c) tierische Extrakte (z.B. Thymus);

      2) durch körpereigenes Material: Tumorextrakte,

         a) normal oder mit Lektin beladen,

         b) mit Neuraminidase behandelt.

Verschiedene Einflüsse von körperlicher Belastung auf immunologische Parameter

Quantitative Verschiebungen der Leukozytenpopulationen

Schon zu Beginn des Jahrhunderts wurde nach einem Marathonlauf eine Belastungsleukozytose beschrieben (Larrabee 1902). Die folgenden Untersuchungen bestätigen einen Anstieg der Leukozyten nach intensiven körperlichen Belastungen von den Normalwerten (4000–8000 Leukozyten/µl) auf 14000–35000 Zellen/µl Blut, unabhängig von der Belastungsdauer, die von wenigen Minuten bis zu mehreren Stunden reichte (De Lanne et al. 1960; Wilkerson et al. 1979; McCarthy et al. 1987; Übersicht bei McCarthy u. Dale 1988). Einige Autoren stellten dabei einen umgekehrt proportionalen Zusammenhang zwischen einem guten Trainingszustand und dem Ausmaß der Leukozytose fest (Moorthy u. Zimmermann 1978; Soppi et al. 1982). Bei differenzierter Betrachtung des Blutbildes führt eine kurze Belastungsdauer von bis zu 30 min eher zu einer verstärkten Lymphozytose (Egoroff 1924; Hartmann u. Jokl 1930; Jokl 1931 b; Edwards u. Wood 1933; Karpovich 1935; Meyer u. Pella 1947; Rohde u. Wacholder 1953; Andersen 1955; Steel et al. 1974; Hedfors et al. 1976; Yu et al. 1977; Hedfors et al. 1978; Bieger et al. 1980; Weiss et al. 1981; Soppi et al. 1982; Tomasi et al. 1982; Hedfors et al. 1983; Edwards et al. 1984; Simon 1984; Gimenez et al. 1987; Röcker u. Franz 1986; Christensen u. Hill 1987; Gimenez et al. 1987; Masuhara et al. 1987; Tchorzewski et al. 1987), während bei längeren, intensiven Belastungen eine Granulozytose vorherrscht (Isaacs u. Gordon 1924; Egoroff 1924; Hartmann u. Jokl 1930; Jokl 1931 b; Edwards u. Wood 1933; Karpovich 1935; Ahlborg u. Ahlborg 1970; Eskola et al. 1978; Wells et al. 1982; Simon 1984; Davidson et al. 1986; Röcker u. Franz 1986; Lewicki et al. 1987; Nieman et al. 1989; Espersen et al. 1990).

Die klinische Bedeutung dieser quantitativen Verschiebungen innerhalb des weißen Blutbildes ist bis heute noch nicht geklärt. Daher ist sie, allein betrachtet, noch nicht sehr aussagekräftig, zumal die Leukozytengesamtzahl 2–3 h nach der Belastung ihr vorheriges Ausgangsniveau annähernd wieder erreicht. Nach unserer Auffassung könnte diese Phänomen auch durch einen rein mechanisch bedingten Ausschwemmeffekt auftreten, wobei eine Analogie zu der schwammartigen Struktur der lymphatischen Organe eine Rolle spielen könnte. Ebenso gibt eine kurzzeitige Veränderung des Verhältnisses von T- zu B-Lymphozyten noch keine Auskunft über eine veränderte Abwehrlage des Organismus (Steel et al. 1974; Hedfors et al. 1976; Tomasi et al. 1982; Hedfors et al. 1983; Edwards et al. 1984; Landmann et al. 1984). Dagegen liefert eine genaue Charakterisierung von T-Lymphozytensubpopulationen mittels monoklonaler Antikörper schon eindeutigere Aussagen über ein geschwächtes Abwehrsystem. So werden T_4-(„helper/ inducer"-) und T_8-(„suppressor/cytotoxic")-Lymphozyten als wichtige regulatorische Abwehrzellen angesehen, wobei eine Verkleinerung des T_4/T_8-Quotienten mit einer Immunsuppression und einer erhöhten Infektanfälligkeit einhergeht (Hansbrough et al. 1984; Nash 1986). Heute liegen zahlreiche Befunde vor, die auf eine Reduktion des T_4/T_8-Quotienten nach verschiedenen körperlichen Belastungen hinweisen (Hedfors et al. 1983; Landmann et al. 1984; Berk et al. 1985; Brahmi et al. 1985; Berk et al. 1986; Christensen u. Hill 1987; Tchorzewski et al. 1987; Berk et al. 1988; Keast et al. 1988; Lewicki et al. 1988; Kindermann et al. 1989; Werle et al. 1989; Espersen et al. 1990; Ricken et al. 1990). Im Gegensatz dazu wird nur in einer Studie eine Vergrößerung des T_4/T_8-Quotienten nach 1,5 und 21 h im Anschluß an einen Marathonlauf beschrieben (Niemann et al. 1989).

Qualitative Veränderungen der Leukozyten

Aktivität der Lymphozyten

Weitere Informationen über die Abwehrlage liefern Untersuchungen, bei denen die funktionellen Veränderungen der Lymphozyten im Vordergrund stehen. Das Proliferationsverhalten nach mitogener Stimulation und die DNS-Synthese von menschlichen Lymphozyten nimmt in vitro nach einer körperlichen Belastung ab (Hedfors et al. 1976; Eskola et al. 1978; Robertson et al. 1981; Zimmer et al. 1982; Hedfors et al. 1983; Oshida et al. 1988), was auch im Tierversuch bestätigt werden konnte (Hoffman-Goetz et al. 1986). Hedfors et al. (1983) sehen diese Suppression der Lymphozytenproliferation in der oben bereits erwähnten Reduktion des T_4/T_8-Quotienten. Diese Befunde sind jedoch mit äußerster Vorsicht zu interpretieren, da das Verhalten der Lymphozyten nach mitogener Stimulation in vitro eine große Streubreite aufweist. So ist es auch erklärlich, daß einige Befunde keine Veränderung oder sogar einen Anstieg nach körperlicher Belastung zeigen (Green et al. 1981; Soppi et al. 1982; Edwards et al. 1984). Auch über den Einfluß von Sport auf die Produktion von Antikörpern liegen unterschiedliche Befunde vor. Tvede et al. (1989) fanden nach einem Ausdauertraining von 1 h bereits eine signifikante Reduktion der Anzahl der IgG, IgM und IgA produzierenden B-Lymphozyten, Werte, die sich erst 24 h später normalisierten. Mehrere Untersuchungen berichten über eine Verminderung des IgA-Gehaltes im Speichel, der Immunglobuline im Blut sowie eine verringerte Antikörpersynthese von Lymphozyten in vitro (Israel et al. 1982; Tomasi et al. 1982; Hedfors et al. 1983; Petrova et al. 1983; Schouten et al. 1988b). Im Gegensatz dazu konnte unmittelbar nach verschiedenen körperlichen Belastungen keine Veränderung in der Konzentration von Immunglobulinen festgestellt werden (Haralambie 1970; Eberhardt 1971; Hanson u. Flaherty 1981), wobei ein Marathonlauf keinen Einfluß auf die Antikörpersynthese ausübte (Eskola et al. 1978). Im Tierversuch konnte in vivo sogar eine Steigerung der Antikörperproduktion gegenüber Salmonella typhi bei trainierten Mäusen beobachtet werden (Liu u. Wang 1987).

Funktionsänderungen der Granulozyten

Im Rahmen der Abwehr stellt die unspezifische Phagozytose der Granulozyten eine erste „ad hoc-Verteidigung" und „Aufräummöglichkeit" des Körpers dar. Die Phagozytoseleistung der neutrophilen Granulozyten fällt bei trainierten und untrainierten Versuchspersonen mit steigender Belastung, wahrscheinlich infolge von Überbeanspruchung, ab (Petrova et al. 1983). Ähnlich können weitere Befunde interpretiert werden, die nach einer maximalen Belastung bei Neutrophilen eine verminderte Phagozytoseleistung, verbunden mit einer verringerten Aktivität gegenüber Bakterien, beschreiben (Eberhardt 1971; Lewicki et al. 1987). Allerdings ist darauf hinzuweisen, daß diese Veränderungen in Abhängigkeit vom Trainingszustand auftreten. Bei einer untrainierten Kontrollgruppe wird sogar eine leichte Steigerung der Phagozytoseaktivität nach der Belastung beobachtet, was für einen Zusammenhang von Trainingszustand und erhöhter Infektanfälligkeit spricht (Lewicki et al. 1987).

Aktivierung von NK-Zellen

Die NK-Zellen spielen eine bedeutende Rolle in der Abwehr von viralen Infektionen und malignen Entartungen. Innerhalb der „immune surveillance" sind es hauptsächlich NK-Zellen, die für die Erkennung und Zerstörung von auftretenden neoplastischen Zellen verantwortlich gemacht werden (Herberman u. Ortaldo 1981). Im Gegensatz zu den meisten bereits beschriebenen Immunparametern erhöht sich in vielen Studien die Zahl und die Aktivität der NK- bzw. Killerzellen unmittelbar nach verschiedenen körperlichen Belastungen (Hedfors et al. 1976, 1987; Targan et al. 1981; Hirsen u. Malham 1983; Edwards et al. 1984; Brahmi et al. 1985; Deuster et al. 1988; Pedersen et al. 1988; Fiatarone et al. 1989; Nieman et al. 1989; Espersen et al. 1990; Pedersen et al. 1990). Allerdings ist diese gesteigerte Aktivität, die sich durch eine erhöhte Zytotoxizität äußert, nur von kurzer Dauer, denn 1–2 h nach dem Belastungsende kann ein vermindertes zytotoxisches Verhalten beobachtet werden, das nach ca. 20–24 h wieder das Ausgangsniveau erreicht (Tomasi et al. 1982; Brahmi et al. 1985; Pedersen et al. 1988, 1990). Es folgt also nach einer kurzen Phase der Stimulierung eine Phase der Suppression der NK-Zellaktivität, deren Bedeutung für die Abwehrlage schwer einzuschätzen ist. Bei schwimmenden Mäusen kann eine deutliche Abnahme der NK-Zellaktivität beobachtet werden, die als Immunsuppression gewertet wird (Aarstad et al. 1983). Dagegen beschreiben Nieman et al. (1989) eine erhöhte NK-Zellaktivität nach einem moderaten Training von 6 und 15 Wochen, die mit einer verminderten Infektanfälligkeit der oberen Atemwege korreliert. Hier spielen mit Sicherheit noch andere Faktoren wie z.B. der psychische Streß nicht nur im Tierversuch eine entscheidende Rolle, wobei über Psychohormone die Funktion der Abwehrzellen, insbesondere der NK-Zellen, moduliert wird (s. unten).

Reaktionsmuster des Monozyten-Makrophagen-Systems

Eine herausragende Rolle bei der Bestimmung des Immunstatus spielt das Monozyten-Makrophagen-System. Da diese Zellen sowohl in den afferenten als auch in den efferenten Schenkeln des Immunsystems eingebunden sind, nehmen sie bei den meisten Immunreaktionen eine Schlüsselposition ein (Kaboth u. Begemann 1977; Bursuker u. Goldman 1983; Roitt et al. 1987). Weit über ihre „Scavengerfunktion" hinaus sind die Zellen des „mononuclear phagocyte system" (van Furth 1970, 1982) in die meisten Abwehrprozesse integriert (vgl. Radzun 1985). Dazu gehören die Antigenerkennung und die Antigenpräsentation, über die sowohl zelluläre als auch humorale Abwehrmechanismen induziert werden können und über die die Regulation der Lymphozytenproliferation und -differenzierung erfolgt (Rosenthal 1980; Dougherty u. McBride 1986; Unanue 1978). Ricken u. Kindermann (1986) weisen auf die Bedeutung der Phagozytose als erste Hürde einer Infektion hin. Während bei einigen Untersuchungen die Phagozytoseaktivität nach verschiedenen sportlichen Belastungen unverändert blieb (Bieger et al. 1980; Weiss et al. 1981), wird in neueren Untersuchungen eine gesteigerte Phagozytoseaktivität von Monozyten bzw. Makrophagen im Tierversuch und beim Menschen beschrieben (Fehr et al. 1988, 1989; Woods et al. 1990). Parallel dazu ist auch eine erhöhte metabolische Aktivität zu beobachten, die anhand eines gesteigerten Energiestoffwechsels und einer vermehrten Produktion von hydrolytischen lysosomalen Enzymen nachzuweisen ist (Weiss et al. 1981; Edwards 1984; Fehr et al. 1988; 1989). Die erhöhten Konzentrationen von Interleukin-1 und Interferon nach körperlicher Arbeit sprechen für eine Aktivierung der Makrophagen (Cannon u. Kluger 1983; Cannon u. Dinarello 1984; Simon 1984; Viti et al. 1985; Evans et al. 1986; Simon 1987; Lewicki et al. 1988; Cannon et al. 1989; Order et al. 1989).

Hormonale Veränderung nach sportlicher Aktivität und Modulation der Immunantwort

Über den Einfluß von Sport auf das Hormonsystem liegen zahlreiche Befunde vor (Galbo 1981, Bunt 1986). Eine ausführliche Betrachtung soll jedoch nicht Gegenstand dieses Kapitels sein, sondern ist anderen Artikeln dieser Schrift vorbehalten. An dieser Stelle wird daher nur auf solche hormonellen Veränderungen hingewiesen, die von immunologischer Bedeutung sind.

Es besteht ein Zusammenhang zwischen dem Immunsystem und dem endokrinen System, da einige Hormone die Mobilisierung und Reaktivität von Abwehrzellen beeinflussen. In umgekehrter Richtung gehen aber auch Signale vom Immunsystem zum Hormonsystem (s. Abb. 2). Ein Beispiel dafür stellt das bei Belastung von Makrophagen sezernierte Interleukin-1 dar. Dort wird über die endokrine Achse „Hypothalamus-Hypophyse-Nebennierenrinde" eine Ausschüttung von ACTH und schließlich Kortisol bewirkt (Neeck 1988; Carr u. Blalock 1989). Diese Vorstellungen sind in Abb. 2 skizziert.

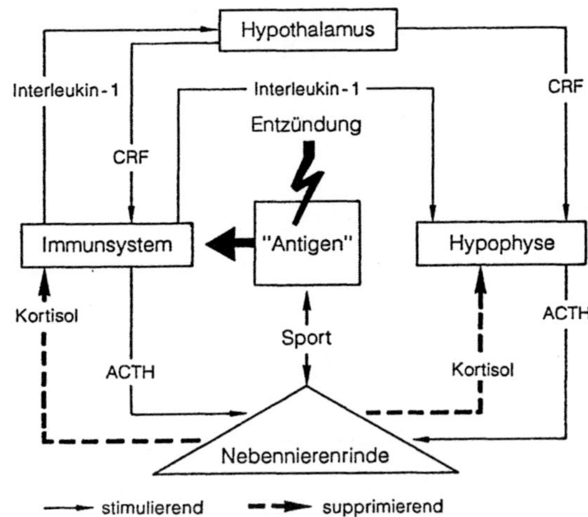

Abb. 2. Zusammenhänge zwischen dem Immunsystem und der endokrinologischen Achse „Hypothalamus-Hypophyse-Nebennierenrinde". (Verändert nach Neeck 1988)

Der Anstieg von Kortisol kann parallel zu der Belastungsleukozytose beobachtet werden (Davies u. Few 1973; Eskola et al. 1978; Carr et al. 1981; Robertson et al. 1981; Kindermann et al. 1982; Dearman u. Francis 1983; McCarthy et al. 1987; Kraemer et al. 1989; Nieman et al. 1989). Da Kortisol insgesamt immunsuppressive Eigenschaften aufweist, indem es z. B. die Lymphozytenproliferation hemmt (Craddock 1978; vgl. Bunt 1986; McCarthy u. Dale 1988), wäre eine quantitative Vermehrung von Abwehrzellen mit gleichzeitiger funktioneller Beeinträchtigung widersinnig. Aus diesem Grund ist der Anstieg von Kortisol eher als Gegenregulation des Körpers zu werten. Wenn es nach einer sportlichen Belastung zu einer unkontrollierten Vermehrung der verschiedenen Abwehrzellen oder zu einer Alteration von körpereigenen Strukturen kommt, könnte dieser Prozeß zu einer Autoimmunkrankheit führen. Daher bietet diese physiologische Immunsuppression die Möglichkeit einer antigenspezifischen Aktivierung der Lymphozyten, verhindert die Aktivierung pathologischer Lymphozytenpopulationen und schützt auf diese Weise den Organismus vor einer überschießenden Immunreaktion (Neeck 1988).

Dementsprechend verändert sich auch die Zahl der Rezeptoren auf der Zellmembran, wobei Quantität und Aktivierungszustand eine wesentliche Rolle spielen (s. unten, Abschn. „Trainingseinflüsse ..."). Ebenso ist das Verhalten der Katecholamine zu werten, die nach physischen und psychischen Belastungen ansteigen, was insgesamt durch einen verstärkten Sympathikuseinfluß zu erklären ist (Kindermann et al. 1982; Dearman u. Francis 1983; Eliasson 1984; Landmann et al. 1984; McCarthy u. Dale 1988; Werle et al. 1989). Die Erhöhung des Katecholaminspiegels ist eng mit der gesteigerten Leistungsfähigkeit des Körpers verknüpft, wobei die Hormone sowohl mit zunehmender Belastungsdauer als auch mit erhöhter Belastungsintensität ansteigen. Nach McCarthy u. Dale (1988) sind die Katecholamine in der frühen Phase der Leukozytose für die Entleerung der marginalen Depots verantwortlich, während das oben bereits erwähnte Kortisol die weitere Mobilisierung von Leukozyten aus dem Knochenmark bewirkt. Ein Zusammenhang zwischen Trainingszustand und Hormonausschüttung konnte in der Vergangenheit ebenfalls beobachtet werden, wobei untrainierte Personen einen stärkeren Anstieg der Kortisol- und Katecholaminkonzentrationen bei gleicher submaximaler Belastung aufweisen als trainierte Probanden (Galbo 1981; Lehman et al. 1981; Yakovlev u. Viru 1985; Rogers et al. 1986).

Sport und Onkologie: eine Herausforderung für die Sportmedizin

In den Industrieländern nimmt Krebs nach den Herz- und Kreislauferkrankungen die zweite Stelle in der Statistik der Todesursachen ein. Durch eine intensive Forschungsarbeit wurde die Diagnostik und das Verständnis der Krebsentstehung erheblich verbessert. Doch ein erfolgreiches Therapiekonzept konnte bis heute noch nicht entwickelt werden, denn mehr als die Hälfte aller Krebspatienten sterben noch in den ersten 5 Jahren nach der Diagnose. Daher stellen sich der sportmedizinische Forschung 2 immunologisch wichtige Fragen: „Hat ein sportliches Training bei Krebserkrankungen eine ähnliche präventive Wirkung wie bei den Herz- und Kreislauferkrankungen?" Und: „Kann eine gezielte körperliche Belastung in der Therapie bzw. Rehabilitation des Krebskranken eingesetzt werden, um ihn vor Rezidiven oder Metastasen zu schützen?"

Die psychischen und physischen Auswirkungen des Ausdauersports, wenn er moderat betrieben wird, können auch eine kanzeroprotektive bzw. postkanzerorehabilitative Wirkung ausüben (s. Abb. 3). Dabei spielen sowohl die Sportimmunologie als auch die Psychoonkologie eine bedeutsame Rolle und zwar nicht nur über den Weg der entzündungsanalogen Reaktion bzw. der Neuropeptide und Immunotransmitter, sondern auch über verschiedene sportimmunologische Regelkreise und über den Weg der Psychoonkologie (s. Abb. 3).

Aktuelle Befunde von Tierversuchen weisen auf die präventive Wirkung eines Ausdauertrainings hin (Good u. Fernandes 1981). Mittels eines täglichen Lauf- oder Schwimmtrainings konnte die Sterberate von Mäusen nach subkutaner Injektion von DMBA um 21,5% bzw. 22,9% reduziert werden (Schmidt 1986). In einem anderen Versuchsansatz erzielten Uhlenbruck u. Order (1987) nach einem 2wöchigen Lauftraining ein ähnliches Ergebnis. Das Wachstumsverhalten von subkutan inokulierten Fibrosarkomzellen wurde anhand des Tumorvolumens und Tumorgewichtes quantifiziert. Bei einer täglichen Laufstrecke von 200 m wurde gegenüber der Kontrollgruppe ein um 44% geringeres Tumorgewicht beobachtet. Allerdings erhöhte sich das Tumorgewicht in den anderen Versuchsgruppen, die täglich längere Distanzen bewältigen mußten. Um die Frage zu beantworten, ob ein trainierter Organismus die Tumorzellen besser abwehren kann, erfolgte die Tumorinokulation nach einem 4wöchigen Lauftraining, das dann noch 2 Wochen mit gleicher Intensität fortgesetzt wurde. Auch bei diesem Versuchsansatz erzielte ein moderates Lauftraining (tgl. 200 m) die beste Suppression des Tumorwachs-

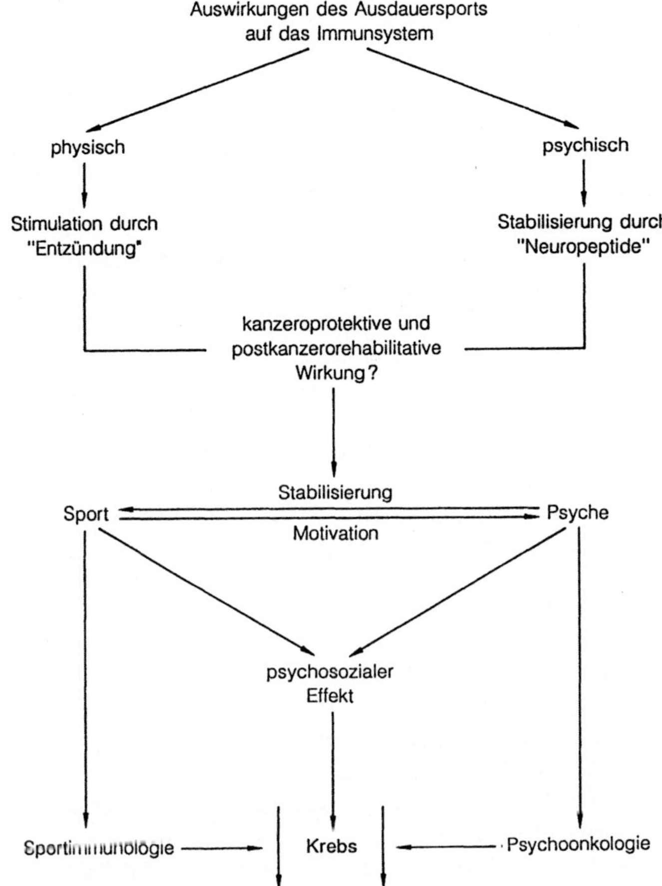

Abb. 3. Psychoneuroimmunologische Interaktionen zwischen sportlicher Aktivität und Krebs

tums. Ebenso wurde der Einfluß eines Ausdauertrainings auf die Bildung von Lungenmetastasen untersucht. Nach einem 4wöchigen Trainingsprogramm blieben immerhin 8 von 12 Tieren von Lungenmetastasen verschont, während bei allen Kontrolltieren Metastasen auftraten (Uhlenbruck u. Order 1987). Diese im Tiermodell erhobenen Befunde weisen auf eine Hemmung von Tumorwachstum und Metastasenbildung in Abhängigkeit von der Belastungsdauer und -intensität hin. Da die meisten Menschen nicht am Primärtumor, sondern an den Metastasen sterben, ist dieser Aspekt von besonderer Bedeutung. Unklar ist zur Zeit noch, welche immunologischen Reaktionen für die verbesserte Tumorabwehr verantwortlich sind. Die bezüglich der Mobilisierung und Aktivierung der NK-Zellen nach körperlicher Belastung dargestellten Befunde sind besonders zu beachten, da diese Effektorzellen mitverantwortlich sind für das Erkennen und die Zerstörung von neoplastischen Zellen (Hanson u. Flaherty 1981; Targan et al. 1981; Hirsen u.

Malham 1983; Edwards et al. 1984; Nguyen et al. 1984; Deuster et al. 1988; Pedersen et al. 1988, 1989). Eine besondere Beachtung verdient auch die bereits beschriebene Stimulation des Monozyten-Makrophagen-Systems nach verschiedenen Belastungen, die durch einen gesteigerten Energiestoffwechsel, eine vermehrte Produktion von hydrolytischen, lysosomalen Enzymen und eine gesteigerte Rate der unspezifischen Phagozytose gekennzeichnet ist (Bieger et al. 1980; Weiss et al. 1981; Fehr et al. 1988, 1989; Woods et al. 1990). Selbst die supprimierte Phagozytosefähigkeit von tumortragenden Tieren konnte durch ein mehrwöchiges Ausdauertraining leicht verbessert werden (Jäpel et al. 1990). Dieser Befund spielt eine wichtige Rolle, da die Phagozytose die Grundlage für jede Antigenpräsentation bildet. Darüber hinaus haben Makrophagen als direkte Effektorzelle eine wichtige Funktion bei der Tumorabwehr inne und verfügen über die Fähigkeit, Krebszellen in antikörperabhängigen und antikörperunabhängigen Reaktionen zu lysieren (Nathan et al. 1980; Adams et al. 1983; Adams u. Somers 1985). Im Tiermodell konnte neben der allgemeinen unspezifischen Aktivierung eine gesteigerte Tumortoxizität der Makrophagen nach körperlicher Belastung beobachtet werden (Lötzerich et al. 1990). Diese dargestellten Ergebnisse würden für eine Integration moderater sportlicher Belastungen in die Tumortherapie und -rehabilitation sprechen. Weiterhin kann ein Zusammenhang zwischen 2 wichtigen Beobachtungen hergestellt werden. Zum einen wird berichtet, daß Tumorträger selten Infekte in ihrer Anamnese aufweisen (Remy et al. 1983); zum anderen können nach einer körperlichen Belastung einige Merkmale von Infektionen wie z.B. der Anstieg der Interleukine 1 und 2 und von Interferon nachgewiesen werden (Cannon u. Kluger 1983; Cannon u. Dinarello 1984; Simon 1984; Viti et al. 1985; Evans et al. 1986; Lewicki et al. 1988; Simon 1987; Cannon et al. 1989; Pedersen et al. 1990). Ist unser Immunsystem also durch sportliche Betätigungen trainierbar? Obwohl van Aaken vor 20 Jahren noch nicht über das Wissen der heutigen Immunologie verfügte, glaubte er an einen umgekehrten Zusammenhang von sportlicher Aktivität und Krebs, den er nach seiner Auffassung auch statistisch belegen konnte (van Aaken 1969, 1971, 1982). Doch seine erhobenen Daten halten einer kritischen Betrachtung nicht stand. Denn von 1000 Fragebögen an Ausdauerathleten erhielt er nur die Hälfte zurück, die er mit Daten von Patienten aus seiner Praxis verglich. Bei der Läufergruppe traten Tumorerkrankungen in 0,9 % der Fälle auf im Gegensatz zu 6,4 % bei seiner Kontrollgruppe. Eine Beweisführung für die krebsprophylaktische Wirkungsweise eines Ausdauertrainings ist mit diesen Zahlen jedoch nicht möglich. Denn erstens hat die Hälfte der Befragten nicht geantwortet, zweitens zeichnete sich die Gruppe der Antwortenden durch eine gesunde Lebensweise aus. Außerdem waren fast 80 % Nichtraucher und nur 3 Personen nahmen starke alkoholische Getränke zu sich. Wie schwer eine solche Einschätzung über den Zusammenhang von körperlicher Aktivität und Krebsrisiko ist, zeigen weitere epidemiologische Daten, die vorwiegend aus den USA stammen (Überblick bei Kohl et al. 1988). Von einer täglichen körperlichen Beanspruchung im Beruf müßte demnach auch eine krebshemmende Wirkung ausgehen. Jedoch sind hohe körperliche Belastungen häufig mit einem niedrigen sozialen Status gekoppelt, der sich durch die meist schlechteren Lebensgewohnheiten (z.B.

Rauchen und Alkoholkonsum) eher negativ auf eine mögliche Krebsprophylaxe auswirkt. Daher kann eine Reduktion des Krebsrisikos durch körperliche Aktivität nur bedingt nachgewiesen werden (Kohl et al. 1988). In einigen Studien von Collegeabsolventen wird sogar von einem gehäuften Auftreten von malignen Erkrankungen bei ehemaligen Athleten berichtet (Rook 1954; Polednak 1976). Im Gegensatz dazu weisen andere Autoren auf einen umgekehrten Zusammenhang von sportlicher Aktivität und Krebserkrankungen hin (Frisch et al. 1985; Paffenbarger et al. 1986, 1987). In Übereinstimmung mit Shepard (1986) kann festgestellt werden, daß es nicht einfach sein wird, einen direkten Zusammenhang zwischen sportlicher Aktivität und malignen Erkrankungen zu finden.

Ausdauersport und Aids:
Grenzen und Möglichkeiten der Beeinflussung

Unter Aids („acquired immunodeficiency syndrome") versteht man eine Krankheit, die durch weitgefächerte immunologische Inkompetenz gekennzeichnet ist. Die Merkmale der Immunschwäche Aids treten oft sehr lange nach der Infektion mit dem HIV-1-Retrovirus auf, wodurch sich die Krankheit zur weltweiten Pandemie entwickeln konnte. Erst das Auftreten mehrerer opportunistischer Infektionen, die einen Organismus mit intaktem Immunsystem nicht gefährden können, weisen auf das Endstadium der Aids-Krankheit hin. Immunologisch ist ein starker Abfall von T_4-Helferlymphozyten (CD4+) und Makrophagen zu beobachten, da diese Effektorzellen bevorzugt von dem Retrovirus befallen werden, wodurch Schlüsselfunktionen innerhalb der Immunantwort ausfallen (Koch 1987). Innerhalb der „Miami Exercise Intervention Study" wurde der Versuch unternommen, mittels eines Trainingsprogramms den Krankheitsverlauf positiv zu beeinflussen (LaPerriere et al. 1989). Die Studie wurde mit 46 Homosexuellen, einer Risikogruppe für die Infektion mit dem HIV-Retrovirus, durchgeführt. Sie absolvierten ein 10wöchiges Trainingsprogramm (3mal wöchentlich 45 min Fahrradergometer). Bei allen Teilnehmern wurden zu Beginn der Studie keine Hinweise auf eine HIV-Infektion gefunden. Die Aids-Diagnose war Bestandteil der Untersuchungen, wodurch der psychische Einfluß der Aids-Diagnose auf immunologischer Ebene beobachtet werden konnte. Auf zellulärer Ebene bewirkte das Trainingsprogramm einen schwachen Anstieg der gesamten T-Lymphozyten und der T_4-Helferlymphozyten (CD4+) in der trainierten Gruppe, auch bei den HIV-Positiven. Nach der Diagnose fiel bei den HIV-positiven Untrainierten die Zahl der NK-Zellen stärker ab als in der trainierten Gruppe. Parallel dazu stiegen die Depressionen und Spannungsängste in einem größeren Ausmaß an. Insgesamt übte das Ausdauertraining eine Pufferwirkung auf die psychosozialen Variablen und immunologischen Daten aus. Eine deutsche Pilotstudie konnte ebenfalls einen kurzfristigen Anstieg des zellulären Abwehrsystems und eine deutliche Verbesserung der psychischen Befindlichkeit durch ein gezieltes Trainingsprogramm mit Aids-Patienten zeigen (Schlenzig et al. 1990). In einigen Programmen ist das Sporttreiben heute schon ein fester Bestandteil der therapeutischen Maßnahmen. Sport bietet den Kranken die Möglichkeit, selbst einen aktiven Beitrag zur Bewältigung ihrer Krankheit zu leisten.

Sportliches Leistungserlebnis und Psyche: Ineinandergreifen psychoneuroendokrinoimmunologischer Regelkreise

Der antike Satz des Juvenal „Mens sana in corpore sano (Satiren 10, Vers 356) den man auch modern, im Zeitalter des Joggings, formulieren könnten: „Mens curata in corpore currente" (Uhlenbruck 1980), erhält heute neue Nahrung durch die Entdeckung hinsichtlich der Interaktionen von Psyche und Immunsystem, die sich in einer neuen Forschungsdisziplin, der Psychoneuroimmunologie, etabliert hat (Besedovsky u. Sorkin 1977; Solomon 1987). In den letzten Jahren wurden immer neue Vernetzungen zwischen Psyche, Gehirn, Hormon- und Immunsystem entdeckt, die noch schwer zu interpretieren sind, da viele Regelmechanismen noch unbekannt sind. Dagegen ist schon seit längerer Zeit bekannt, daß neuroanatomische Nervenverbindungen zu den lymphoiden Organen und Geweben des Immunsystems, wie z.B. Thymus, Knochenmark, Milz und Lymphknoten, bestehen (Borysenko u. Borysenko 1982; Blalock 1984). Besonders erwähnenswert ist die Tatsache, daß einige Rezeptoren sowohl von Nervenzellen als auch von Abwehrzellen exprimiert werden können (Weigent u. Blalock 1987).

Psychische Belastungen in Form von Streß führen zu einer Immunsuppression (Jemmott et al. 1983; Glaser u. Kiecolt-Glaser 1986), die sich in einer verminderten Zytotoxizität der NK-Zellen äußern kann (Irwin et al. 1987; Irwin 1988; Irwin et al. 1990). Hierdurch werden die Infektanfälligkeit und sogar das Tumorwachstum begünstigt (Laudenslager et al. 1983). Dagegen kann sportliche Aktivität durch die Freisetzung von körpereigenen Opiaten im limbischen System ein Wohlgefühl im Organismus erzeugen. Viele Wissenschaftler konnten eine Steigerung von Neuropeptiden, speziell von β-Endorphin, nach verschiedenen körperlichen Belastungen beobachten (Carr et al. 1981; Colt et al. 1981; Dearman u. Francis 1983; Grossman u. Sutton 1985; De Meirleir et al. 1986; Kraemer et al. 1989). β-Endorphin übt eine aktivierende Wirkung auf die NK-Zellen aus (Mathews et al. 1983), womit eine Verbindung zum Immunsystem hergestellt werden kann. Durch sportliche Betätigung kann also über die Psyche ein stimulierender Einfluß auf die Effektorzellen des Immunsystems ausgeübt werden: ein gesunder Geist beseelt sozusagen einen gesunden oder gesundenden Körper.

Eine besondere Rolle spielt diese Tatsache bei der Rehabilitation der Krankheiten Krebs und Aids, bei denen durch sportliche Aktivität eine Reduktion von Streß und Ängsten bewirkt werden kann, da speziell diese beiden Krankheiten von einem starken psychischem Streß begleitet werden, der eine weitere Immunsuppression induzieren kann (vgl. Borysenko 1982; s. die beiden vorigen Abschnitte). Nach unserer Auffassung ist es auch in diesem Zusammenhang wichtig darauf hinzuweisen, daß in der Rehabilitation von Suchtkranken (Alkoholkranke und Drogenabhängige) das Umsteigen auf die Droge „Ausdauersport" eine nicht zu unterschätzende rehabilitative Maßnahme bieten könnte.

Trainingseinflüsse auf das Rezeptorenmosaik der Zellmembran

Sehr interessant ist die Fragestellung, ob durch regelmäßiges sportliches Ausdauertraining nicht nur die quantitative Zahl der Immunozyten beeinflußt wird, sondern auch ihre Qualität, d. h. Funktionstüchtigkeit, z. B. gemessen an ihrer Fähigkeit auf mitogene Reize hin stimuliert zu werden (T-, B-Lymphozyten) oder aber sich an der (Lektin- bzw. Fc-Rezeptorvermittelten) Phagozytose zu beteiligen (Gabius et al. 1988). Eine verbesserte Funktionsfähigkeit jedoch dürfte in der Regel mit einer vermehrten Rezeptorzahl einhergehen, weil es sehr schwer ist, die verbesserte Qualität eines Rezeptors (z. B. nachgewiesen am Insulinrezeptor) nachzuweisen.

Einen vermehrten Zellrezeptorbesatz hat man bei jugendlichen Zellen, was v. a. auch Untersuchungen mit Lektinen zum Nachweis von Glykokonjugaten bzw. Glykokonjugate zum Erfassen von Lektinen an Membranen gezeigt haben (Uhlenbruck 1988). Dabei spielen auch Wachstumsfaktoren eine bedeutende Rolle. Es erstaunt jedoch, daß diese bei Ausdauersportlern noch nicht bestimmt worden sind.

Eine starke Reduzierung von Membranrezeptoren findet sich vor allem nach toxischer Schädigung von Zellen (Gifte, Alkohol), bei chronisch-zehrenden Erkrankungen und auch beim Prozeß des Alterns von Zellen. Man könnte sogar die These vertreten, daß die Begrenzung der Zellteilung, die durch das Hayflick-Phänomen gegeben ist, eben durch einen Rezeptorverlust zustande kommt. Umgekehrt beruht die Kontaktstimulation von Tumorzellen auf qualitativ, quantitativ und topochemisch veränderten Rezeptoren (Uhlenbruck 1989).

An einem praktischen Beispiel soll einmal demonstriert werden, wie schwierig es oft ist, solche Rezeptorveränderungen einzeln festzustellen. In Tabelle 1 sind verschiedene Neoglykoproteine aufgelistet, welche auf histologische Schnitte ausdauertrainierter Tiere eingewirkt haben, wobei sie mehr oder weniger gut an entsprechende Lektine der betreffenden Organe und Gewebe gebunden werden. Gelegentlich sieht man hier, z. B. bei der Leber, eine deutliche Rezeptorzunahme. Umgekehrt kann man natürlich auch mit markierten Lektinen die Glykokonjugatstrukturen der Membran bestimmen. Das gleiche gilt für Immunozyten, für Makrophagen und Neutrophile und stellt eine gute Korrelation zu den verschiedenen Funktionstests dieser Zellen her (unveröffentlichte Befunde), z. B. im Hinblick auf die Lektinophagozytose.

Das vermehrte Auftreten von nichtimmunologischen Rezeptoren unter sportlicher Belastung ist schon im Falle der β-Adrenorezeptoren beschrieben worden (Butler et al. 1982; Werle et al. 1989). Darüber hinaus ist das vermehrte Auftreten von C3-, IgG-Fc- und HLA-Rezeptoren unter extremen Trainingsanforderungen bekannt (Hedfors et al. 1976; Tvede et al. 1989). Man könnte in diesem Falle vielleicht nicht nur vom „survival of the fittest" sprechen, sondern auch vom „survival of the outfittest" reden, das gleichzeitig die Ambivalenz der körperlichen Leistungsfähigkeit aufzeigt. Denn man würde auf diese Weise natürlich auch genügend Rezeptoren für Invasoren in Form von Bakterien und Viren zur Verfügung stellen, obwohl sie andererseits auch wieder zur Bekämpfung dieser Invaso-

Tabelle 1. Lektinvermehrung bei ausdauertrainierten Mäusen (Laufband). Analyse der Organe bzw. Gewebe bei 3 Tieren (*1, 2* und *3, K* Kontrolle). Die Kohlenhydratbindungsfähigkeit der Lektine wurde mit Hilfe von Neoglykoproteinen bestimmt (in Zusammenarbeit mit Priv.-Doz. Dr. H. J. Gabius vom MPI in Göttingen); + schwache Reaktion; ++ starke Reaktion (Färbung)

Typ des Neo-Glykoproteins	Leber				Herz				Muskel			
	K	1	2	3	K	1	2	3	K	1	2	3
Melibiose-BSA	+	+	+	++	+	+	+	+	++	+	+	+
GalNAc-BSA	+	+	++	++	+	+	+	++	++	++	++	++
Fukose-BSA	+	+	+	++	+	+	+	+	+	+	++	+
Mannose-6-P-BSA	+	+	+	++	+	+	++	+	+	+	+	+
Xylose-BSA	+	+	++	+	+	+	+	++	++	+	+	+

ren dienen. Ein anderes Beispiel stellen die Makrophagen dar, die zum einen durch Aufräumarbeiten beschäftigt werden, zum anderen aber auch trainiert werden, um Infektionen zu begegnen. Diese Aufgaben lenken sie offenbar von ihrer Beteiligung an der Bildung arteriosklerotischer Plaques ab, so daß man auf diese Weise auch wiederum die kardiovaskulären Aspekte der Sportmedizin mit immunologischen Phänomenen assoziieren kann.

Was auf Dauer hilft: Ausdauer!

Bei unkritischer Bewertung der dargestellten Befunde könnten dem Sport allgemein immunsuppressive Eigenschaften zugeordnet werden. Betrachtet man die Ergebnisse aus dem Bereich des Hochleistungssport, so trifft dies bedingt zu. Denn nur unmittelbar nach einer körperlichen Belastung ist eine Stimulation von einigen Immunfunktionen zu beobachten, die jedoch nach ca. 2 h sogar unter das Ausgangsniveau abfallen können. Diese 2. Phase wäre für die erhöhte Infektanfälligkeit der Sportler verantwortlich zu machen, da das Immunsystem bei ihnen täglich strapaziert wird. Es stellt sich jedoch die Frage, ob es im Verlaufe der Evolution sinnvoll war, wenn der Organismus nach jeder körperlichen Belastung, wie sie bei „Fight-, Fright- und Flightreaktionen" auftreten, mit einer anschließenden Immunsuppression reagiert.

Dieses scheinbar paradoxe Verhalten ist nur durch das Ineinandergreifen der Regelkreise des Zentralnervensystems einerseits und des Immunsystems andererseits zu erklären, denn viele Neurotransmitter können als Immunotransmitter wirken und viele Immunotransmitter (Lymphokine und Monokine) wirken als Neurotransmitter. Es ist sinnlos, daß der Organismus infektanfälliger wird, wenn er sich gerade einer unmittelbaren Gefahr durch Flucht oder Kampf, also körperlicher Aktivität, entzogen hat. Genau das Gegenteil ist sinnvoll, und einige Studien mit moderaten Belastungen sprechen für diesen immunstimulierenden Effekt. Gerade beim Sport gilt der berühmte Satz des Paracelsus, daß es die Dosis ist, welche das Gift macht. Daher steht die Sportmedizin in den kommenden Jahren vor der Aufgabe, für jeden einzelnen die individuelle, optimale Belastungsintensität zur Erhaltung bzw. Steigerung der Immunfunktion zu finden. Eine besondere Bedeutung gewinnt damit die gezielte sportliche Betätigung innerhalb der Rehabilitation von Krebs- und Aidskranken sowie bei Suchtpatienten.

Weiterhin muß das steigende Gesundheitsbewußtsein der Bevölkerung in richtige Bahnen gelenkt werden, um so Überbelastungen im Freizeitsport zu vermeiden. Der Antistreßeffekt des Breitensports wirkt mit Sicherheit immunstabilisierend bzw. -stimulierend.

Die individuelle Immunüberwachung im Leistungssport darf dem Athleten als wichtiges Element der Trainingssteuerung und Leistungsdiagnostik nicht vorenthalten werden.

Literatur

Aaken E van (1969) Die Dauerfunktion der biologischen Oxydation als Krebsprophylaxe. Ecken, Waldniel

Aaken E van (1971) Statistischer Beweis einer möglichen Krebsprophylaxe durch jahrelange vermehrte Dauerfunktion der biologischen Oxydation mit Ausblick auf die letzte Ursache der Krebserkrankung. Ecken, Waldniel

Aaken E van (1982) Ist das Krebsproblem nicht schon längst gelöst? Verlag Mehr Wissen, Düsseldorf

Aarstad HJ, Gaudernack G, Seljelid R (1983) Stress causes reduced natural killer activity in mice. Scand J Immunol 18:461–464

Adams DO, Somers SD (1985) The cell biology of tumor cell capture by activated macrophages. In: Henkart P, Martz E (eds) Mechanisms of cell-mediated cytotoxicity II. Plenum, New York, pp 65–74

Adams DO, Johnson WJ, Marino PA, Dean JH (1983) Effect of pyran copolymer on activation of murine macrophages: Evidence for incomplete activation by use of functional markers. Cancer Res 43:3633–3637

Ahlborg B, Ahlborg G (1970) Exercise leucocytosis with and without beta-adrenergic blockade. Acta Med Scand 187:241–246

Andersen KL (1955) Leucocyte response to brief, severe exercise. J Appl Physiol 7:671–674

Baron RC, Hatch MH, Kleeman K, MacCormack JN (1982) Aseptic meningitis among members of a high school football team. JAMA 248:1724–1727

Berg A, Weiss G, Zurmöhle H, Keul J (1989) Einfluß akuter und chronischer Ausdauerbelastung auf die Plasmaaktivität des C1-Esteraseinhibitors (C1-INH) bei gesunden Männern. Dtsch Z Sportmed 40:59–62

Berk LS, Tan SA, Nieman DC, Eby WC (1985) The suppressive effect of stress from acute exhaustive exercise on T lymphocyte helper/suppressor cell ratio in athletes and now-athletes. Med Sci Sports Exerc 17:492

Berk LS, Nieman DC, Tan SA, Nehlsen-Cannarella S, Kramer J, Eby WC, Owens M (1986) Lymphocyte subset changes during acute maximal exercise. Med Sci Sports Exerc 18:706

Berk LS, Tan SA, Nieman DC, Eby WC (1988) Stress from maximal exercise modifies T-helper and T-suppressor lymphocyte subpopulations and their ratio in man. Exerc Physiol Curr Select Res 3:1–11

Besedovsky I, Sorkin E (1977) Network of immune-neuroendocrine interactions. Clin Exp Immunol 27:1–12

Bieger WP, Weiss M, Michel G, Weicker H (1980) Exercise-induced monocytosis and modulation of monocyte function. Int J Sports Med 1:30–36

Blalock JE (1984) The immune system as a sensory organ. J Immunol 132:1067–1070

Borysenko JZ (1984) Behavioral-physiological factors in the development and management of cancer. Gen Hosp Psychiatry 4:69–74

Borysenko M, Borysenko JZ (1982) Stress, behavior, and immunity: amimal models and mediating mechanisms. Gen Hosp Psychiatry 4:59–67

Brahmi Z, Thomas JE, Park M, Park M, Dowdeswell IRG (1985) The effect of acute exercise on natural killer-cell activity of trained and sedentary human subjects. J Clin Immunol 5:321–328

Bunt JC (1986) Hormonal alterations due to exercise. Sports Med 3:331–345

Burch GE (1979) Viral diseases of the heart. Acta Cardiol 1:5–9

Bursuker I, Goldman R (1983) On the origin of macrophage heterogeneity: A hypothesis. RES 33:207–220

Butler J, O'Brien M, O'Malley K, Kelly JG (1982) Relationship of beta-adrenoreceptor density to fitness in athletes. Nature 298:60–62

Cannon J, Dinarello C (1984) Interleukin-1 activity in human plasma. Fed Proc 43:462

Cannon JG, Kluger MJ (1983) Endogenous pyrogen activity in human plasma after exercise. Science 220:617–619

Cannon JG, Fielding RA, Fiatarone MA, Orencole SF, Dinarello CA, Evans WJ (1989) Increased interleukin 1β in human skeletal muscle. Am J Physiol 257:R451–R455

Carr DJJ, Blalock JE (1989) Neuroendocrine characteristics of the immune system. J Immunol Immunopharmacol 9:195–199

Carr CM, Bullen BA, Skrinar GS et al. (1981) Physical conditioning facilitates the exercise-induced secretion of beta-endorphin and beta-lipotropin in women. N Engl J Med 305:506–563

Christensen RD, Hill HR (1987) Exercise-induced changes in the blood concentration of leukocyte populations in teenage athletes. Am J Pediatr Hematol Oncol 9:140–142

Classen HG (1982) Magnesium und Immunsystem. In: Schmidt K, Bayer W (Hrsg) Mineralstoffwechsel und Abwehrsystem. Fischer, Heidelberg, S 33–43

Colt EWD, Wardlaw SL, Frantz AG (1981) The effect of running on plasma β-endorphin. Life Sci 28:1637–1640

Craddock CG (1978) Corticosteroid-induced lymphopenia, immunosuppression, and body defense. Ann Int Med 88:564–566

Daniels WL, Vogel JA, Sharp DS (1985) Effects of virus infection on physical performance in man. Milit Med 150:8–14

Davidson RJL, Robertson JD, Maughan RJ (1986) Haematological changes due to triathlon competition. Br J Sports Med 20:159–161

Davies CTM, Few JD (1973) Effects of exercise on adrenocortical function. J Appl Physiol 35:887–891

Dearman J, Francis KT (1983) Plasma levels of catecholamines, cortisol, and beta-endorphins in male athletes after running 26.2, 6 and 2 miles. J Sports Med 23:30–38

De Lanne R, Barnes JR, Broucher L (1960) Haematological changes during muscular activity and recovery. J Appl Physiol 15:31–36

De Meirleir K, Naaktgeboren N, Steirteghem A van, Gorus F, Olbrecht J, Block P (1986) Beta-endorphin and ACTH levels in peripheral blood during and after aerobic and anaerobic exercise. Eur J Appl Physiol 55:5–8

Deuster PA; Curiale AM, Cowan ML, Finkelman FD (1988) Exercise-induced changes in populations of peripheral blood mononuclear cells. Med Sci Sports Exerc 20:276–280

Dickson DN, Wilkinson RL, Noakes TD (1982) Effects of ultra-marathon training and racing on hematologic parameters and serum ferritin levels in well-trained atheltes. Int J Sports Med 3:111–117.

Dorner H, Heinold D, Hilmer W (1987) Exercise-induced leucocytosis – its dependence on physical capability. Int J Sports Med 8:152

Dougherty GJ, McBride WH (1986) Accessory cell activity of murine tumor-associated macrophages. J Natl Cancer Inst 76:541–548

Douglas DJ, Hanson PG (1987) Upper respiratory infections in the conditioned athlete. Med Sci Sports Exerc 10:55

Eberhardt A (1971) Influence of motor activity on some serologic mechanisms of nonspecific immunity of the organism. Acta Physiol Pol 22:185–194

Edwards AJ, Bacon TH, Elms CA, Verardi R, Felder M, Knight SC (1984) Changes in the populations of lymphoid cells in human peripheral blood following physical exercise. Clin Exp Immunol 58:420–427

Edwards HT, Wood WB (1933) A study of leukocytosis in exercise. Arbeitsphysiologie 6:73–83

Egoroff A (1924) Die Veränderung des Blutbildes während der Muskelarbeit bei Gesunden. Z Klin Med 100:485–497

Eliasson K (1984) Stress and catecholamines. Acta Med Scand 215:197–204

Elson SH, Abelmann WH (1965) Effects of muscular activity upon the acute myocarditis of C3H mice infected with Trypanosoma cruzi. Am Heart J 69:629–636

Eskola J, Ruuskanen O, Soppi E, Viljanen MK, Järvinen M, Toivonen H, Kouvalainen K (1978) Effect of sport stress on lymphocyte transformation and antibody formation. Clin Exp Immunol 32:339–345

Espersen GT, Elbaed A, Ernst E, Toft E, Kaalung S, Jersild C, Grunnet N (1990) Effect of physical exercise on cytokines and lymphocyte subpopulations in human peripheral blood. APMIS 98:395–400

Evans WJ, Meredith CN, Cannon JG et al. (1986) Metabolic changes following eccentric exercise in trained and untrained men. J Appl Physiol 61:1864–1868

Faccini A, Haaijman JJ, Labo G (1986) Immunoregulation in aging. Eurage, Rijswijk

Farris EJ (1943) The blood picture of athletes as affected by intercollegiate sports. Am J Anat 72:223–257

Fehr HG, Lötzerich H, Michna H (1988) The influence of physical exercise on peritoneal macrophage functions: histochemical and phagocytic studies. Int J Sports Med 9:77–81

Fehr HG, Lötzerich H, Michna H (1989) Human macrophage function and physical exercise: phagocytic and histochemical studies. Eur J Appl Physiol 58:613–617

Fiatarone MA, Morley JE, Bloom ET, Benton D, Solomon GF, Madinodan T (1989) The effect of exercise on natural killer cell activity in young and old subjects. J Gerontol 44:37–45

Fitzgerald L (1988) Exercise and the immune system. Immunol Today 9:337–339

Frisch RE, Wyshak G, Albright NL, Albright TE, Schiff I (1985) Lower prevalence of breast cancer and cancers of the reproductive system among former college athletes compared to nonathletes. Br J Cancer 52:885–891

Furth R van (ed) (1970) Mononuclear phagocytes. Blackwell, London

Furth R van (ed) (1982) Current view on the mononuclear phagocyte system. Immunobiology 161:178–185

Gabius HJ, Rüdiger H, Uhlenbruck G (1988) Lektine. Spektrum Wiss 11:50–60

Galbo H (1981) Endocrinology and metabolism in exercise. Int J Sports Med 2:203–211

Gatmaitan BG, Chason JL, Lerner AM (1970) Augmentation of the virulence of murine coxsackie-virus B-3 myocardiopathy by exercise. J Exp Med 131:1121–1136

Gimenez M, Mohan-Kumar T, Humbert JC, De Talance N, Buisine J (1986) Leukocyte, lymphocyte and platelet response to dynamic exercise. Duration or intensity effect? Eur J Appl Physiol 55:465–470

Gimenez M, Mohan-Kumar T, Humbert JC, De Talance N, Teboul M, Belenbuer FJA (1987) Training and leucocyte, lymphocyte and platelet response to dynamic exercise. J Sports Med 27:172–177

Glaser R, Kiecolt-Glaser J (1986) Stress and the immune response. Clin Immunol Newslett 7:39–42

Good RA, Fernandes G (1981) Enhancement of immunologic function and resistance to tumor growth in balb/C mice by exercise. Fed Proc 40:1040

Green RL, Kaplan SS, Rabin BS, Stanitski CL, Zdziarski U (1981) Immune function in marathon runners. Ann Allergy 47:73–75

Grimm H (1973) Die Bedeutung des Gamma-Globulins für den Spitzensport. Sportarzt Sportmed 4:89–92

Grossman A, Sutton JR (1985) Endorphins: What are they? How are they measured? What is their role in exercise? Med Sci Sports Exerc 17:74–81

Hansbrough JF, Bender EB, Zapata-Sirvent R, Anderson J (1984) Altered helper and suppressor lymphocyte populations in surgical patients. A measure of postoperative immunosuppression. Am J Surg 148:304–307

Hanson PG, Flaherty DK (1981) Immunological responses to training in conditioned runners. Clin Sci 60:225–228

Haralambie G (1970) Changes of serum glycoprotein levels after long-lasting physical exercise. Clin Chim Acta 27:475–479

Hartmann E, Jokl E (1930) Untersuchungen an Sportsleuten: Veränderungen des morphologischen Blutbildes. Arbeitsphysiologie 2:452–460

Hedfors E, Holm G, Öhnell B (1976) Variations of blood lymphocytes during work studied by cell surface markers, DNA synthesis and cytotoxicity. Clin Exp Immunol 24:328–335

Hedfors E, Biberfeld P, Wahren J (1978) Mobilization to the blood of human non-T and K-lymphocytes during physical exercise. J Clin Lab Immunol 1:159–162

Hedfors E, Holm G, Ivansen M, Wahren J (1983) Physiological variation of blood lymphocyte reactivity: T-cell, subsets, immunoglobulin production, and mixed-lymphocyte reactivity. Clin Immunol Immunopathol 27:9–14

Herberman RB, Ortaldo JR (1981) Effect of exercise on cytotoxic lymphocytes. Fed Proc 42:438

Hoffman-Goetz L, Keir R, Thorne R, Houston ME, Young C (1986) Chronic exercise stress in mice depresses splenic T lymphocyte mitogenesis in vitro. Clin Exp Immunol 66:551–557

Horstmann DM (1950) Acute poliomyelitis: a relation of physical activity at the time of onset to the course of the disease. JAMA 142:236–241

Irwin M (1988) Depression and immune function. Stress Med 4:95–103

Irwin M, Smith TL, Gillin JC (1987) Low natural killer cytotoxicity in major depression. Life Sci 41:2127–2133

Irwin M, Patterson T, Smith TL, Caldwell C, Brown SA, Gillin JC, Grant I (1990) Reduction of immune function in life stress and depression. Biol Psychol 27:22–30

Isaacs R, Gordon B (1924) The effect of exercise on the distribution of corpuscles in the blood stream. Am J Physiol 71:106–111

Israel S, Buhl B, Krause M, Neumann G (1982) Die Konzentration der Immunoglobuline A, G und M im Serum bei Trainierten und Untrainierten sowie nach verschiedenen sportlichen Ausdauerleistungen. Med Sport 8:225–231

Janssen GME, Wersch JWJ van, Kaiser V, Does RJMM (1989) White cell system changes associated with a training period of 18–20 months: a transverse and a longitudinal approach. Int J Sports Med 10:S176–S180

Jäpel M, Fehr HG, Lötzerich H, Appell HJ (1990) Peritoneal and spleen macrophages phagocytic activity of tumor bearing mice after physical exercise. J Cancer Res Clin Oncol 116:S250

Jemmott JB, Borysenko JZ, Borysenko M, McClelland DC, Chapman R, Meyer D, Benson H (1983) Academic stress, power motivation, and decrease in secretion rate of salivary secretory immunoglobulin A. Lancet I:1400–1403

Jokl E (1931a) Serologische Untersuchungen an Sportsleuten. Z Gesamte Exp Med 77:5–6

Jokl E (1931b) Blutuntersuchungen an Sportsleuten. Arbeitsphysiologie 4:379–389

Jokl E (1974) The immunological status of athletes. J Sports Med 14:165–167

Jokl E, Jokl P (1968) The physiological basis of athletic records. Thomas, Springfield/IL

Kaboth W, Begemann H (1977) Blut. Urban & Schwarzenberg, München Wien Baltimore

Karpovich PV (1935) The effect of basketball, wrestling, and swimming upon the white blood corpuscles. Res 6:42–48

Keast D, Cameron K, Morton AR (1988) Exercise and the immune response. Sports Med 5:248–267

Kindermann W, Schnabel A, Schmitt WM, Biro G, Cassens J, Weber F (1982) Catecholamines, growth hormone, cortisol, insulin, and sex hormones in anaerobic and aerobic exercise. Eur J Appl Physiol 49:389–399

Kindermann W, Urhausen A, Ricken KH (1989) Einfluß von mehrtägigem intensivem Training und nachfolgender Regeneration auf Lymphozyten Subpopulationen. Dtsch Z Sportmed 40:30–41

Koch MG (1987) AIDS: Vom Molekül zur Pandemie. Spektrum der Wissenschaft, Heidelberg

Kohl HW, LaPorte RE, Blair SN (1988) Physical activity and cancer. An epidemiological perspective. Sports Med 6:222–237

Kraemer WJ, Fleck SJ, Callister R et al. (1989) Training responses of plasma beta-endorphin, adrenocorticotropin, and cortisol. Med Sci Sports Exerc 21:146–153

Krikler DM, Zilberg B (1966) Activity and hepatities. Lancet II:1046–1047

Kropp J, Fuchs K, Weicker H (1976) Vergleichende quantitative Bestimmungen der Immunglobuline IgA, IgG und IgM in Seren von Leistungssportlern. Sportarzt Sportmed 6:124–126

Landmann RMA, Müller FB, Perini CH, Wesp M, Erne P, Bühler FR (1984) Changes of immunoregulatory cells induced by psychological and physical stress: relationship to plasma catecholamines. Clin Exp Immunol 58:127–135

LaPerriere A, Schneiderman N, Antoni MH, Fletcher MA (1989) Aerobic exercise training and psychoneuroimmunology in AIDS research. In: Baum A, Temoshok L (eds) Psychological perspectives on AIDS. Erlbaum, Hillsdale, pp 259–286

Larrabee RC (1902) Leucocytosis after violent exercise. J Med Res 7:76–82

Laudenslager ML, Ryan SM, Drugan RC, Hyson RL, Maier SF (1983) Coping and immunosuppression: inescapable but not escapable shock suppresses lymphocyte proliferation. Science 221:568–570

Lehman M, Kent J, Huber G, Da Prada M (1981) Plasma catecholamines in trained and untrained volunteers during graduated exercise. Int J Sports Med 2:143–147

Levinson SO, Milzer A, Lewin P (1945) Effect of fatigue, chilling and mechanical trauma on resistance to experimental poliomyelitis. Am J Hyg 42:204–213

Lewicki R, Tchorzewski H, Denys A, Kowalska M, Golinska A (1987) Effect of physical exercise on some parameters of immunity in conditioned sportsmen. Int J Sports Med 8:309–314

Lewicki R, Tchorzewski H, Majewska E, Nowak Z, Baj Z (1988) Effect of maximal physical exercise on T-lymphocyte subpopulations and on interleukin 1 (IL 1) and interleukin 2 (IL 2) production in vitro. Int J Sports Med 9:114–117

Liu YG, Wang SY (1987) The enhancing effect of exercise on the production of antibody to Salmonella typhi in mice. Immunol Lett 14:117–120

Lötzerich H, Fehr HG, Appell JH (1990) Potentiation of cytostatic but not cytolytic activity of murine macrophages after running stress. Int J Sports Med 11:61–65

MacKinnon LT, Chick TW, Van As A, Tomasi TB (1988) The effect of exercise on secretory and natural immunity. Adv Exp Med Biol 216:A869–876

Maidom K (1972) Mit Gammaglobulinen nach Mexiko. Sportarzt Sportmed 10:256–260

Maidom K (1974) Die Bedeutung des Immunsystems für die Infektanfälligkeit bei Sportlern. Sportarzt Sportmed 7:143–145

Maierski U (1976) Erfolgreiche Anwendung von Immunglobulinen zur Infektprophylaxe bei Hochleistungssportlern. Sportarzt Sportmed 6:126–130

Masuhara M, Kami K, Umebayasi K, Tatsumi N (1987) Influences of exercise on leukocyte count and size. J Sports Med 27:285–290

Mateev G, Bojkov B, Slavov S (1985) Changes in the immune status of elite sportsmen during one-year training and competitive season. (IV. Europ. Congress of Sports Med. 152, Prag)

Mathews PM, Froelich CJ, Sibbitt WL, Bankhurst AD (1983) Enhancement of natural cytotoxicity by beta-endorphin. J Immunol 130:1658–1662

McCarthy DA; Dale MM (1988) The leucocytosis of exercise. Sports Med 6:333–363

McCarthy DA, Perry JD, Melsom RD, Dale MM (1987) Leucocytosis induced by exercise. Br Med J 295–636

Meyer MH, Pella G (1947) The effect of hard laboratory exercise on the total and differential leucocyte count of young women. Res Q 18:271–278

Moorthy AV, Zimmermann SW (1978) Human leukocyte response to endurance race. Eur J Appl Physiol 38:271–276

Morse LJ, Bryan JA, Hurley JP, Murphy JF, O'Brien F, Wacker WEC (1972) The holy cross college football team hepatitis outbreak. JAMA 219:706–708

Nash HL (1986) Can exercise make us immune to disease? Physician Sportsmed 14:250–253

Nathan CF, Brukner LH, Kaplan G, Unkeless J, Cohn ZA (1980) Role of activated macrophages in antibody-dependent lysis of tumor cells. J Exp Med 152:183–197

Neeck G (1988) Hormone beeinflussen unsere Abwehrlage. Immunol Spektrum 3:10–13

Nguyen TB, Bradley J, Roberts-Thompson P (1984) The effects of physical exercise on circulating white cells and lymphocyte subpopulations. (Programme and abstracts of the 14th Meeting of the Australian Society for Immunology, p 100)

Nieman DC, Berk LS, Simpson-Westerberg M et al. (1989) Effects of long-endurance running on immune system parameters and lymphocyte function in experienced marathoners. Int J Sports Med 10:317–323

Order U, Riedel H, Liesen H, Widenmayer W, Hellwig T, Geist S (1989) Leukozyten und Lymphozytensubpopulationen. Dtsch Z Sportmed 40:22–29

Oshida Y, Yamanouchi K, Hayamizu S, Sato Y (1988) Effect of acute physical exercise on lymphocyte subpopulations in trained and untrained subjects. Int J Sports Med 9:137–140

Paffenbarger RS, Hyde RT, Wing AL, Hsieh CC (1986) Physical activity, all-cause mortality, and longevity of college alumni. N Engl J Med 214:605–613

Paffenbarger RS Jr, Hyde RT, Wing AL (1987) Physical activity and incidence of cancer in diverse populations: a preliminary report. Am J Clin Nutr 45:312–317

Pedersen BK, Tvede N, Hansen FR et al. (1988) Modulation of natural killer cell activity in peripheral blood by physical exercise. Scand J Immunol 27:673–678

Pedersen BK, Tvede N, Christensen LD, Klarlund K, Kragbak S, Halkjaer-Kristensen J (1989) Natural killer cell activity in peripheral blood of highly trained and untrained persons. Int J Sports Med 10:129–131

Pedersen BK, Tvede N, Klarlund K, Christensen LD, Hansen FR, Galbo H, Kharazmi A, Halkjaer-Kristensen J (1990) Indometacin in vitro and in vivo abolishes post-exercise suppression of natural killer cell activity in peripheral blood. Int J Sports Med 11:127–131

Peter HH (1986) Immunsystem und Infektanfälligkeit. Dtsch Z Sportmed 11:348–355

Peters EM, Bateman ED (1983) Ultramarathon running and upper respiratory tract infections. S Afr Med J 64:582–584

Petrova IV, Kuzmin SN, Kurshakova TS et al. (1983) Pagocytic activity of neutrophils and the humoral factors of systemic and local immunity in intensive physical strain. Zh Mikrobiol Epidemiol Immunobiol 12:53–57

Polednak AP (1976) College athletics, body size, and cancer mortality. Cancer 38:382–387

Radzun HJ (1985) Immunhistochemie des menschlichen Mononuklearphagozytischen Systems. Fischer, Stuttgart New York

Remy W, Hammerschmid K, Zänker KS et al. (1983) Tumorträger haben selten Infekte in der Anamnese. Med Klin 78:95–98

Reyes MP, Lerner AM (1976) Interferon and neutralising antibody in sera of exercised mice with Cocksackie B3 myocarditis. Proc Soc Exp Biol Med 151:333–338

Ricken KH, Kindermann W (1986) Der Immunstatus des Leistungssportlers – Ursachen der Infektanfälligkeit. Dtsch Z Sportmed 37:38–42

Ricken KH, Kindermann W (1987) Zelluläre Immunität bei männlichen und weiblichen Leistungssportlern. In: Rieckert H (Hrsg) Sportmedizin – Kursbestimmung. Springer, Berlin Heidelberg New York Tokyo

Ricken KH, Rieder T, Hauck G, Kindermann W (1990) Changes in lymphocyte subpopulations after prolonged exercise. Int J Sports Med 11:132–135

Roberts JA (1986) Viral illness and sports performance. Sports Med 3:296–303

Robertson AJ, Ramesar KCRB, Potts RC et al. (1981) The effect of strenous physical exercise on circulating blood lymphocytes and serum cortisol levels. J Clin Lab Immunol 5:53–57

Röcker L, Franz IW (1986) Effect of chronic β-adrenergic blockade on exercise-induced leukocytosis. Klin Wochenschr 64:270–273

Roelcke D, Weicker H (1969) Physikochemische, immunologische und biochemische Charakterisierung des Proteinanteils der low-density Lipoproteins. Z Klin Chem Klin Biochem 7:467–473

Roelcke D, Ebert W, Metz J, Weicker H (1971a) I-, MN- and Pr_1/Pr_2-activity of human erythrocyte glycoprotein fractions obtained by ficin treatment. Vox Sang 21:352–361

Roelcke D, Uhlenbruck G, Metaxas MN (1971b) Untersuchungen über die Spezifität neuraminsäurehaltiger Rezeptoren auf Humanerythrozyten. Z Immunitätsforsch 141:141–151

Rogers C, Goodman C, Mitchell D, Haltingh J (1986) The response of runners to arduous triathlon competition. Eur J Appl Physiol 55:405–409

Rohde CP, Wachholder K (1953) Weißes Blutbild und Muskelarbeit. Arbeitsphysiologie 15:165–174

Roitt IM, Brostoff J, Male DK (1987) Kurzes Lehrbuch der Immunologie. Thieme, Stuttgart New York

Rook A (1954) An investigation into the longevity of Cambridge sportsmen. Br Med J I:773–777

Rosenbaum HE, Harford CG (1953) Effect of fatigue on susceptibility of mice to poliomyelitis. Proc Soc Exp Biol Med 83:678–681

Rosenthal AS (1980) Regulation of the immune response-role of the macrophage. N Engl J Med 303:1153–1156

Russell WR (1949) Paralytic poliomyelitis. Br Med J I:4602–4608

Schlenzig C, Jäger H, Rieder H (1990) Einfluß von Sporttherapie auf die zelluläre Immunabwehr und die Psyche HIV-infizierter Männer. Dtsch Z Sportmed 41:156–160

Schmidt F (1986) Schützt sportliche Aktivität vor Krebs? Dtsch Z Sportmed 37:40–42

Schouten WJ, Verschuur R, Kemper HCG (1988a) Physical activity and upper respiratory tract infections in a normal population of young men and women: The Amsterdam growth and health study. Int J Sports Med 9:451–455

Schouten WJ, Verschuur R, Kemper HCG (1988b) Habitual physical activity, strenuous exercise, and salivary immunoglobulin A levels in young adults: The Amsterdam growth and healthy study. Int J sports Med 9:289–293

Shephard RJ (1986) Exercise and malignancy. Sports Med 3:235–241

142   H. Lötzerich und G. Uhlenbruck

Simon HB (1984) The immunology of exercise. JAMA 252:2735–2738
Simon HB (1987) Exercise and infection. Physician Sportsmed 15:135–141
Solomon GF (1987) Psychoneuroimmunology: interactions between central nervous system and immune system. J Neurosci Res 18:1–9
Soppi E, Varjo P, Eskola J, Laitinen LA (1982) Effect of strenous physical stress on circulating lymphocyte number and function before and after training. J Clin Lab Immunol 8:43–46
Stang-Voss C (1987) Sport: Bei Übertraining macht das Immunsystem schlapp. Ärztl Prax 86:2580–2581
Steel CM, Evans J, Smith MA (1974) Physiological variation in circulating B cell: T cell ratio in man. Nature 247:387–389
Targan S, Britvan L, Dorey F (1981) Activation of human NKCC by moderate exercise: increased frequency of NK cells with enhanced capability of effector – target lytic interaction. Clin Exp Immunol 45:352–360
Tchorzewski H, Lewicki R, Majewska E (1987) Changes in the helper and suppressor lymphocytes in human peripheral blood following maximal physical exercise. Arch Immunol Ther Exp 35:307–312
Tomasi TB, Trudeau FB, Czerwinski D, Erredge S (1982) Immune parameters in athletes before and after strenuous exercise. J Clin Immunol 2:173–178
Tvede N, Heilmann C, Halkjaer-Kristensen J, Pedersen BK (1989) Mechanisms of B-lymphocyte suppression induced by acute physical exercise. J Clin Lab Immunol 30:169–173
Uhlenbruck G (1980) Mens curata in corpore currente? Zur Mentalität des Joggings. Patient Care 3:76–77
Uhlenbruck G (1988) 100 Jahre Lektine. Inf Arzt Gaz Med 20:83–87
Uhlenbruck G, Order U (1987) Metastasierung und Infektion: Lektinrezeptoren bestimmen die Organotropie. Dtsch Z Sportmed 40:424–437
Uhlenbruck G, Order U (1987) Perspektiven, Probleme und Prioritäten: Sportimmunologie – die nächsten 75 Jahre? Dtsch Z Sportmed 38:40–47
Unanue ER (1978) The regulation of lymphocyte functions by the macrophage. Immunol Rev 40:227–254
Viti A, Muscettola M, Paulesu L (1985) Effect of exercise on plasma interferon levels. J Appl Physiol 59:426–428
Weicker H, Metz J (1971) Isolierung eines kleinmolekularen Erythrocytenmembran-Proteins durch Anti D-Immunadsorption. Z Klin Chem Klin Biochem 9:367–374
Weicker H, Schmidt H, Kropp J, Helmstädter V, Ebert W (1973) Die Bedeutung von Membranphospholipiden für Antigen-Antikörper-Bindung im Rh-D-System. Z Klin Chem Klin Biochem 11:543–547
Weigent DA, Blalock JE (1987) Interactions between the neuroendocrine and immune systems: common hormones and receptors. Immunol Rev 100:79–108
Weinstein L (1973) Poliomyelitis – a persistent problem. N Engl J Med 288:370–372
Weiss M, Bieger W, Michel G, Weicker H (1981) Untersuchungen zum Einfluß körperlicher Belastung auf die Funktion des Immunsystems. Wehrmed Monatsschr 2:33–37
Weiss M, Fuhrmansky J, Lulay R, Weicker H (1985) Häufigkeit und Ursache von Immunglobulinmangel bei Sportlern. Dtsch Z Sportmed 5:146–153
Wells CL, Stern JR, Hecht LH (1982) Hematological changes following a marathon race in male and female runners. Eur J Appl Physiol 48:41–49
Werle E, Jost J, Koglin J, Weiss M, Weicker H (1989) Modulation der zellulären Immunabwehr auf Rezeptorebene während akuter körperlicher Belastung. Dtsch Z Sportsmed 40:14–22
Wilkerson JE, Kolka MA, Stephenson LA (1979) Exercise-induced leukocytosis during a competitive marathon. Med Sci Sports Exerc 11:99
Woods JA, Bacro T, Mayer E, Davis JM, Galiano FJ, Pate RR (1990) The effects of exercise of murine macrophage phagocytosis. Int J Sports Med 11:401–402

Yakovlev NN, Viru AA (1985) Adrenergic regulation of adaptation to muscular activity. Int J Sports Med 6:255–265

Yu DTY, Clements PJ, Pearson CM (1977) Effect of corticosteroids on exercise-induced lymphocytosis. Clin Exp Immunol 28:326–331

Zimmer A, Neumann G, Wulf E, Schubert I, Gülke L (1982) Der Einfluß sportlicher Ausdauerbelastungen auf das biologische Abwehrsystem des Menschen. Med Sport 22:45–48

Aspekte des visuellen und vestibulären Systems in ausgewählten Sportarten

H. de MAREES

Einleitung

Die Bedeutung des Sehens und der Gleichgewichtsregulation für das Gelingen sportartspezifischer Bewegungsabläufe ist zumindest im *qualitativen Bereich* unstrittig. Orientierungsschwierigkeiten bei blinden Sporttreibenden oder solchen mit Gesichtsfeldausfällen – besonders im peripher-retinalen Bereich – oder Ausfälle im Bereich der vertikalen Bogengänge des Labyrinthes mit entsprechenden Stand- bzw. Bewegungs*un*sicherheiten in gleichgewichtssensiblen Sportarten belegen das nachdrücklich.

Demgegenüber sind die *quantitativen Aspekte* der Einflußnahme des visuellen und vestibulären Systems mit ihren verschiedenen Funktionen auf die unterschiedlichen Bewegungsabläufe im Sport in vielen Teilbereichen noch weitgehend ungeklärt und Gegenstand aktueller Forschung. Entsprechend selten werden folglich sinnesphysiologische Aspekte in die Trainingspraxis einbezogen. Hier herrscht vielfach die Annahme vor, daß die funktionelle Kapazität der Sinnesorgane, z. B. der Augen, des Sporttreibenden größer ist als ihre situative Beanspruchung in der jeweiligen Sportart.

Diese Hypothese soll im folgenden beispielbezogen an Teilaspekten des visuellen und des vestibulären Systems überprüft werden.

Aspekte des visuellen Systems im Sport

Zur statischen Sehschärfe

Als *Sehschärfe* oder räumliches Auflösungsvermögen wird bekanntermaßen die Fähigkeit des Auges verstanden, 2 eng benachbarte Objekte (Punkte, Linien usw.) räumlich getrennt voneinander zu erkennen. Erscheinen die Punkte unter einem Winkel von einer Bogenminute – dies entspricht einer Bilddistanz auf der Netzhaut von etwa 4–5 µm –, so liegt definitionsgemäß *Normalsichtigkeit* vor.

Statische Sehschärfe bei Zuschauern

Ein normalsichtiger Zuschauer sportlicher Wettkämpfe kann z.B. einen ruhenden Fußball noch aus ungefähr 750 m Entfernung und einen Tischtennisball aus ca. 130 m erkennen. Für Diskus und Speer liegen die entsprechenden Mindestentfernungen bei etwa 150 m bzw. 100 m. Viele Ballarten sind somit im Gegensatz zu leichtathletischen Geräten für den normalsichtigen Zuschauer gut erkennbar, optimale Kontraste, fehlende Blendung und eine entsprechende Aufmerksamkeitslage vorausgesetzt. Sehschärfenminderungen verkürzen diese Distanzen entsprechend, so daß dann Sportgeräte auch mit geringeren Objektgeschwindigkeiten nicht mehr gesehen werden (Sachsenweger 1982). Das wird besonders in größeren Sportstadien und bei schlechteren Lichtverhältnissen zum Problem.

Nun lassen sich bei der Beurteilung von Sportsituationen beliebig kleine kritische Details konstruieren wie z.B. Millimeterabstände von Tennisbällen zur Spielfeldbegrenzungslinie im Moment des Auftreffens des Balles, die selbst einen Linienrichter mit einem Visus (Sehschärfe für das foveale Sehen) von 2,0 – entsprechend einem Sehschärfewinkel von nur 30 Bogensekunden – bei der Beurteilung des Auftreffortes überfordern.

Die erstaunlich gute statische Sehschärfe des Menschen läßt sich trotz der Mängel im dioptrischen Apparat des Auges und der lichtabgewandten Lage der Rezeptoren in der Retina nur durch die große Zapfendichte ($\approx 150\,000$ Zapfen/mm^2) am Ort des schärfsten Sehens, der Fovea centralis, mit einer 1:1-Zuordnung der ableitenden Nervenfasern erklären. Dabei zwingt der ausgeprägte Sehschärfeverlust außerhalb der nur ca. 2° großen Fovea centralis zur punktgenauen Fixation des betrachteten Gegenstandes. Die jetzt drohende Fixationsblindheit bei der raschen neuronalen Adaptation der retinalen Rezeptoren wird durch Mikrobewegungen (hochfrequenter Fixationstremor, sog. Drifts und Mikrosakkaden) der Augen verhindert. Diese Mikrobewegungen entsprechen in ihrer Amplitude etwa der Größe des Buchstabens „o" aus normaler Leseentfernung.

Bei Tieren, die wie der Uhu ein starr in der Orbita gelagertes Auge ohne Augenmuskeln aufweisen, wird das rasche Verblassen des Seheindrucks durch häufigen Lidschluß verhindert.

Im Sport kommt hinzu, daß die statische Sehschärfe durch Kontureffekte am abzubildenden Gegenstand sowie durch Kontraste (hell-dunkel und farbig) begünstigt wird.

Zur statischen Sehschärfe Sporttreibender

In den wenigen vorliegenden Untersuchungen (Beals et al. 1971; Tatem 1973; Stine et al. 1982; Mester et al. 1983) werden eine höhere statische Sehschärfe bei Sportlern in Ballsportarten und eine positive Beziehung, z.B. zur Wurfleistung im Basketball beschrieben.

In vielen Sportarten wie Ringen, Schwimmen, Rudern und Fußball sind nach entsprechenden Fachurteilen nur Mindestsehanforderungen von 50–80 % der nor-

Tabelle 1. Dynamische Sehanforderungen im Sport (Hochleistungsbereich). v_{max} Maximalgeschwindigkeit des Sehobjekts, w_{max} zugehörige Winkelgeschwindigkeit aus 10 m Beobachterentfernung

Disziplin/ Sportart	Phase	Objekt/ Bezugspunkt	Sehwinkel in Bogen	v_{max} [m/s]	w_{max} [°/s]
Sprint	Vorderschwung	Schwungknie	50	20	115
Kugelstoß	Ausstoß	Stoßhand	40	14	80
Hürdensprint	Landung	Schwungfußspitze	20	18	103
Speerwurf	Abwurf	Wurfhand	40	31	178
Volleyball	Schmetterschlag	Schlaghand	40	28	160
Tennis	Flug (Aufschlag)	Ball	21	70	401
Wasserspringen	Eintauchen	Fuß-Spitze	20	15	86

malen statischen Sehschärfe erforderlich (Schnell 1984). Da viele Athleten erheblich bessere Werte aufweisen, können somit auch keine deutlichen Begrenzungen im Leistungsbereich erwartet werden. Trotzdem gaben erstmalig mit Kontaktlinsen versorgte und optimal korrigierte Leistungssportler zu 50 % nach einem Jahr Leistungsverbesserungen an, die teilweise ausgeprägt waren.

Wird andererseits die Sehschärfe akut erheblich reduziert, so ergeben sich – selbst beim Vorliegen automatisierter Bewegungsabläufe im Leistungsbereich – deutliche koordinative Verschlechterungen (Schnell 1982). So hatten z.B. leistungsstarke *Hürdenläufer* mit verbundenen Augen bereits zu 50 % an der ersten Hürde lauftechnische Schwierigkeiten. Änderungen in der Schrittlänge und seitliche Abweichungen von der optimalen Laufrichtung führten dazu, daß keiner der Athleten die dritte Hürde überlaufen konnte.

Die Beeinträchtigung der sportlichen Bewegung durch Sehschärfeminderung ist dabei um so größer, je kleiner und je schneller die zu beobachtenden Sportgeräte (z.B. Hockeybälle) sind. Das gilt auch für die Beobachtung von Körperteil- und Ganzkörperbewegungen am Athleten (Tabelle 1).

So erreicht z.B. die Wurfhand des Speerwerfers im Abwurf eine maximale Geschwindigkeit von ≈ 30 m/s, was aus einer Beobachterentfernung von 10 m einer Winkelgeschwindigkeit von ≈ 180 °/s entspricht. Tennisbälle können bei Aufschlägen Abfluggeschwindigkeiten von 70 m/s (≈ 250 km/h) und damit aus 10 m Betrachterabstand maximale Winkelgeschwindigkeit von ≈ 400 °/s erreichen.

Das stellt erhebliche Anforderungen an das *Erkennen bewegter Objekte*. Die peripher-retinalen Bezirke mit ihrer ausgeprägten Eigenschaft zur Bewegungsentdeckung lösen dazu koordinierte Augen- und Kopfbewegungen aus, die im Sinne eines *visuellen „Greifreflexes"* (Trincker 1977) das bewegte Objekt kurzfristig fovealisieren.

Zunächst bewegen sich die schnelleren Augen; ab ca. 10° Blickwinkel folgen Kopfbewegungen mit dem Ziel, die Augen zum besseren Fixieren des Objektes in Geradeausstellung zu bringen.

Zum Gesichtsfeld des Sporttreibenden

Unter *Gesichtsfeld* wird bekanntermaßen der Teil der visuellen Umwelt verstanden, der mit unbewegtem Auge (Kopf, Körper) gleichzeitig wahrgenommen werden kann. Es hat horizontal mit ≈ 180°–200° eine erheblich größere binokulare Ausdehnung als vertikal (≈ 130°); exakte Ausmaße sind durch starke interindividuelle Unterschiede nicht allgemein festlegbar.

Die größeren rezeptiven Felder in der Netzhautperipherie sind ein Grund dafür, weshalb großflächige und schnell bewegte Reize eher entdeckt werden als kleinflächige langsamere Objekte.

Faßt man die vorliegenden Befunde zum Gesichtsfeld des Sportlers zusammen, so ist trotz mancher Einwände zum perimetrischen Untersuchungsverfahren eine Tendenz zum *größeren Gesichtsfeld des Athleten* – besonders im Spielsportarten – im Vergleich zum Untrainierten zu erkennen (Stine et al. 1982). Es ist noch weitgehend unklar, ob anatomische Kriterien und/oder die individuelle Ausprägung des peripheren Sehens primär als Selektionskriterium wirken oder ob im funktionellen Bereich auch Trainingseffekte auftreten können. Die Möglichkeit der trainingsbedingten funktionellen Ausdehnung mit Leistungsverbesserung des peripheren Sehens wird von einigen Autoren jedoch beschrieben (Schillerwein 1983; Doil u. Bindig 1986).

Unstrittig ist, daß periphere *Gesichtsfeldausfälle* Leistungseinbußen hervorrufen, die zudem stärker sind, als bei vergleichbaren zentralen Ausfällen. Bitemporale Ausfälle verkleinern das Gesichtsfeld gegenüber binasalen Hemianopsien stärker und behindern somit mehr. Es ist verständlich, daß in der *Lernphase* einer sportlichen Bewegung eingetretene Gesichtsfeldausfälle sich leistungsmindernder auswirken als solche nach Abschluß der Lernphase.

Zur dynamischen Sehschärfe als Parameter des Bewegungssehens

Um bewegte Objekte scharf sehen zu können, müssen sie durch entsprechende Augen- und Kopfbewegungen möglichst ständig in der Fovea centralis gehalten und dort abgebildet werden. Ein Parameter für die Leistungsfähigkeit des Sehens bei konjugierten Augenbewegungen ist die sog. *dynamische Sehschärfe* (DSS).

Sie wird von Ludvigh u. Miller (1953) als die Fähigkeit definiert, bei vorgegebener Winkelgeschwindigkeit (ca. 10–110°/s) ein *möglichst kleines „kritisches Detail"* zu erkennen. Kenngröße ist hier also das „minimum visibile" bei einer entsprechend festgesetzten Winkelgeschwindigkeit der Optotypen (Sehzeichen).

Sportartnäher ist es jedoch, die Fähigkeit des optischen Systems zu ermitteln, ein Sehobjekt bestimmter Größe (z. B. Größe eines Tennisballs) und mit konstantem kritischem Detail bei einer möglichst *hohen Winkelgeschwindigkeit* korrekt zu orten. Bei der zweiten Fragestellung steht weniger die retinale Leistungsfähigkeit als vielmehr die der Okulomotorik im Vordergrund. Diese sog. *maximale sakkadische Ortungsgeschwindigkeit* kann als Winkelgeschwindigkeitsschwelle in °/s an-

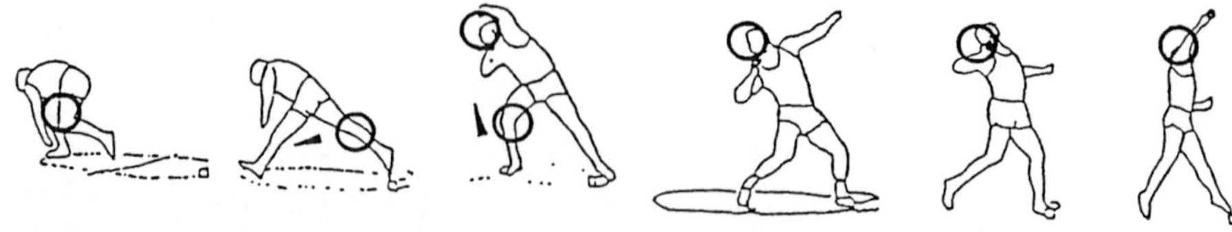

Abb. 1. Minimieren der Sakkadenzahl durch die Vorgabe einer Sehstrategie am Beispiel Kugelstoßen. Der Fixationsbereich ist jeweils durch *Kreise* angegebene. Die *Pfeile* symbolisieren Sakkaden in dem entsprechenden Fixationsbereich. (Mod. nach Tidow 1986)

gegeben werden (vgl. Tidow et al. 1985; Tidow 1986; Tidow et al. 1987; Jendrusch et al. 1989).

Eine Prüfung der dynamischen Sehschärfe (als Winkelgeschwindigkeitsschwelle) unter sportnahen Bedingungen (Visus 0,1, helladaptiert, gering nahakkommodiert mit Kontrastwerten von ca. 0,35) ergab für junge Erwachsene Kollektivmittelwerte zwischen 200–230°/s mit einer erheblichen Variabilität (140–320°/s).

Bei langsamen Objektgeschwindigkeiten, etwa bis 10°/s, ist die dynamische Sehschärfe zunächst größer als das statische Sehvermögen (Baumgartner 1978). Bei höheren Geschwindigkeiten verschlechtert sich das dynamische Sehvermögen und erreicht bei 100°/s nur noch ≈ 10% des statischen Vergleichswerts.

Zur makulären Abbildung bewegter Objekte verfügt der gekoppelte Bewegungsapparat beider Augen neben den langsamen *gleitenden Augenfolgebewegungen* – mit kontinuierliche Informationsaufnahme bis ≈ 50–100°/s – über die bis ≈ 600°/s schnellen *Blicksprünge*.

Diese sog. *Sakkaden* können zwar den Blickkontakt zum bewegten Objekt wiederherstellen, haben aber eine Reihe von *Nachteilen* wie:

– Zielungenauigkeit (Über- bzw. Unterschlußsakkaden),
– intersakkadisches Intervall mit Ruhigstellung der Augen für 100–200 ms und v.a.
– Wahrnehmungssuppression (sog. *sakkadische Suppression*) während und unmittelbar nach dem Blicksprung.

Wahrscheinlich sind höhere dynamische Sehschärfen nur durch eine Kombination von Folgebewegungen und Blicksprung realisierbar.

Die *Betrachtungsentfernung* von Trainer oder Zuschauer ist folglich immer ein Kompromiß aus der Bewegungsanforderung an die Augenmuskulatur und dem Detailerkennen der sportarttypischen Bewegungsabläufe. Bei der Mehrzahl der leichtathletischen Disziplinen hat sich eine Betrachterdistanz von 10 m bewährt. Zur Minimierung der – wahrscheinlich nur eine diskontinuierliche Informationsaufnahme zulassenden – Sakkaden sind antizipatorisch festzulegende *Sehstrategien* hilfreich, wie hier am Beispiel Kugelstoß bei seitlicher Betrachtung dargestellt ist (Abb. 1).

Die Prüfung der dynamischen Sehschärfe im Hinblick auf die maximale sakkadische Ortungsgeschwindigkeit bei Probanden aus unterschiedlichen Sportarten

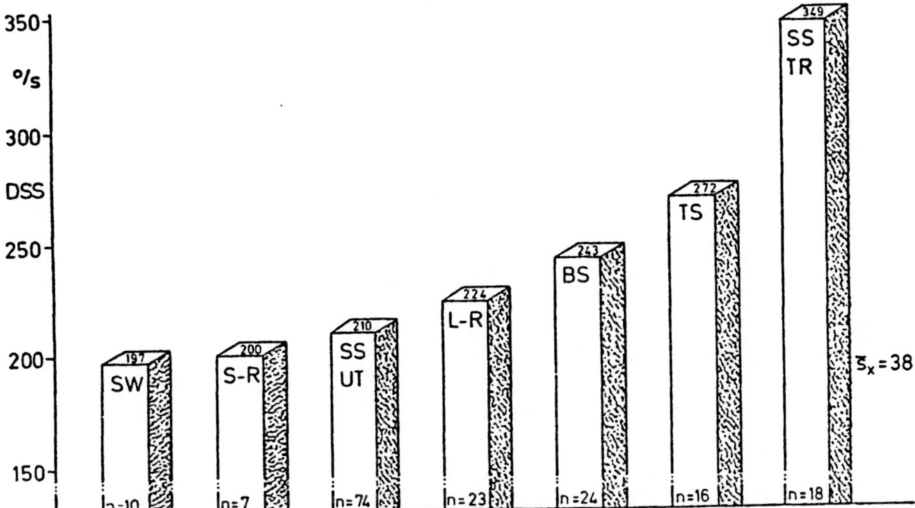

Abb. 2. Dynamische Sehschärfe (*DSS*) in verschiedenen Sportarten (als maximale sakkadische Ortungsgeschwindigkeit in °/s); *SW* Schwimmen, *S-R* Tennisschiedsrichter, *SS-UT* untrainierte Sportstudenten, *L-R* Tennislinienrichter, *BS* Badmintonspieler, *TS* Tennisspieler, *SS-TR* sehtrainierte Sportstudenten

ergab relativ *geringe* Werte für Schwimmer und überraschenderweise auch für Schieds- und Linienrichter im Tennis und *größere* Werte für Badminton- und Tennisspieler (Abb. 2).

Das bestätigt indirekt den Befund von Ludvigh u. Miller, die bereits 1952 *geschwindigkeitsresistente* Probanden mit höher dynamischer Sehschärfe von sog. *geschwindigkeitsanfälligen* Personen mit geringer dynamischer Sehschärfe unterschieden.

Zu den Befunden im einzelnen:

– Wird bei den Schieds- und Linienrichtern[1] im *Tennis* die Kopfbewegung während der Messung freigegeben, so verbessert sich die dynamische Sehschärfe besonders bei den *Schiedsrichtern*, die einen altersentsprechend erniedrigten Wert zeigten; im Einzelfall wurden Zunahmen bis zu 80 % (Berufsschiedsrichter) gefunden (Abb. 3).
Eine noch größere Steigerung der dynamischen Sehschärfe könnte man wohl nur noch an nachtaktiven Raubvögeln mit ihrer extrem ausgedehnten und schnellen Kopfdrehbarkeit bei starrer Lagerung der Augäpfel in der Orbita beobachten.

– Tennisspieler mittleren Spielniveaus und mit entsprechend hohen dynamischen Sehschärfewerten (s. oben) – als Linienrichter eingesetzt – beurteilten

---

[1] Mit Unterstützung des BISp (Köln); im Rahmen des Projektes „Bewegungssehen im Sport" (G. Tidow).

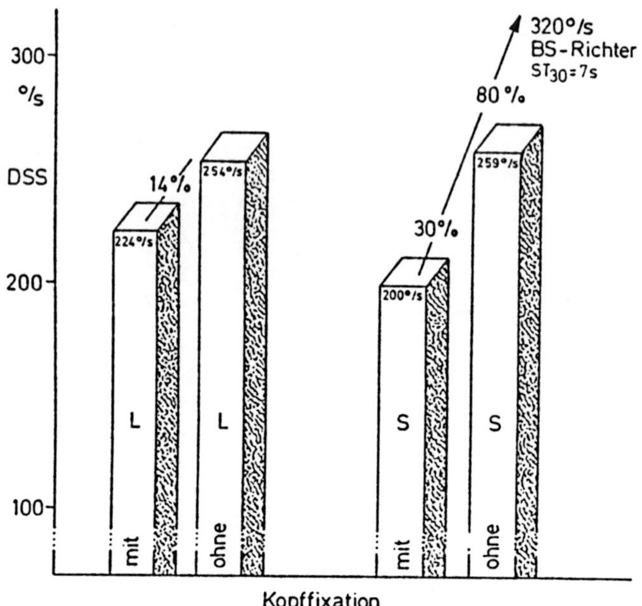

Abb. 3. Dynamische Sehschärfe (*DSS*) bei Schieds- und Linienrichtern im Tennis mit und ohne Kopffixation (als maximale sakkadische Ortungsgeschwindigkeit in °/s); *L* Linienrichter, *S* Schiedsrichter, *BS-Richter* Berufsschiedsrichter, ST_{30} Dauer für 30 Blicksprünge (90°/s). (Nach Tidow 1986)

80 km/h schnelle Bälle im Linienbereich signifikant genauer (d.h. mit geringerer mittlerer Abweichung, s. Abb. 4) als tennisunerfahrene Sportstudenten. Außerdem wird bei diesen Kollektiven der Ballauftreffort in mehr als 2/3 der Fälle in Flugrichtung, d.h. in Aus-Richtung, verlagert wahrgenommen. Bei hohen Ballauftreffgeschwindigkeiten mit Rotation des Balles kommt es zu *sog. Ballrutscheffekten* in Flugrichtung. Wahrscheinlich wird bei den hohen Ballauftreffgeschwindigkeiten das Bild des „bereits gerutschten" oder sogar abhebenden Balles bevorzugt wahrgenommen (Jendrusch et al. 1989).
Folien, am Auftreffort plaziert, vergrößern den oben genannten Rutscheffekt. Die Abweichung des Beobachterurteils vom meßtechnisch registrierten Auftreffort ist dementsprechend ausgeprägter. Werden in dieser Anordnung Sportstudenten als Linienrichter über 6 Wochen zur Ballbeobachtung eingesetzt, so reduziert sich die Zahl der Fehlbeurteilungen gegenüber einer Kontrollgruppe signifikant (Senkbeil 1989).

– Die höhere dynamische Sehschärfe bei Sporttreibenden in visuell besonders beanspruchenden Spielsportarten wie den aufgeführten Rückschlagspielen ist nach den vorliegenden Ergebnissen primär ein Gruppeneffekt und erst in zweiter Linie ein zusätzliches Differenzierungskriterium für die Leistung innerhalb einer Sportart. Beals et al. (1971) fanden einen positiven Zusammenhang zwischen dynamischer Sehschärfe und Treffergenauigkeit im Basketball;

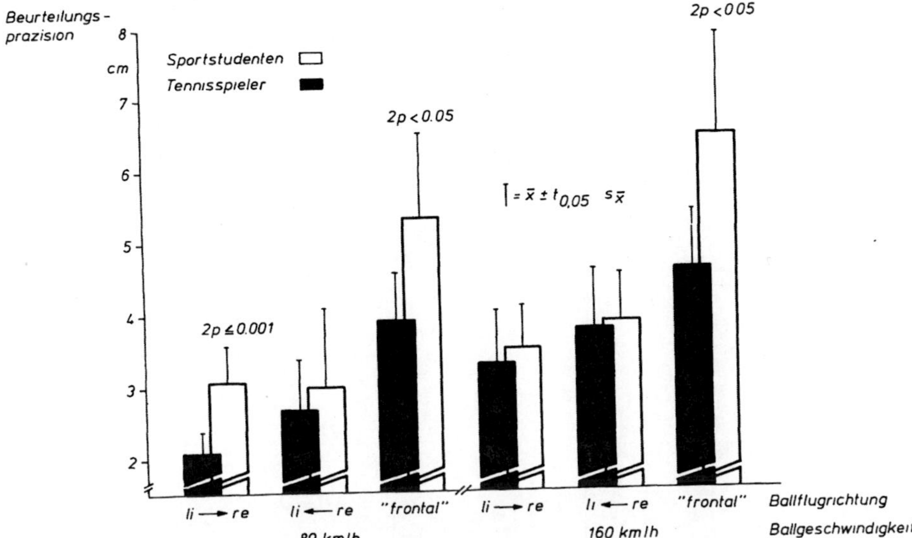

Abb. 4. Präzision bei der Beurteilung von Auftrefforten eines Tennisballs auf verschiedenen Beobachterpositionen und bei 2 Geschwindigkeitsstufen, angegeben als Abweichung (in cm) zwischen dem meßtechnisch registrierten und dem von der VP angegebenen Auftreffort. Auf 3 der 6 Beobachterpositionen erzielten die Tennisspieler signifikant präzisere Urteile als die Sportstudenten. Generell war die Urteilspräzision beider Teilkollektive auf den Linienrichterpositionen (*li → re, re → li*) signifikant besser als auf der Returnposition (frontal). (Nach Jendrusch et al. 1989)

Burg (1972; zit. nach Sanderson 1981) wies eine entsprechende Korrelation zum sog. Schlagdurchschnitt bei Baseballspielern. Tidow et al. (1987) beschrieben einen analogen Zusammenhang zur Spielstärke bei Badmintonspielern.

Bereits Krestownikow (1953) sowie Cratty (1975) und Pauwels (1981) u.a. haben dazu die Hypothese vertreten, daß die koordinative Leistungsfähigkeit des Augenmuskelpaares *trainierbar* sei.

Tidow et al. (1986)[1] trainierten auf dieser Basis das dynamische Blickvermögen von Sportstudenten über 12 Wochen, wobei je ein Kollektiv in Links-rechts-Blickrichtung und entgegengesetzt übte. Beide Kollektive verbesserten sich um mehr als 30% statistisch signifikant gegenüber einer Kontrollgruppe. Eine abschließende Prüfung in der jeweiligen Gegenrichtung erbrachte keinen oder nur einen geringen Transfereffekt (Abb. 5).

Hinzu kommt, daß die belegte *Trainierbarkeit des dynamischen Sehens* weniger ein muskulärer, sondern mehr ein zentral koordinativer Effekt zu sein scheint. Im Verlaufe des Trainings wurden auch wiederholt maximal schnell ausgeführte 90°-Blicksprünge geübt. Am Trainingsende hatte sich der Zeitbedarf für 30 solche Sakkaden signifikant verkürzt. Das wird auf ein rascheres Bremsen und Starten in Gegenrichtung und nicht auf eine erhöhte maximale Sakkadengeschwindigkeit

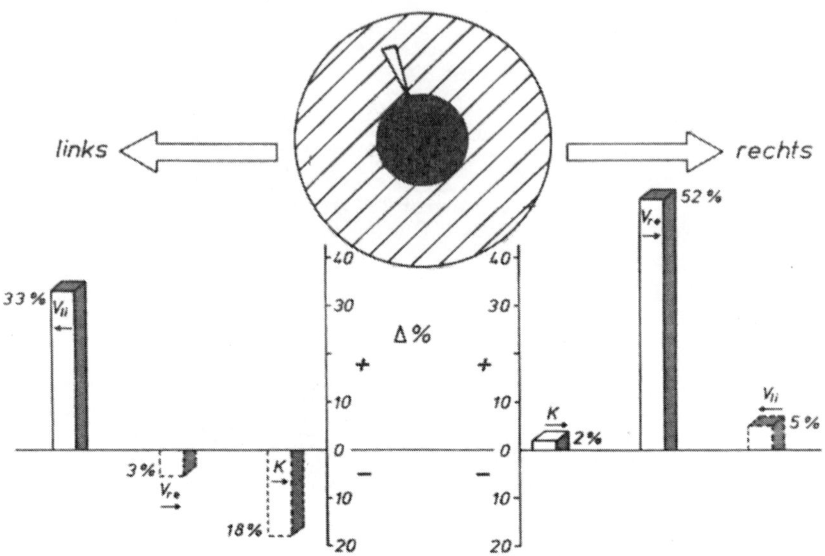

Abb. 5. Änderung der dynamischen Sehschärfe (*DSS*) durch ein dynamisches Sehtraining über 12 Wochen (als maximale sakkadische Ortungsgeschwindigkeit in °/s); *rechts, links* Trainingsrichtung, *K* Kontrollgruppe, *V* Versuchsgruppe (Erläuterungen s. Text). (Nach Tidow 1986)

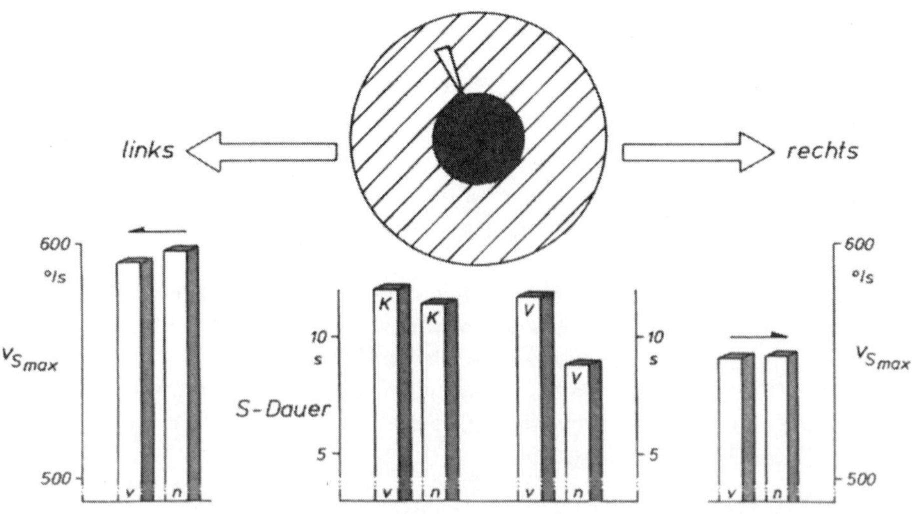

Abb. 6. Änderung der Sakkadendauer (*S-Dauer*) in s und Sakkadenmaximalgeschwindigkeit ($v_{S\,max}$) in °/s durch ein 12wöchiges dynamisches Sehtraining; *rechts, links* Trainingsrichtung; *Sakkaden-ST_{30}* Sakkadentest über 30 maximal schnell ausgeführt 90°-Blicksprünge. (Nach Tidow 1986)

zurückgeführt, was als koordinativer Effekt mit verbesserten oder rascher abrufbaren Motorikprogrammen aus den Zentren für die horizontale Blickmotorik in der pontinen Formatio reticularis gedeutet wird (Abb. 6).

Beide diskutierte Formen der Sehschärfe werden im Sport folglich grenzwertig eingesetzt. Dabei ist die dynamische Sehschärfe koordinativ trainierbar. Das sollte zur Verbesserung der Beobachterpräzision, z.B. bei Tennislinienrichtern, systematisch geschehen.

Ebenso empfiehlt es sich, diese Größe bei Talentsichtungen zusätzlich zu überprüfen.

Für die Bewegungsbeobachtung im Sport ergeben sich aus den bisherigen Ausführungen folgende *Empfehlungen*:

- *Beobachterentfernung* als Kompromiß zwischen kritischem Detailerkennen und möglichst geringer Sakkadenzahl wählen!
- *Sehstrategien* bewegungs- und sportartspezifisch festlegen!
- *Trainierbarkeit*, z.B. der dynamischen Sehschärfe, nutzen!

Optische Täuschungen auch im Sport?

Bei der bekannten *Müller-Lyer-Täuschung* (Abb. 7) werden 2 objektiv gleichlange Strecken bei stumpfwinkliger Pfeilbegrenzung länger, bei spitzwinkligen Enden jedoch kürzer gesehen.

Ein Teil der zu komplexen rezeptiven Feldern organisierten Neuronen in der Area V 1 und V 2 der primären Sehrinde läßt sich besonders stark durch Winkel zwischen 2 Konturen aktivieren. Diese Winkelbetonung erschwert den isolierten Streckenvergleich (sog. unzulänglicher Vergleich). Manche Streckenabschätzungen im Sport werden durch diese Effekt ebenso erschwert wie durch die *Täuschung* nach *Mario Ponzo*. Hier ist wohl hauptsächlich die perspektivische Verkürzung, z.B. einer Straße, die Ursache für den scheinbar längeren entfernteren Balken.

Fehleinschätzungen können sich auch durch die quasi suggestive Wahl des *Bewegungssystems* ergeben. So vergrößert ein Sprinter, z.B. im zielnahen Bereich eines *100-m-Laufes*, den Abstand zum restlichen Feld und siegt. Der führende Läufer wird aber nur scheinbar schneller, denn nahezu alle Sprinter durchlaufen bei maximalem Einsatz in Zielnähe eine negative Beschleunigungsphase mit abnehmender Geschwindigkeit; der Führende nur in geringerem Maße als der Rest des Feldes.

Wird ein Auge, z.B. eines *Tennisspielers* bei einem Hallenturnier, durch ein *Fotografenblitzlicht* geblendet, so ergeben sich unterschiedliche Adaptationszu-

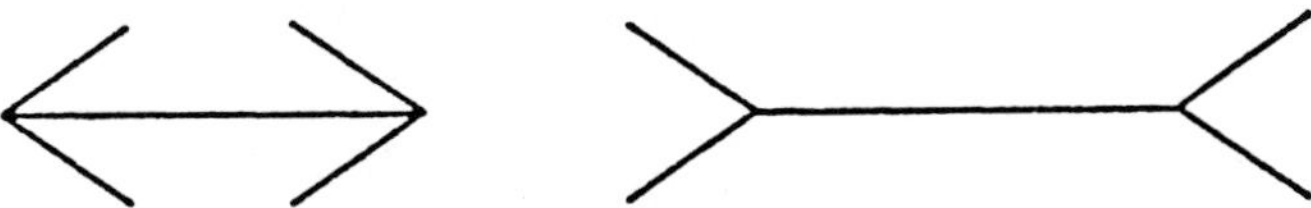

Abb. 7. Müller-Lyer-Täuschung. Zwei objektiv gleichlange Strecken werden bei stumpfwinkliger Pfeilbegrenzung länger, bei spitzwinkligen Enden kürzer wahrgenommen

stände für beide Augen mit differierenden Leitungsgeschwindigkeiten in den ableitenden Neuriten des sog. N. opticus. Die dann in den Sehzentren gleichzeitig
eintreffenden Informationen signalisieren den anfliegenden Tennisball auf nicht
korrespondierenden Netzhautstellen (sog. *Pulfrich-Effekt*). Der sich darauf erge-
bende scheinbare Raumeffekt des Balles führt zu einer unsicheren Schlagaus-
führung mit entsprechenden Spielerreaktionen. Analog dazu sind Fehleinschätzungen bei *Springreiten* und solche im *Automobilsport* denkbar und zudem erheblich gefährlicher.

Aspekte des vestibulären Systems

Trotz der Bedeutung des Gleichgewichts für das Gelingen sportlicher Bewegungsabläufe liegen z.Z. nur vergleichsweise wenig Untersuchungen zu dieser
Thematik vor. Häufig ist auch die Meinung vorherrschend, daß die Leistungsfähigkeit des vestibulären Systems größer ist als ihre situative Beanspruchung in
den Sportarten.

Diese Annahme gilt zumindest nicht für Extrembelastungen, wie sie z.B. in
der Sportfliegerei anzutreffen sind. Hierzu konnten bereits vor 40 Jahren Groen u.
Jongkees (1948) an einer Gruppe von aktiven Jagdfliegern belegen, daß diese eine
an die ständigen Belastungen angepaßte, weniger empfindliche Gleichgewichtsregulation aufweisen. Dieser sinnesphysiologisch als *Habituation* bezeichnete An-
passungsvorgang war erstaunlicherweise rasch dekonditionierbar, belegt durch die
wieder verschlechterte Reaktion der Piloten bereits nach einem mehrwöchigen
Urlaub.

Betrachtet man die vorliegenden Untersuchungen zum sportartspezifischen
Gleichgewicht, so wird der Erfolg sportartspezifisch angelegter Übungsmaßnah-
men bezüglich der vestibulären Habituation entweder mit Hilfe der Parameter des
postrotatorischen oder des kalorisch ausgelösten Nystagmus, z.B. bei Fliegern
(Groen u. Jongkees 1948), bei Geräteturnern (Wilke u. Fuchs 1969), bei Geräte-
turnerinnen (Rosberg u. Talsky 1970) sowie bei Boxern (Moser et al. 1980), oder
mittels mono- bzw. bipedaler Standreaktionen, die meist relativ sportart*un*spezifisch sind, z.B. bei Gymnastinnen (Walkstein 1971; Schwabowski 1979) und bei
Hammerwerfern (Bakarinov 1971), verifiziert.

Der Schluß auf eine Leistungsverbesserung in der betreffenden Sportart erfolgt
dann meist nur indirekt durch zusätzliche sportartspezifische Leistungstests.

Faßt man die Ergebnisse der oben genannten Arbeiten zum sportartspezifischen Gleichgewicht zusammen, so ergeben sich zusätzliche Hinweise dafür, daß
eine durch systematisches Üben in einer bestimmten Sportart verbesserte Gleichgewichtsfähigkeit stark bewegungsspezifisch ausgeprägt ist. Gleiches fanden auch
Krüger et al. (1983) bei Wasserspringern und Osterhammel et al. (1968) bei Ballettänzern.

Zu den sog. *„gleichgewichtssensiblen Sportarten"* – also Sportarten, bei denen
die Annahme berechtigt ist, daß das Gleichgewicht eine leistungsbeeinflussende
Rolle spielt – zählen bei den zyklischen Sportarten z.B. gleichgewichtssensible

Phasen im Rudern und Straßenradsport und die azyklischen Sportarten Wasser-
und Trampolinspringen, Eiskunst- und Rollschuhlaufen, Windsurfen sowie monopedale (Hochzehen-)Stände im Turnen, im Ballett und in der rhythmischen Sportgymnastik.

Den oben genannten sportartspezifischen Beispielen ist gemeinsam, daß sie –
physikalisch betrachtet – im labilen Gleichgewicht durchgeführt werden, d.h., daß
der Körperschwerpunkt sich situativ oberhalb der aktuellen Drehachse befindet.
Hier genügen bekanntermaßen schon relativ geringe Kräfte, um das System
„Athlet/-in oder „Athlet/-in und Sportgerät" zu destabilisieren.

Zum sog. intersensorischen Konflikt

Es kann inzwischen als erwiesen gelten, daß auch bei der sportartspezifischen Po-
sitionsregulation dem Auge eine führende Rolle zukommt. Das bestätigen auch
die bekannten Standunsicherheiten bei geschlossenen Augen und beim sog.
„physiologischen Höhenschwindel", der noch vor 15 Jahren angstneurotisch interpretiert wurde.

Nach neueren Untersuchungen (Brandt 1981) liegt hier eher eine *visuelle Destabilisierung* der aufrechten Haltung vor. Diese Destabilisierung tritt dann ein,
wenn der Abstand zwischen dem Auge und den nächsten statischen Strukturen im
Gesichtsfeld eine kritische Grenze übersteigt.

Kopf- und Körperschwankungen werden ohne Fixation eines nahen Gegenstandes infolge zu kleiner und somit unterschwelliger retinaler Bildwanderungen
visuell nicht registriert und folglich auch nicht korrigiert. Es besteht ein sog. *inter-
sensorischer Konflikt* zwischen der visuellen Meldung über eine scheinbare Stabilität und den vestibulären und somatosensorischen Informationen über eine Kör-
perschwerpunktverschiebung (Schwankung). Die Folge ist eine *Standdestabilisie-
rung* mit *Sturzgefahr*.

Kopfneigungen können diesen Konflikt ebenso verstärken wie unebene Stand-
flächen, da sie die zuständigen Rezeptoren aus den optimalen Arbeitsbereichen
bringen. Fernglasbetrachtungen verstärken die retinalen Bildverschiebungen und
wirken ebenfalls destabilisierend.

Destabilisierende Wirkungen haben außerdem mono- und binokulare Gesichts-
feldeinschränkungen und künstlich herbeigeführte Sehschärfeminderungen
(Brandt et al. 1985).

Ähnliche intersensorische Konflikte sind auch in den oben genannten Sportarten denkbar, die im labilen Gleichgewicht ausgeübt werden.

Zum ruderspezifischen Gleichgewicht

Im Ruderboot sind Rollbewegungen um die Bootslängsachse (x-Achse) aufgrund
der notwendigen Ausgleichsbewegungen vortriebshemmend und damit auf ein
Minimum zu reduzieren. Die somatosensorischen Rezeptoren im Haut- und Mus-

kelbereich melden ebenso wie die Sinneszellen der vertikalen Bogengänge des Labyrinthes entsprechende Abweichungen. Fixiert der Ruderer jetzt nicht heckwärtige Abschnitte des Bootes, sondern entfernter liegende Objekte, z.B. im Startbereich, so entsteht der angesprochene *intersensorische Wahrnehmungskonflikt* mit destabilisierenden Folgen für die Bootslage. Das Resultat sind größere Rollbewegungen, wie im oberen Teil der Abb. 8 bei einem anfängertypischen Einerruderer gezeigt ist. Ein leistungsstarker Skuller (Abb. 8, unterer Teil) weist hingegen eine rollstabilere Fahrt mit der typischen kleinamplitudigen höherfrequenten Regulation auf.

Bei Ruderanfängern stellt diese ruderspezifische Gleichgewichtsfähigkeit – v.a. bei der Ausbildung im lagesensiblen Skiff – eine Größe dar, ohne die eine Fortbewegung im Boot kaum möglich ist.

Beim leistungssporttreibenden Ruderer ist das ruderspezifische Gleichgewichtsvermögen zwar kein primär leistungslimitierender Faktor (wie z.B. die Kraftausdauer), das gleichgewichtsregulatorische Verhalten kann aber dennoch von u.U. sogar wettkampfentscheidender Bedeutung als Grundvoraussetzung für eine optimale Technikausführung und einen ökonomischen Energieeinsatz zur Erzielung eines möglichst großen und geradlinig verlaufenden Bootsvortriebs sein (Bartmus u. de Marées 1988).

Zu ruderspezifischen Befunden im einzelnen:

– Ruderanfänger und Leistungsruderer zeigen – auf unterschiedlichem Niveau – im Verlauf eines gleichgewichtsbezogenen Laborübungsprogramms (auf einem skiffangepaßten Testgerät, dem sog. „Rudersitz") eine signifikante Verbesserung im ruderspezifischen Gleichgewichtsverhalten.
– Dabei weisen die Leistungsruderer und Ruderanfänger signifikant voneinander abweichende Regulationsmuster auf (Abb. 8). Beim Ruderanfänger sind relativ großamplitudige Schwankungen mit nur wenigen Nulldurchgängen (= Wechsel zwischen Backbord- und Steuerbordauslenkungen) zu erkennen, der Leistungsruderer zeigt viele kleinamplitudige Schwankungen um die Nullage.
– Eine Anfängergruppe zeigt sowohl zu Beginn als auch am Ende eines Ruderkompaktkurses im Anschluß an ein Laborübungsprogramm eine signifikant höhere technomotorische Leistungsfähigkeit als eine Kontrollgruppe ohne Vorschulung (Bartmus u. de Marées 1988).

Gleichgewichtsschulende ruderspezifische (Labor-)übungsprogramme sind dementsprechend sowohl in der Anfängerausbildung als auch im Wintertraining von Leistungsruderern sinnvoll einsetzbar.

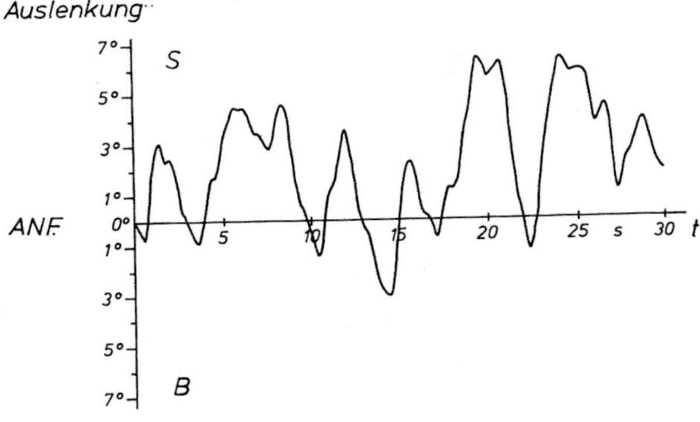

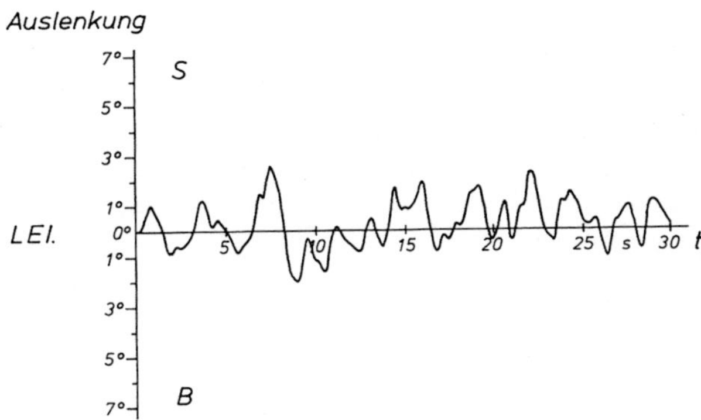

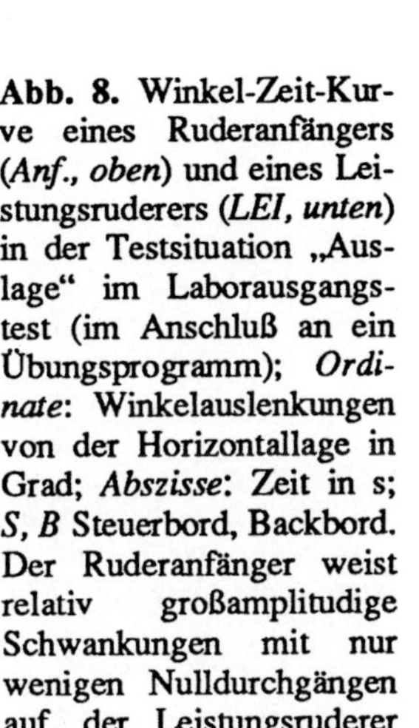

Abb. 8. Winkel-Zeit-Kurve eines Ruderanfängers (*Anf., oben*) und eines Leistungsruderers (*LEI, unten*) in der Testsituation „Auslage" im Laborausgangstest (im Anschluß an ein Übungsprogramm); *Ordinate*: Winkelauslenkungen von der Horizontallage in Grad; *Abszisse*: Zeit in s; *S, B* Steuerbord, Backbord. Der Ruderanfänger weist relativ großamplitudige Schwankungen mit nur wenigen Nulldurchgängen auf, der Leistungsruderer zeigt viele kleinamplitudige Schwankungen um die Nullage

Zur Gleichgewichtsstabilisierung im Straßenradsport

Analog zum Rudern besitzt auch im Straßenradsport die Gleichgewichtsstabilisierung sowohl eine verletzungsprophylaktische (sichere Teilnahme des Radfahrers am Straßenverkehr) als auch eine leistungssportliche Bedeutung.

Jede Korrektur der Fahrtrichtung oder der Neigung des Fahrrads erfordert zusätzlich zur Aufrechterhaltung der Fahrgeschwindigkeit Energie. Das durch einen Gleichgewichtsverlust bedingte Verlassen der idealen Fahrlinie verlängert die Gesamtfahrstrecke und damit die Fahrzeit (Henke et al. 1987).

Beim Straßenradsport sind seitliche Rahmenneigungen um die Radlängsachse (ähnlich wie beim Rudern) vortriebshemmend und damit auf ein Minimum zu reduzieren (Abb. 9).

Die Haut- und Muskelrezeptoren melden ebenso wie die Sinneszellen der vertikalen Bogengänge des Labyrinthes entsprechende Abweichungen. Fixiert der Radfahrer jetzt nicht radnahe Gegenstände in Fahrtrichtung, sondern entfernter liegende Objekte wie z.B. Landschaftsteile oder Wolken am Himmel, so kann ebenfalls der oben angesprochene intersensorische Wahrnehmungskonflikt entstehen. Die Folge sind größere Rahmenneigungen um die Achse durch die Reifen-

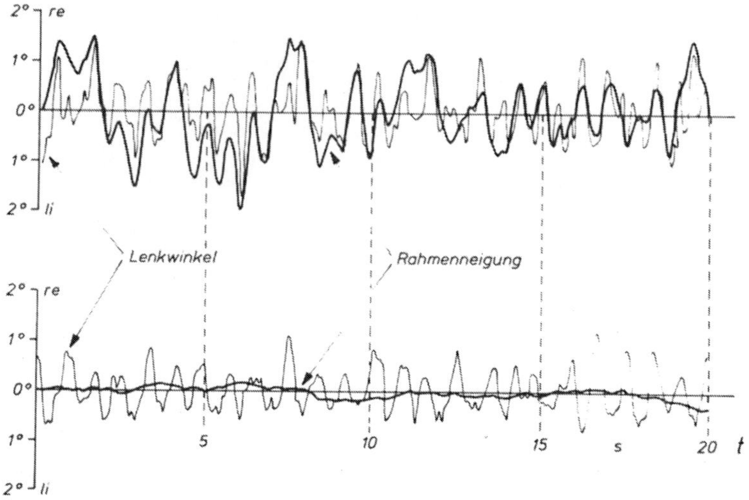

Abb. 9. Zeitbezogene Änderungen der Rahmenneigung und des Lenkwinkels beim Straßenradsport (Geradeausfahrt); *Ordinate* Winkelabweichung in Grad; *Abszisse* Zeit in s; *oben* untrainierter Radfahrer; *unten* trainierter Radfahrer; *gepunktete Linie* Lenkwinkel in Grad; *durchgezogene Linie* Rahmenneigung in Grad

auflagepunkte, wie im oberen Teil der Abb. 9 für einen ungeübten Radfahrer gezeigt ist.

Die Rahmenneigungen werden von kompensatorischen Lenkbewegungen – irritablerweise in Neigungsrichtung – beantwortet. Dadurch nimmt die Zentrifugalkraft zu, und der Rahmen richtet sich wieder auf. Der trainierte Radrennfahrer weist deutlich geringere Rahmenneigungsänderungen auf (Abb. 9 unten).

Größere Rahmenneigungen bei der Fahrt mit dem Rennrad sind sturzgefährdend. Bei der Schwere der dabei auftretenden Verletzungen ergibt sich die Notwendigkeit zur systematischen Schulung der dynamischen Fahrstabilisation – und damit Minimierung der Rahmenneigung – beim Anfänger und Fortgeschrittenen auch bei der Benutzung des Rades im Straßenverkehr.

Zur Gleichgewichtsstabilisierung in der rhythmischen Sportgymnastik

Auch in der rhythmischen Sportgymnastik – mit relativ hohen Anteilen an gleichgewichtssensiblen Kürelementen wie z.B. Arabesque/Attitudeposen, Pirouetten und Spielbeinabduktionen über 90° – ist die Standregulation der Gymnastinnen im Vergleich z.B. zu Sportstudentinnen in allen Testsituationen mit vorausgehenden gymnastikspezifischen Belastungen signifikant stabiler (Abb. 10)[2].

---

[2] Mit Unterstützung des BISp (Köln); im Rahmen des Projektes „Sportartspezifisches Gleichgewicht in der Rhythmischen Sportgymnastik" (E. Neumann et al.).

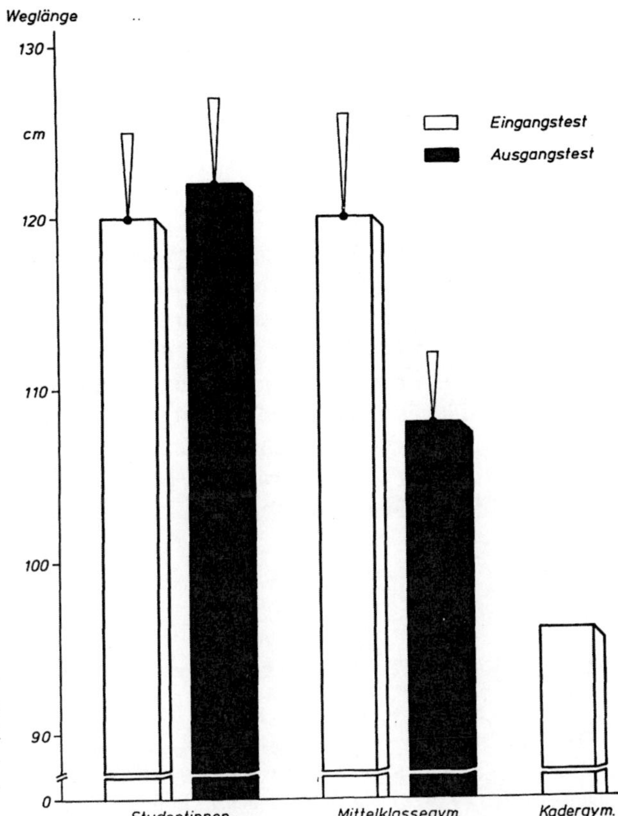

Abb. 10. Mittlerer Schwankungsweg (Weglänge in cm) von Sportstudentinnen und Gymnastinnen über verschiedene Stände im Eingangs- und Ausgangstest

Ausgeprägt ist die Standlabilität der ungeübten Sportstudentinnen nach raschen passiv ausgeführten Körperdrehungen, was ebenfalls auf intersensorische Wahrnehmungskonflikte zwischen visuellen, vestibulären und somatosensorischen Rezeptoren zurückgeführt werden kann (Neumann et al. 1988).

Dies zeigt, daß auch die durch die Sinnesrezeptoren regulierten Standreaktionen im Sport ihre Leistungsgrenzen erreichen können. Sie sind ebenfalls trainingsmäßig optimierbar. Auch die sportartspezifische Gleichgewichtsregulation wird, wie die visuellen Funktionsgrößen, noch zu wenig in den entsprechenden Sportarten leistungsoptimierend berücksichtigt.

Zusammenfassend ergibt sich hier, daß unter verletzungspräventivem Aspekt in Sportarten mit labilen Gleichgewichtssituationen intersensorische Wahrnehmungskonflikte zu minimieren sind und sportartspezifische Positionen stärker als bisher geschult werden müssen (vgl. nachfolgende Übersicht).

Positionsstabilisation unter verletzungspräventivem Aspekt:

1) Ausgehend von Sportarten mit labilen Gleichgewichtssituationen:
   – monopedale Hochzehenstände (Rhythmische Sportgymnastik),

- Rudern (Einer, Freilaufphase, Auslage),
- Straßenradsport

2) Es gilt, intersensorische Wahrnehmungskonflikte zwischen den Rezeptoren von Haut, Muskel, Labyrinth und Auge zu minimieren durch:
- Nahfeldbeobachtung,
- Kopfhaltung,
- Hautkontakt mit dem Sportgerät.

3) Sportartspezifische Positionen sind systematisch zu schulen.

Aufgrund zahlreicher Interdependenzen zwischen den verschiedenen Sinnessystemen ergibt sich bei der Betrachtung der Sinnesorgane als leistungsbeeinflussendem bzw. leistungslimitierendem Faktor, daß Teilbereichsbetrachtungen – so sinnvoll sie didaktisch auch sein mögen – der Komplexsituation im Sport kaum gerecht werden. Meist sind mehrere Sinnessysteme mit unterschiedlichen Funktionen beteiligt. Das bestätigt erneut die gestalttheoretische These, daß das Ganze mehr ist als die Summe seiner Teile.

Literatur

Bakarinov J (1971) Das Training des Vestibularapparates. Theor Prax Körperkultur 20/6:556–557

Bartmus U, Marées H de (1988) Zur Gleichgewichtsproblematik im Rudern. In: Steinacker JM (Hrsg) Rudern – Sportmedizinische und sportwissenschaftliche Aspekte. Springer, Berlin Heidelberg New York Tokyo, S 280–289

Baumgartner G (1978) Physiologie des zentralen Sehsystems. In: Gauer OH, Kramer K, Jung R (Hrsg) Sehen: Sinnesphysiologie III. Urban & Schwarzenberg, München Wien Baltimore, S 263–348

Beals RP, Mayyasi A, Templeton AE, Johnston WL (1971) The relationship between basketball shooting performance and certain visual attributes. Am J Optometry Arch Am Acad Optometry 7:585–590

Brandt T (1981) Medikamentöse und physikalische Therapie des Schwindels und der Ataxie. Fortschr Neurol Psychatry 49:88–100

Brandt T, Paulus WM, Straube A (1985) Visual acuity, visual field and visual scene characteristics a affect postural balance. In: Igarashi, Black (eds) Vestibular and visual control on posture and locomotor equilibrium. 7th Int. Symp. Int. Soc. Posturography, Houston, Texas 1983. Karger Basel 1985, pp 93–98

Burg A (1966) Visual acuity as measured by dynamic and static tests. J Appl Psychol 50:460–466

Burg A, Hulbert S (1961) Dynamic visual acuity as related to age, sex and static acuity. Appl Psychol 45:111–116

Cratty BJ (1967) Movement behavior and motor learning. Lea & Febinger, Philadelphia

Cratty BJ (1975) Motorisches Lernen und Bewegungsverhalten. Limpert, Frankfurt am Main

Doil W, Bindig M (1986) Peripheres Sehen als Voraussetzung für die Orientierung in Sportspielen. Med Sport 26:55–58

Groen JJ, Jongkees LBW (1948) The turning test with small regulable stimuli. III. The advantages of cupulometria over the classic technique of Barany. J Laryngol 62:231–235

Henke T, Wehmeyer K, Marées H de (1987) Quantitative Untersuchung der Gleichgewichtsstabilisierung im Radsport. Dtsch Z Sportmed 38/SH:34–40

Jendrusch G, Tidow G, Marées H de (1989) Zur Präzision bei der Beurteilung des Ball-Auftreffortes im Tennis. In: Böning D, Braumann KM, Busse MW, Maassen N, Schmidt W (Hrsg) Sport – Rettung oder Risiko für die Gesundheit? 31. Deutscher Sportärztekongreß, Hannover 1988. Deutscher Ärzteverlag, Köln, S 51–55

Krestownikow AN (1953) Physiologie der Leibesübungen. Sportverlag, Berlin

Krüger S, Gundlach HJ, Dahl D (1983) Untersuchungen zur Frage der vestibulären Habituation – eine Studie an Wasserspringern. Med Sport 23/10:309–313

Ludvigh EJ, Miller JW (1953) A study of dynamic visual acuity. Joint Project NM 001.075-01-01, Kresge Eye Institute and United States School of Aviation Medicine, Pensacola

Ludvigh EJ, Miller JW (1954) Some effects of training on dynamic visual acuity. Project NM 001.075-01-06, Kresge Eye Institute and United States School of Aviation Medicine, Pensacola

Ludvigh EJ, Miller JW (1958) Study of visual acuity during ocular pursuit of a moving test object. J Opt Soc Am 48:799–802

Mester J (1985) Zur sportartspezifischen Diagnostik im Bereich der Sinnesorgane. Habilitationsschrift, Universität Bochum

Mester J, Franke D, Marées H de (1983) Leistungslimitierende Faktoren im Bereich der Ballberechnung im Tennis. In: Hecker G, Baumann W, Grosser M, Hollmann W, Meinberg E (Hrsg) Schulsport – Leistungssport – Breitensport. Hans Richarz, St. Augustin, S 132–139

Moser M, Schmid P, Wolf W (1980) Zentrale Gleichgewichtsstörungen bei Boxern. Laryngol Rhinol Otol 59/8:467–471

Neumann E (1988) Untersuchung der Leistungsfähigkeit von Sportgymnastinnen im Bereich des Gleichgewichts. (Unveröffentlichter Zwischenbericht zum Forschungsprojekt (BISp), Bochum)

Osterhammel P, Terkildsen K, Zilstorff K (1968) Vestibular habituation in balett dancers. Acta Otolaryngol 66:221–228

Pauwels JM (1981) Observation – An important part of didactic proficiency. In: Haag H et al. (eds) Sporterziehung und Evaluation. Hofmann, Schorndorf, pp 208–217

Rossberg G, Talsky D (1970) Untersuchungen zur Trainierbarkeit des Gleichgewichtssystems. Sportarzt Sportmed 21/6:136–141

Sachsenweger M, Sachsenweger U (1982) Die Anforderungen an die Sehschärfe von Zuschauern bei Sportveranstaltungen. Med Sport 9:278–279

Sanderson FH (1981) Visual acuity and sports performance. In: Cockerhill IM, MacGillivary WW (eds) Vision and sport. Stanley Thorne, Cheltenham, pp 64–79

Schillerwein H (1983) Eine Untersuchung zur Bewegungswahrnehmung im peripheren Sehbereich bei Individualsportlern. Diplomarbeit, DSHS Köln

Schnell D (1982) Die Bedeutung des Sehens bei sportlicher Betätigung in verschiedenen Lebensaltern. Dtsch Z Sportmed 3/4:77–87/118–127

Schnell D (1984) Die Sehanforderungen an Hochleistungssportler der Olympiakader. Dtsch Z Sportmed 35:249–256

Schwabowski R (1979) Sportartspezifische motorische Fähigkeiten in der Gymnastik unter besonderer Berücksichtigung der Gleichgewichtsfähigkeit. Wiss Z Dtsch Hochsch Körperkultur Leipzig 20/3:81–112

Senkbeil W (1989) Entwicklung eines Trainingsprogrammes zur Beurteilungspräzision von Tennisballauftrefforten bei angehenden Sportlehrern. (Unveröffentlichte Examensarbeit, Ruhr-Universität, Bochum)

Stine CD, Arterburn MR, Stern NS (1982) Vision and sports: A review of the literature. J Am Optom Assoc 53/8:627–633

Tatem JA (1973) Personality and physical variables between and among tennis players and other athletes and non-athletes. Dissertation Springfield College/MA (Microfiche DSHS Köln)

Tidow G (1986) Bewegungssehen im Sport [Unveröffentlichter Forschungsbericht zum Projekt „Bewegungssehen im Sport" (BISp, Köln), Bochum]

Tidow G, Brückner P, Marées H de (1987) Zur Bedeutung der dynamischen Sehschärfe in den Rückschlagspielen. In: Rieckert H (Hrsg) Sportmedizin – Kursbestimmung. Springer, Berlin Heidelberg New York Tokyo, S 590–593

Tidow G, Wühst KD, Marées H de (1985) Zur dynamischen Sehschärfe als leistungsbeeinflussende Größe im Sport. In: Franz IW, Mellerowicz H, Noack W (Hrsg) Training und Sport zur Prävention und Rehabilitation in der technisierten Umwelt. Springer, Berlin Heidelberg New York Tokyo, S 353–358

Trincker D (1979) Zentralnervensystem II und Sinnesorgane. Fischer, Stuttgart (Taschenbuch der Physiologie, Bd III/2: Animalische Physiologie III)

Walkstein R (1971) Der Nachweis vestibulär bedingter Schwankungsreaktionen und ihrer durch Habituation bedingten Veränderungen mit Hilfe kinematographischer Verfahren. Theor Prax Körperkultur 20:222–231

Wilke J, Fuchs H (1969) Untersuchungen über die Veränderung der vestibulären Erregbarkeit durch sportliche Übungen und über die Habituation als Methode zum vestibulären Training von Turnern. In: Oeken FW, Wilke J (Hrsg) Hör- und Gleichgewichtsorgan. Barth, Leipzig, S 1–40

Über neuere Aspekte von Gehirn, Muskelarbeit, Sport und Psyche

W. Hollmann, K. de Meirleir, H. G. Fischer und R. Rost

Einleitung

Das Gehirn stellt zweifellos das geheimnisvollste und am wenigsten erforschte Organ des Menschen dar. Es zeichnet sich nicht nur durch physikochemische Vorgänge wie bei allen anderen Organen aus, sondern produziert darüber hinaus den sog. „Seiner-Selbst-bewußten-Geist". Der Gang der Evolution und Selektion ist durch 2 Sprünge gekennzeichnet: die Entstehung des Lebens und die Bildung des Bewußtseins. Die höchste Stufe von Bewußtsein erfuhr der Homo sapiens durch den eben charakterisierten Geist.

Vor mehr als 8 Mio. Jahren begann die Entwicklung zum ersten aufrechtgehenden Lebewesen. Der aufrechte Gang war die Voraussetzung zur Freisetzung der Hände und Arme, zunächst für primitive Trage- und Haltefunktionen, später bis zur höchsten künstlerischen Leistung. Hierdurch erfolgten jene funktionellen Reizsetzungen auf das Gehirn, welche reaktiv zu einer Vergrößerung der Hirnmasse und zur Ausbildung spezifischer Gehirnbahnen führten [10, 12, 25, 64, 66, 74, 78, 79].

Das menschliche Gehirn besteht aus ca. 13 Mrd. Nervenzellen. Ihre Funktion kann in vielfacher Weise moduliert werden. Im Vordergrund stehen einerseits die Synapsenbildungen, andererseits die Modulation der Übertragungen in den Synapsen. Ein zufällig ausgewählter Abschnitt des Kortex enthält in einem Kubikmillimeter etwa 600 Mio. Synapsen. In der Großhirnrinde dürften sich zwischen 10^{14}–10^{15} Synapsen befinden. Die sensorischen Axone enden in den subkortikalen Zentren, insbesondere in den Thalamuskernen. Hier übernehmen andere Neurone die weitere Nachrichtenübermittlung im Zugang zum Kortex. Alle Rindenabschnitte, die motorischen wie die assoziativen, empfangen Nervenfasern von einem für sie zuständigen Thalamuskern [10].

Die vom Thalamus kommenden Fasern treten – wie die vom Kortex selbst ausgehenden Fasern – über die tiefste Schicht in den Kortex ein und durchqueren ihn senkrecht von unten nach oben zur Oberfläche hin. Während die aus dem Thalamus stammenden Fasern alle in bestimmten Schichten enden, vorwiegend in Schicht III und Schicht IV, liegt das Ende der im Kortex beginnenden Fasern meistens auf verschiedenen Ebenen des Kortex. Schließlich nehmen die thalamischen Fasern noch Verbindungen mit Axonen in waagrechter Form auf, so daß sich die Signale senkrecht und waagrecht ausbreiten [12].

Die Befunde dieser intrakortikalen Mikroschaltkreise werden schließlich von den Pyramidenzellen gesammelt, welche die einzigen Ausgänge der Hirnrinde darstellen. Vor dem Verlassen der Hirnrinde bilden sie jedoch kollaterale Abzweigungen, die in Schleifenform in den Kortex zurückkehren. Ein Ziel der Kortexausgänge ist der Kortex selbst. Eine zweite Anlaufstelle für die pyramidalen Ausgänge sind die Thalamuskerne. Der dritte und letzte Ausgang des Kortex führt von der Hirnrinde und den Thalamuskernen fort. Diese Axone sind beteiligt an der Analyse und/oder Auslösung von motorischen Befehlen. Einige dieser Axone des motorischen Kortex verlassen das Gehirn, verlaufen durch das Rückenmark und enden erst an dessen Motoneuronen, die die Muskelkontraktion steuern [10, 12].

Es bestehen auch direkte Verbindungen zum limbischen System, welches seinerseits Beziehungen zu hypothalamischen Strukturen aufweist. So erfolgt eine Rückinformation der limbischen Impulse in den präfrontalen Neokortex, wodurch eine emotionale Bewertung vorgenommen wird. Gleichzeitig ist in jede Bewegung das Kleinhirn eingeschaltet mit einer vornehmlich koordinativen Aufgabe. So werden z.B. motorisch ausgelöste Nervenzellerregungen in verschiedenen Teilen der Hirnrinde zu einer Einheit integriert. Automatisch sind wegen der Miterregung bzw. Rückinformation des limbischen wie auch des hypothalamischen Systems Emotionen stets in die Motorik einbezogen [10].

Dieses Prinzip der multiplen parallelen Repräsentation läßt das Gehirn zu einem perfekten Kontrollsystem für den Organismus werden. Jede Änderung der Um- und Innenwelt wird mit einer Veränderung der subjektiven Position beantwortet. Einen stabilen Zustand des Gehirns gibt es nicht, da ständig die internen und externen Situationen wechseln und Reaktionen neuer Art erfordern.

Elektrische neuronale Oszillationen, Übertragung auf der Situation angemessene Synapsen, synaptische Modulationen über die Neurotransmitter vereinigen sich mit externen oder internen Impulsen unter Einbeziehung des Gedächtnisses zu einem „Gedanken" oder einer „Idee". Letztendlich dürfte es sich im Rahmen einer solchen Vorstellung der Gehirnfunktion bei allen bewußt und unbewußt ablaufenden zerebralen Funktionen um neurochemische Prozesse an Membranoberflächen handeln, ein für den Nichtmaterialisten bizarr anmutendes Bild. Zur Bewältigung dieser Aufgaben ist eine ständige Energiefreisetzung erforderlich, die ihrerseits eine angemessene Zufuhr an Energiesubstrat voraussetzt. So handelt es sich auch bei dem menschlichen Gehirn um ein „offenes System" im Sinne von Prigogine [55].

So läßt sich das Gehirn insgesamt als ein Kontrollsystem für den gesamten menschlichen Organismus beschreiben unter Parallelschaltung funktioneller Elemente wie Triebe und Emotionen, Gedächtnis von unterschiedlicher Dauer und die Fähigkeit zum Analysieren, Synthetisieren und zur Originalität. Analysiervermögen, Synthetisiervermögen, Originalität und Gedächtnis verbinden sich in dem Begriff „Intelligenz".

Zielgerichtete Aktivitäten durch ein Belohnungssystem

Olds u. Milner [53] bemerkten durch einen Zufall, daß eine im Gehirn an falscher Stelle plazierte Stimulationselektrode von dem Tier zur ständigen Selbstreizung benutzt wurde. In nun systematisch durchgeführten Untersuchungen wurde den Tieren Gelegenheit geboten, durch das Drücken einer Taste schwache elektrische Schläge in das Zielgebiet zu bringen. Die Folge war, daß die Tiere (Ratten) immer wieder die Taste drückten und darüber sogar die Nahrungsaufnahme vergaßen. Sie konnten sich durch diese Einrichtung bis an den Rand des Hungertodes bringen. Olds u. Milner schlossen aus diesen Beobachtungen auf die Auslösung von Lustempfindungen extrem intensiver Art. In weiteren Untersuchungen mit derselben Untersuchungsanordnung ließ sich diese Reaktionsweise auch an Affen nachweisen.

Die offenbar lustauslösenden Zentren des Gehirns werden *Belohnungssystem* genannt. Es existieren verschiedene Punkte dieser Art. Einige liegen im Hypothalamus, andere im Gehirnstamm, in der Brücke und im verlängerten Mark. Manche dieser Systeme befinden sich in enger Nachbarschaft zu Neuronen des katecholaminergen Systems (Noradrenalin oder Dopamin ausschüttende Zellen). Behandelt man Ratten mit einer Elektrode an einer solchen Stelle im Gehirn mit Arzneimitteln, welche die Katecholaminfunktion stören, so betätigen die Tiere die Taste zur Reizung ihres Belohnungssystems sehr viel häufiger. Offenbar nutzen die Zellen des Belohnungssystems Noradrenalin und/oder Dopamin als Neurotransmitter [53, 60, 70].

Reizungen von einigen der wesentlichsten Belohnungssystempunkte im Gehirn bewirken muskuläre Kontraktionen. Gerade diese scheinen mit der Freisetzung von besonders intensiven Lustgefühlen verbunden zu sein, da Versuchstiere mit Mikroelektrode in diesen Zentren bereit waren, auf Futter- und Wasserzufuhr zu verzichten, wenn sie statt dessen die mit Muskelkontraktionen einhergehenden Reizungen an einem Belohnungszentrum des Gehirns vornehmen konnten. Teleologisch könnte der Sinn darin liegen, einen Anreiz zu funktionellen muskulären Reizen zu schaffen, die ihrerseits strukturelle morphologische Adaptationen im Sinne einer vergrößerten körperlichen Leistungsfähigkeit zur Folge haben. Der Bewegungs- und Spieltrieb des Kindes besitzt ja die Funktion, die dem kindlichen Organismus innewohnenden Leistungsmöglichkeiten zur vollen Entfaltung zu bringen. Man könnte hierin geradezu eine phylogenetische Wurzel des Sports sehen.

Das wichtigste Belohnungssystem (auch als „Lustsynapsen" oder „hedonische Synapsen" bezeichnet) liegt an der Kreuzung von sensorischen Bahnen und vitalen Zentren des Hypothalamus und hat so die Möglichkeit, „vitale" Verhaltensweisen entweder zu hemmen oder zu fördern. Diese Funktion dürfte weitgehend identisch sein mit dem im Sport so oft benutzten Begriff der „Motivation". Der Hauptort ist das limbische System [10, 59, 61, 66].

Offenbar ist es mehr das Dopamin als Neurotransmitter und nicht so sehr das Noradrenalin, welches die von der Selbstreizung ausgehenden Nervenimpulse vermittelt. So kann man die Selbstreizung des Tieres auf ein Minimum reduzieren, indem man das mittlere Vorderhirnbündel, die ventrale Haube und den kompakten Teil der Substantia nigra schädigt. Sie alle gehören zum Dopaminsystem. In diesem Zusammenhang ist der Locus caeruleus eine der bemerkenswertesten Strukturen im Gehirn. Er verfügt über die lächerlich gering erscheinende Zahl von 3000 Neuronen, die sich jedoch über enorm weite Entfernungen erstrecken und sich so stark verzweigen, daß sie mit einem Drittel oder gar der Hälfte aller Hirnneuronen in Kontakt stehen. Manche der Axone steigen in die höchsten Strukturen der Großhirnrinde auf. Andere treten in das Kleinhirn ein, welches speziell die Feinmotorik kontrolliert. Einige Axone verzweigen sich in beiden Richtungen und entsenden einen axonalen Ast in den Kortex und den anderen in das Kleinhirn. Auf dem Weg aber verzweigt sich jedes der 3000 Neurone unzählige Male und tritt auf diese Weise mit zahlreichen anderen Hirngebieten in Verbindung. Hierdurch können die erwähnten 3000 Neuronen des Locus caeruleus mehrere Milliarden anderer Nervenzellen im Gehirn beeinflussen. Eine so ungewöhnliche Situation existiert bei keiner anderen Nervenbahn [10, 70].

Die daraus zu ziehenden Konsequenzen sind von erheblicher Bedeutung für die Betrachtung der Funktionsweise des Gehirns. Man kann vermuten, daß die noradrenergen Neuronen z.B. des Locus caeruleus den Erregungszustand jener kortikalen Neuronen modulieren, die für höhere intellektuelle Aktivitäten verantwortlich sind. So scheint der Locus caeruleus besonders bei solchen Umweltereignissen zu feuern beginnen, die eine emotionale Erregung auslösen. Damit wird automatisch an den Nervenendigungen an der Großhirnrinde Noradrenalin ausgeschüttet. Hiermit stellt sich die Frage: Inwieweit sind rationale Prozesse (Hirnrindenneurone) von emotionalen Prozessen beeinflußt? Gibt es überhaupt eine „rein rationale" Entschlußfindung, wenn man z.B. damit rechnen muß, daß aufgrund einer negativen Erfahrung von früher eine entsprechende Voreinstellung eines Emotionspegels an den Zellen der Großhirnrinde entsteht? Es dürfte eine Frage der geistigen „Disziplin" sein, beim Bemühen um rationale Beschlüsse zweifellos vorhandene emotionale Momente auszuschalten. Schließlich geht jeder aktiv gesteuerte Prozeß dann mit einer Emotion einher, wenn in Verbindung mit der Art des betreffenden Prozesses eine Erinnerung an ein früheres Geschehen verknüpft ist. Gibt es also überhaupt eine „objektive" Entscheidung? Letztendlich ist sie zumindest subjektiv emotional vorgefärbt.

Bei weiteren tierexperimentellen Untersuchungen konnte festgestellt werden, daß dem Dopamin eine besondere Bedeutung im sog. „scharfen Denken" und gewissermaßen in der Fähigkeit zukommt, Wesentliches von Unwesentlichem zu unterscheiden. Seine höchste Dichte findet das Dopaminsystem in der Mitte und im Furchenbereich der Großhirnrinde, und das sind gleichzeitig die Stellen, an denen im Tierversuch die Selbstreizung beobachtet wird. Aber auch das im Schläfenlappen des Großhirns gelegene Gebiet der enterorhinalen Rinde ist am Belohnungssystem beteiligt. Von dort aus laufen Nervenbahnen in den Hippokampus, der an der Gedächtnisbildung teilnimmt und den man besonders mit dem Gedächtnis für räumliche Zusammenhänge in Verbindung bringt [60]. Tatsächlich ist ein Versuchstier unfähig, sich nach 24 h an die Bewältigung einer einfachen Aufgabe zu erinnern, wenn die genannte Belohnungsregion ununterbrochen gereizt wird. Besonders der Substantia nigra kommt bei der Gedächtnisbildung eine Rolle zu, welche gleichzeitig an der Regulierung der Körperbewegungen beteiligt ist. Ein Ausfall dieses Hirngebiets steht in Zusammenhang mit der Parkinson-Krankheit.

Eine Reizung des Belohnungssystems muß nicht unbedingt den Lernprozeß behindern, sondern kann ihn auch fördern. Können sich z.B. Versuchstiere beim Lernen durch Betätigung einer Taste selbst im Belohnungssystem reizen, so erinnern sich diese Tiere besser an den gelernten Vorgang, was hingegen bei ununterbrochener Reizung nicht der Fall ist.

Ein für unsere Psyche im Sinne der „Stimmung" besonders wichtiges Gebiet ist das limbische System. Dort gibt es mehr noradrenalinhaltige Neuronen als in irgendeinem anderen Teil des Gehirns. Gefühlszustände wie Liebe und Haß, Freude und Traurigkeit werden hier maßgeblich geprägt. Bemerkenswert ist, daß eine bedeutende Gruppe dieser Neuronen in das Rückenmark absteigt und dort auf Neuronen verschaltet wird, welche die Motorik unserer Arm- und Beinmuskeln regulieren. Hier werden die jedem Sportler bekannten engen Zusammenhänge zwischen „Stimmung" oder „Motivation" und sportlicher Leistungsfähigkeit verständlich. Unser Gefühlsleben wird gewissermaßen direkt in den Muskeltonus umgeschaltet und modifiziert die muskuläre Leistungsfähigkeit.

Hier beginnen Dopingfragen von Interesse zu werden. Nicht das heute im Mittelpunkt der Diskussion stehende Anabolikum, sondern Substanzen wie Kokain und Amphetamine wirken über das Gehirn. Sie lösen eine Verstärkung der noradrenergen Aktivität in der Großhirnrinde aus. Die damit verbundene Euphorie geht vermutlich über das limbische System. Die Fähigkeit, eine muskuläre Leistung unter Einfluß dieser Substanzen länger als normal durchhalten zu können, kann sowohl über die „verbesserte Stimmung" als auch über die zusätzliche Stimulation noradrenerger Neuronen erklärt werden, die die Muskelaktivität regulieren.

Dem älteren Kliniker wird noch in Erfahrung sein, welche Konsequenzen das erste auf dem Markt befindliche Antihypertonikum Reserpin hatte. 1931 hatte man erstmals die blutdrucksenkende Wirkung von Rauwolfia serpentina als Extrakt eines südasiatischen Hundsgiftgewächses entdeckt. 20 Jahre später isolierte man hieraus das Reserpin. Anfang der 50er Jahre war unsere Freude z.B. in der Medizinischen Universitätsklinik Köln riesengroß, als wir eindeutig hiermit bei Hypertonikern den Blutdruck senken konnten. Bis dahin war noch manches Mal in unserer Klinik der Aderlaß der Weisheit letzter Schluß beim Hochdruckpatienten gewesen. Leider kamen manche dieser Patienten nach einigen Wochen oder Monaten zurück mit der Klage, immer traurig gestimmt zu sein. Heute ist bekannt, daß Reserpin das Gehirn an sämtlichen 3 biogenen Aminen verarmen läßt: Serotonin, Dopamin, Noradrenalin. Reserpin entleert einfach die Speicher. Hierdurch entstand das Gefühl tiefer Traurigkeit [70].

Die höchste Dichte an Noradrenalin- und serotoninhaltigen Nervenendigungen entdeckte man im limbischen System. Neben Serotonin und Noradrenalin spielen Dopamin und endogene opioide Peptide hier eine entscheidende Rolle. Es kommt aber nicht nur auf deren Konstellation in der Konzentration untereinander an, sondern es gibt zusätzliche Mechanismen. Als Dopingmittel gilt z. B. auch Koffein. Seine anregende Wirkung entsteht durch Besetzung von Bindungsstellen des hirneigenen Botenstoffes Adenosin, welches z. B. noradrenerge Synapsen blockieren kann [5, 20]. Infolge eines Gewöhnungseffekts läßt die Wirkung im Laufe der Zeit nach. – Kakao und Schokolade enthalten Theobromin und Phenyläthylamin. Letzteres ähnelt dem Amphetamin in seiner Wirkung [5, 20, 70].

Endogene Opioide und ACTH sind in ihrer Produktionsgröße einem Tagesrhythmus unterworfen. Beide Substanzen bewirken eine positive Stimmung. Ein Hoch liegt morgens vor, wobei sich der „Morgenmuffel" – oft auch ein Hypotoniker – durch ein langsameres Ingangkommen auszeichnet. Hier könnte durch eine intensive Frühgymnastik und die damit zu steigernde Endorphin- und ACTH-Ausschüttung ein früheres geistiges und körperliches Anlaufen bewirkt werden.

Schützen benutzten vor der Ära der β-Blocker bevorzugt Alkohol als Dopingmittel. Hierdurch steigen die beruhigend und koordinativ positiv wirkenden Endorphine an [4]. Gleichzeitig werden die biogenen Aminosäurenabkömmlinge Tetrahydrocarbolin und Tetrahydropapaverolin vermehrt produziert, welche je nach Dosis aufheitern, enthemmen und sexuelles Verlangen steigern [4, 8, 11].

Endogene opioide Peptide, Schmerz, Psyche und Herz

1975 entdeckten Hughes et al. [37] das ZNS-eigene Morphin und klärten seine Struktur auf. Die heutigen sog. Endorphine sind Neurotransmitter. Bisher konnten 52 verschiedene endogene opioide Peptide ermittelt werden, wobei der Grund für diese Vielfalt unbekannt ist.

Neben zahlreichen psychischen Faktoren bewirkt v. a. eine muskuläre Beanspruchung einen Anstieg der opioiden Peptide. Er ist um so größer, je höher die körperliche Belastung ist. Als Voraussetzung zum Anstieg muß entweder die Belastungsintensität so hoch sein, daß eine aerob-anaerobe Schwelle von ca. 4 mmol Laktat/l im arteriellen Blut überschritten wird [6, 14, 36] oder aber eine längere Belastungsdauer vorliegt (je nach Leistungs- und Trainingszustand länger als 30–60 min [65]). In der Reaktionsweise gibt es individuell beträchtliche Unterschiede; so kann zwischen „fast responders" und „slow responders" unterschieden werden [17, 36].

Die höheren Plasmaspiegel an opioiden Peptiden bei höheren Belastungsstufen vermögen dazu beizutragen, daß Hochleistungssportler in entsprechenden Sportarten (z. B. Rudern, 400-m-Lauf usw.) hohe Laktatazidosen noch relativ gut tolerieren können. Darüber hinaus kann vermutet werden, daß die von uns beobachteten hohen Laktatwerte im Training von Ringern und Gewichthebern infolge der gleichzeitig hohen Endorphinproduktion leichter ertragen werden können. Zufallsbeobachtungen bei Trainingsumstellungen von Ringern und Gewichthebern ließen darauf schließen, daß für die betreffenden Hochleistungssportler der „Reiz des Trainings" nunmehr entfiel und sie darum baten, wieder mit höheren Intensitäten trainieren zu dürfen.

In Doppelblinduntersuchungen konnten wir nachweisen, daß sowohl die Schmerzintensivität als auch die Schmerztoleranz durch Naloxon als Opioidblokker hochsignifikant verändert wird [6]. Gleiches gilt für die psychische Befindlichkeit (Stimmung), was ebenso wie die Schmerzreagibilität mittels einer Punktskala auf einem Testbogen ermittelt wurde [6].

Es besteht eine hochsignifikant positive Korrelation zwischen dem belastungsbedingten Anstieg von opioiden Peptiden und dem ACTH [6, 14]. Sowohl der ACTH- als auch der Prolaktinanstieg bei Arbeit scheint durch serotonerge Neurotransmission beeinflußt zu sein, während der Anstieg des Wachstumshormons durch dopaminerge oder adrenerge Faktoren gesteuert wird [15, 16]. Nach Ausdauertraining findet sich für gegebene submaximale Belastungsstufen eine Vergrößerung des belastungsbedingten ACTH- und Prolaktinanstiegs und eine Verminderung der Zunahme an Somatotropin. Dementsprechend scheint Ausdauertraining ein vorher bestehendes Gleichgewicht zwischen dopaminergen und adrenergen Einflüssen einerseits und serotominergen Einflüssen andererseits zu verändern [16, 17, 18, 19]. Eine Blockade der Peptidwirkung durch Naloxon beeinflußt hingegen nicht das belastungsbedingte Verhalten von adenohypophysialen Hormonen.

Auch die Neurotransmission in serotoninergem, dopaminergem und opioiden Bereich beeinflußt bei Belastung nicht die Sekretion von luteinisierendem Hormon (LH), follikelstimulierendem Hormon (FSH) und tyreoidalem Hormon (TSH) [15, 16, 17, 18, 19]. Die Blockade der Opiatwirkung hat auch keinen Einfluß auf das belastungsbedingte Verhalten von Herzschlagzahl, systolischem Blutdruck, O_2-Verbrauch und Atemminutenvolumen. Ebenfalls sind die maximale Leistungsfähigkeit und der Laktatkurvenanstieg unverändert.

Eine Verstärkung der Dopaminneurotransmitterwirkung durch Pergolidmesylat reduziert hingegen bei ansteigender körperlicher Belastung den systolischen Blutdruck, die Herzschlagzahl, den Noradrenalin-, Dopamin- und Laktatspiegel [17, 18]. Die maximal erreichbare Belastungsstufe ist vergrößert. Der normalerweise bei Arbeit eintretende Prolaktinanstieg wird hierdurch unterdrückt, während die LH-Spiegel steigen. Der sonstige arbeitsbedingte ACTH-Anstieg entfällt, und die Zunahme des Wachstumshormons im Blut ist vergrößert.

Ein Serotoninantagonismus mittels Ketanserin führt bei ansteigender Fahrradergometerarbeit zu einer Senkung des systolischen Blutdrucks bei unverändert bleibender maximaler Leistungsfähigkeit. Die Laktatkurve verlagert sich nach rechts als Ausdruck entweder einer verminderten Laktatproduktion in der arbeitenden Muskulatur oder einer vergrößerten Laktatelimination. Zentrale serotoninerge Mechanismen sind in den belastungsbedingten Anstieg von Prolaktin und ACTH einbezogen [16, 19].

Die genannten Befunde lassen auf eine intensive Verzahnung der Funktionen von Gehirn, Herz-Kreislauf-System und Skelettmuskulatur auf biochemischer Basis schließen. Man ist unwillkürlich erinnert an den Ausspruch von Baron de Coubertin anläßlich der Wiederbegründung der Olympischen Spiele 1896 von der „Ehe zwischen Geist und Muskel", welche das Ziel des Sports sein sollte.

Damit aber stellt sich die Frage nach den Lokalitäten und den Mechanismen der Beeinflussungsmöglichkeiten des Herz-Kreislauf-Systems und der Skelettmuskulatur über biochemische Aspekte des Gehirns. In den vergangenen Jahren konnten opioide Peptide im autonomen Nervensystem sowohl in Verbindung mit dem Sympathikus als auch mit dem Parasympathikus nachgewiesen werden [1, 3, 9]. Besonders eng ist die Verflechtung mit dem kardiovaskulären System [11, 22, 27, 29, 48, 54, 62, 80, 81, 82]. Weihe et al. [81, 82] schließen aus ihren Untersuchungen, daß opioide Peptide die Freisetzung ihres Kotransmitters Noradrenalin einschränken, indem sie auf präsynaptische Autorezeptoren einwirken. Das ist v.a. in Verbindung mit dem Herzen nachgewiesen. Weihe et al. postulieren eine fundamentale Bedeutung der opioiden Peptide für die Regulation des kardiovaskulären Tonus. Die Einbeziehung solcher Peptide dürfte sowohl für die periphere als auch für die zentrale primäre sensorische Neurotransmission zutreffen.

Für die periphere Kreislaufregulation dürfte in dieser Hinsicht von Bedeutung sein, daß sowohl im Endothelium als auch in den Perizyten von Kapillaren und Venolen sowie in Arteriolen opioide Peptide nachgewiesen wurden [81, 82]. Im Gegensatz zu den mikrovaskulären waren makrovaskuläre Segmente in ihrer Innervierung kaum mit solchen Peptiden besetzt. Andererseits fanden sich in einzelnen Herzregionen Nervenfasern, deren Neurotransmitter Peptide wie das Tachykinin, Substanz E und das Neurokinin A sowie das kalzitoningenbezogene Peptid und auch opioide Peptide darstellen. Die Freisetzung solcher Substanzen von peripheren Endigungen des vagalen Nervensystems lassen auch auf eine Bedeutung in diesem Zweig des autonomen Nervensystems schließen. Einflüsse auf weitere primäre sensorische Funktionen wie Barorezeptoren und Chemorezeptoren sind wahrscheinlich [80].

Im Gehirn sind die Opiatrezeptoren in einem typischen Muster verteilt. Ein Gebiet mit einer hohen Dichte ist der mittlere Teil des Thalamus. Er ist die Haupteingangsstation des Gehirns und filtert einlaufende sensorische Informationen mit anschließender Weitergabe an die Großhirnrinde. Eine Konzentration findet sich auch an jenen Orten, die für die Pupillenweite der Augen zuständig sind („Stecknadelkopfpupillen" unter Opiateinwirkung). Eine besondere Dichte der Opiatrezeptoren ist im limbischen System zu beobachten. Von dort ziehen Nervenbahnen z.B. in den Hypothalamus, der die Hypophyse steuert. So ist es verständlich, daß sich emotionale Situationen im Hormonspiegelverhalten im ganzen Körper niederschlagen. Das „Startfieber" und der „Vorstartzustand" werden hierdurch erklärt. Die Verbindungen zwischen bestimmten Denkprozessen und „autonomen" Reaktionen wie z.B. die Herzschlagfrequenz werden hier moduliert. Auch der früher erwähnte Locus caeruleus entsendet neuronale Projektionen in das limbische System. Neurotransmitter wie Noradrenalin und Dopamin können so durch die opioiden Peptide in ihrer Wirkung beeinflußt werden. Eine extrem hohe Konzentration an Opiatrezeptoren weist der Locus caeruleus selbst auf [70].

So läßt sich eine Verbindungskette herstellen von den verschiedenen Strukturen des Gehirns über das Rückenmark bis hin zur Regulation der Weite von Kapillaren und Arteriolen in der Muskulatur. Hämodynamische und metabolische Veränderungen über das Peptidsystem im allgemeinen, die sich speziell unter muskulärer Beanspruchung äußern, sind vorstellbar. Auf diesem Wege könnten auch die oben beschriebenen Veränderungen unter Serotoninblockade bzw. Dopaminagonismus verständlich werden.

Man darf vermuten, daß auch die Herzaktion von Neuropeptiden beeinflußt wird. Das Neuropeptid Y (NPY) ist das Hauptpeptid in kardialen efferenten sympathischen Nerven, während sympathische afferente Nerven durch das Vorhandensein von Tachykininen, kalzitoningenbezogenem Peptid und opioiden Peptiden charakterisiert sind [80]. Das vagale System des Herzens verfügt vornehmlich über Tachykinine. Das intrinsische peptiderge System besteht besonders aus vasoaktiven intestinalen Polypeptiden, während parakrine Systeme mehr opioidergisch besetzt sind. Die physiologische und pathophysiologische Bedeutung dieser vielfältigen peptidergen und nichtpeptidergen Botensysteme ist noch weitgehend unbekannt.

Neuerdings konnte jedoch auch ein Zusammenhang zwischen opioiden Peptiden und der sog. „stummen Myokardischämie" nachgewiesen werden. So geht man heute davon aus, daß mindestens 30 % aller Herzinfarkte stumm ablaufen und ebenfalls durch Belastung provozierte Myokardischämien in diesem Prozentsatz stumm bleiben [22, u. a.]. Bisher ist noch wenig bekannt, welcher Reiz für den Koronarschmerz so adäquat ist, daß hierdurch das Schmerzempfinden ausgelöst wird. Diskutiert werden chemische Substanzen wie auch mechanische Stimuli. Die Schmerzinformation wird über das limbische System zum Neokortex geleitet. Sowohl körperliche als auch psychische Belastung können über eine Steigerung der Herzarbeit bei einem koronarsuffizienten Patienten zur Myokardischämie mit einer Möglichkeit der endogenen Schmerzinhibition führen. So konnte bei einzelnen Patienten mit stummer Belastungsischämie die Gabe von Naloxon als Morphiumantagonist unter Belastung Schmerzen provozieren [22]. Auch konnte bei Patienten mit stummer Myokardischämie ein höherer Ruhe- und Belastungswert von β-Endorphinen im Blutserum im Vergleich zu symptomatischen Patienten gefunden werden. Die von Weihe et al. [81, 82] oben beschriebene Einwirkungsmöglichkeit der Peptide macht diese Verhaltensweise verständlich.

Die engen Beziehungen zwischen Psyche und Herz sind Klinikern seit Jahrhunderten vertraut. Der plötzliche Herztod oder auch nur das Auftreten von Herzrhythmusstörungen als Folge von plötzlichem Schreck oder auch von übergroßer Freude unerwarteter Art sind vielfach beschrieben. Oft liegt in diesen Fällen eine stenosierende Koronarsklerose vor. Es ist außerordentlich selten, daß kein Befund zu erheben ist. Grundsätzlich aber stellt sich die Frage nach dem neurophysiologischen Weg. Raab konnte in den 50er und 60er Jahren in experimentellen Tierversuchen funktionelle und morphologische Konsequenzen von Streß auf das Herz nachweisen [56, 57]. Daß Gehirnerschütterungen oder zerebrale Druck-. erhöhungen mit Veränderungen der Herzfunktion einhergehen können, ist seit langem bekannt. Melville [52] bewirkte durch hypothalamische Stimulation pathologische Myokardbefunde bis zum Herzinfarkt. Über ähnliche Untersuchungsergebnisse berichtete Shkhvatsabaya [68]. Die Reihe dieser Autoren könnte langatmig fortgesetzt werden. Psychischer Streß führt zu einer Fluktuation von Serumelektrolyten (insbesondere Kalium) und kann eine elektrische Instabilität auslösen. Gleichzeitig erleichtert die α-adrenerge Aktivität die Absonderung von Kaliumionen mit nachfolgender Hypokaliämie. Diese adrenalingesteuerten Veränderungen lassen in tierexperimentellen Untersuchungen die ventrikuläre Fibrillationsschwelle stark absinken. Ein solcher Mechanismus mag auch bei Koronarpatienten zutreffen.

Eine wesentliche Bedeutung könnte jedoch der Serotoninkonzentration im Gehirn zukommen, besonders im limbischen System. Eine vergrößerte Serotoninmenge reduziert den sympathischen Antrieb auf das Herz. In experimentellen Untersuchungen von Lown [48] konnte unter diesen Bedingungen eine hochsignifikante Anhebung der Schwelle zur Auslösung von Herzrhythmusstörungen beobachtet werden. Gemäß den früher erörterten Darstellungen aber ist es gerade diese sympathische Aktivität, welche über opioide und andere Peptide beeinflußt wird.

In Tierversuchen konnte beobachtet werden, daß durch elektrische Reizung des Hypothalamus die gleichen Endstreckenveränderungen im EKG wie beim Menschen ausgelöst werden können. Da diese Anomalien bei Hunden mit gekreuztem Kreislauf nur beim gleichseitigen Tier auftreten und mittels Querdurchtrennung des Halsmarks verhindert werden, kann ein humoraler Übertragungsmodus ausgeschlossen und ein neurogener als übrigbleibender Modus angenommen werden. Offenbar läuft der Mechanismus über sympathische Nervenbahnen. Der Zusammenhang zwischen Psyche und vielfältigen Körperreaktionen im Sinne von Streß und Disstreß wird nicht näher beschrieben, da die hiermit in Zusammenhang stehenden Verbindungen zwischen Gehirn, Rückenmark und Nebenniere mit allen ihren Konsequenzen für die Hämodynamik und den Metabolismus im Prinzip seit Jahrzehnten bekannt sind (Übersicht bei [57]).

Hohe Katecholaminspiegel bewirken einen gesteigerten myokardialen O_2-Bedarf mit seinen individuell unterschiedlichen Konsequenzen in Abhängigkeit vom koronaren und myokardialen Befund, ferner eine Aldosteronerhöhung mit Hypernatriämie, Hypokaliämie und möglichen Auswirkungen auf das Herz, eine Vasopressinausschüttung mit Kontraktionsneigung der Koronarien und eine Thrombozytenaggregation mit Neigung zur Thrombenbildung.

Auch bei der Migräne bestehen oftmals kausale Beziehungen zwischen Psyche, biochemischen Prozessen und Gefäßsystem. Psychosoziale Belastungsfaktoren sind in der heutigen Migräneforschung international akzeptiert. Vor allem Serotonin spielt bei den vaskulären Vorgängen während des Migräneanfalls eine Rolle, wobei über die Details noch unterschiedliche Auffassungen bestehen. Inwieweit einem akut gestörten oder veränderten Leberstoffwechsel in Verbindung mit nahrungsbedingten oder psychischen Einflüssen hier eine auslösende Rolle zukommt, wird von uns zur Zeit in experimentellen Untersuchungen am Menschen untersucht.

Seit Jahrzehnten sind Befindensstörungen bekannt, die vornehmlich nach jahrelang betriebenem Ausdauertraining bei abrupter Trainingeinstellung auftreten. Das betrifft vornehmlich ausdauertrainierte Sportler mit vergrößertem Sportherzen. Die Beschwerden bestehen vornehmlich in Unruhe, Angst, Schlaflosigkeit, Appetitlosigkeit evtl. auch in Blutdrucklabilität mit Neigung zum Kreislaufkollaps und zu Herzrhythmusstörung. Wir selbst deuteten früher diese Befunde als Regulationsstörungen in einem an gewaltige Leistungen jahre- oder jahrzehntelang gewohnt gewesenen Organismus, dessen Umstellung auf ein plötzliches Ruhedasein im morphologischen wie funktionellen Bereich nicht harmonisch gelingt.

Das gesamte Beschwerdebild wie der anamnestische Zusammenhang läßt in solchen Fällen vermuten, daß der abrupte Trainingsentzug zu hormonellen Regulationsstörungen in Verbindung mit endogenen opioiden Peptiden geführt hat. Dafür spricht auch die depressive Grundeinstellung. Manche Beschwerden, die in der Vergangenheit gegebenenfalls auf „unharmonische Rückentwicklung eines großen Sportherzens" zurückgeführt wurden, könnten durch Regulationsstörungen auf der Peptidebene im ZNS mit nachfolgenden hormonalen Veränderungen erklärt werden.

In experimentellen Untersuchungen an Koronarpatienten und Normalpersonen beschrieben Rozanski et al. [62] kausale Beziehungen zwischen akuter geistiger Beanspruchung und myokardialer Ischämie. Bei kombinierten arithmetischen und Farbbelastungen entwickelten 59 % der Patienten mit gesicherter koronarer Herzkrankheit signifikante Verminderungen der Ejektionsfraktion des linken Ventrikels, verbunden mit Anomalien der Ventrikelwandbewegungen. In 83 % der Fälle verlief die myokardiale Ischämie ohne Symptome. Sie trat bei geringeren Herzschlagfrequenzen auf als die Herzschlagfrequenzzahl bei beginnender belastungsbedingter Durchblutungsstörung. Gleichzeitig stieg der arterielle Blutdruck signifikant an.

Über Beziehungen zwischen Gehirn, Nervensystem und Immunsystem

1964 prägten Solomon u. Moos den Begriff „Psychoimmunolgie" (Übersicht bei [73]). Ader erweiterte ihn 1981 zu „Psychoneuroimmunolgie" [2]. Neue Erkenntnisse über die Bedeutung von emotionalen Faktoren für die Entstehung körperlicher Krankheiten und die Auslösung immunologischer Störungen in Verbindung mit mentalen Belastungen oder Erkrankungen waren der Anlaß. Emotionale Störungen und mentale Dysfunktionen äußern sich in quantitativen und qualitativen Veränderungen an Immunglobulinen, einer verminderten Immunreaktion auf Antigene und einem vermehrten Auftreten einer Vielfalt von Autoantikörpern [72]. Bei Fällen von Schizophrenie werden funktionell abnormale Lymphozyten beschrieben. Derartige Aufzählungen könnten auf der Basis zahlreicher Publikationen fortgesetzt werden.

In Tieren, die einer Immusierung durch ein Antigen unterzogen worden waren, stieg die Impulsfrequenz von Neuronen speziell im Hypothalamus hochsignifikant an [41]. Neurotransmitter und Neuropeptide, deren Freisetzung vom ZNS geregelt wird, beeinflussen Mechanismen des Immunssystems. Serotonin z.B. verzögert primäre Immunreaktionen und verringert die Intensität von primären und sekundären Antikörperreaktionen [21].

Außerordentlich komplex sind die Zusammenhänge zwischen endogenen Peptiden und dem Immunsystem. β-Endorphin und Met-Enkephalin vergrößern die NK-Zellaktivität [51]. Eine Blockade der Endorphine mittels Naloxon unterdrückt

NK-Zellaktivitäten. Neuropeptide und Neurotransmitter modulieren die Kapazität von Makrophagen [42]. Immunologisch kompetente Zellen besitzen Rezeptoren für neuroendokrine Substanzen, Neurotransmitter und Neuropeptide. Daß umgekehrt auch regulierende Gehirnbereiche rückinformiert werden, geht u. a. aus folgendem Befund hervor: Infundiert man radioaktives α-Thymosin, welches die T-Zellen beeinflußt, kann es später gehäuft in solche Gehirnbezirken nachgewiesen werden, die an der neuroendokrinen Regulation beteiligt sind [30]. Die Lymphozyten selbst enthalten γ-Endorphin und ACTH, während aktivierte T-Helferzellen Met-Enkephalin produzieren [69, 89]. Das in der Zirbeldrüse produzierte Melatonin spielt in der Immunregulation eine wesentliche Rolle, indem es auf antigenaktivierte T-Lymphozyten über das endogene opioide System einwirkt.

Die Kette der Verbindungen zwischen Gehirn, Psyche und Immunsystem könnte mit manchen weiteren Details verlängert werden.

Überwindung des Leib-Seele-Dualismus

Angeblich hat Descartes mit seiner Lehre von einer *res extensa* für die materiellen Phänomene und einer *res cogitans* für die seelisch-geistigen Phänomene den Leib-Seele-Dualismus begründet. Dem wird allerdings heute von Weiner und anderen widersprochen, welche vielmehr Ärzte des 19. Jahrhunderts, insbesondere Virchow, hierfür verantwortlich machen. Vor allem die 2. Hälfte des 19. Jahrhunderts war für den dualistischen Gedankengang prädestiniert, weil man auf der Basis der Newtonschen Gesetze an ein statisches Weltbild glaubte, welches berechenbar wie ein Uhrwerk abläuft. Es stimmte überein mit den Steady-state-Vorstellungen eines Universums ohne Anfang und Ende. In die statische Denkweise hatte man den Menschen miteinbezogen. 1835 erschien von dem Begründer der modernen Physiologie, Johannes Peter Müller (1801–1858), ein Handbuch der Physiologie, welches als erstes Werk über Physiologie nach rein naturwissenschaftlichen Aspekten gegliedert war. Es enthielt noch den Begriff „Seele". 30 Jahre später begann Adolf Fick mit der Mathematisierung der Physiologie. Der Begriff „Seele" trat nicht mehr auf. Das Maschinendenken hatte gesiegt. Mit der von Virchow entwickelten Zellularpathologie war nicht mehr der Mensch, sondern das Organ oder der Organteil in den Mittelpunkt des diagnostischen und therapeutischen Interesses gerückt. Strukturschäden in den verschiedensten Organen störten die Lebensfunktionen, zu deren Vorbeugung oder Heilung man sich eben dem betreffenden Organ zuzuwenden hatte.

Diese Denkweise begann sich um die Jahrhundertwende zu ändern. Im Jahre 1900 stellte Max Planck seine Quantentheorie auf, die das alleinige Newtonsche Weltbild zerstören sollte. 1905 und 1916 veröffentlichte Einstein seine Relativitätstheorie mit der Bedeutung der Zeit und der Relativierung bisher feststehender Größen. 1927 formulierte Heisenberg die „Unschärferelation". Damit wurde festgestellt, daß es eine letzte „Objektivität" im naturwissenschaftlichen Sinne nicht gibt, da jeder Beobachter ein Subjekt darstellt und die Beobachtung z.B. im Quantenbereich das Verhalten der untersuchten Objekte verändert. Die verblüffend anmutenden experimentellen Untersuchungen quantenmechanischer Art in den 80er Jahren gaben Kunde von einer neuartigen Welt, deren Konsequenzen bis heute in die Medizin noch kaum eingedrungen sind. Hinzu trat 1928 die Entdeckung der sog. Rotverschiebung durch Hubble, welche den Anstoß gab zur Aufgabe des Steady-state-Modells unseres Universums zugunsten eines expandierenden Weltalls bis hin zu den heute detailliert ausgearbeiteten Vorstellungen des Urknalls mit der Entstehung von Zeit, Raum und Materie.

Die Ablösung einer statischen durch eine funktionelle Denkweise im naturwissenschaftlichen Bereich machte auch vor der Medizin nicht halt. Vor allem die Internisten Krauss und Krehl wandten sich um die Jahrhundertwende gegen eine alleinige statischmorphologische Betrachtung des Menschen und verlangten mehr funktionelles Denken. Krehls Schüler Gustav von Bergmann legte 1932 seine „funktionelle Pathologie" vor, welche erstmals wieder eine Brücke schlug zwischen Funktion und Struktur, zwischen Geist und Körper. Damit hatte die Rückeroberung des „ganzen Menschen" als ein Stück Humanismus begonnen, wie es der Heidelberger Physiologe Hans Schäfer formulierte.

Die in diesem Beitrag vorgestellten Zusammenhänge zwischen Gehirn, Geist, Körperfunktionen und -reaktionen können nur den Schluß zulassen, sowohl für eine präventive als auch für eine therapeutische Denk- und Handlungsweise in der Medizin den ganzen Menschen erfassen zu müssen in seinem soziopsychophysischen Dasein.

Literatur

1. Acher R (1981) Evolution of neuropeptides. Trends Neurosci 9:225
2. Ader R (ed) (1981) Psychoneuroimmunology. Academic Press, New York
3. Akil H, Watson SJ, Young E, Lewis ME, Khachaturian H, Walker JM (1984) Endogenous opioids: Biology function. Annu Rev Neurosci 7:223
4. Alcohol Addiction (1972) A biochemical approach. Lancet II:24
5. Ammon HPT (1984) Neue Aspekte zum Mechanismus der zentral erregenden Wirkung von Coffein. Dtsch Med Wochenschr 109:1491
6. Arentz T, De Meirleir K, Hollmann W (1986) Die Rolle der endogenen opioiden Peptide während Fahrradergometerarbeit. Dtsch Z Sportmed 37/7:210
7. Bittner H, Rippegather G, Völker K, Hollmann W, Forssmann WG (1986) Freisetzung kardialer Hormone unter ergometrischer Belastung. Dtsch Z Sportmed 37/11:356
8. Branchey L, Shaw S, Lieber CS (1981) Ethanol impairs tryptophan transport into the brain and depresses serotonin. Life Sci 29:2751
9. Cavero I, Lefevre-Borg F, Lhoste F, Sabatier C, Richer C, Guidicelli JF (1984) Pharmacological, haemodynamic, and autnomic nervous system mechanisms responsible for the blood pressure and heart rate lowering effects of pergolide in rats. J Pharmacol Exp Ther 228:779
10. Changeux JP (1984) Der neuronale Mensch. Rowohlt, Reinbek
11. Chaouloff F (1989) Physical exercise and brain monoamines: a review. Acta Physiol Scand 137:1
12. Creutzfeld OD (1987/88) Modelle des Gehirns – Modelle des Geistes? In: Dithfurt H von (Hrsg) Mannheimer Forum: „Ein Panorama der Naturwissenschaften". Boehringer, Mannheim

13. De Coverley Veale DMW (1987) Exercise and mental health. A review. Acta Psychiatr Scand 76:113
14. De Meirleir K, Arentz T, Hollmann W, Haelst L van (1985) The role of endogenous opiates in thermal regulation of the body during exercise. Br Med J 290:739
15. De Meirleir K, Baeyens L, l'Hermite M, l'Hermite-Balériaux M, Hollmann W (1985) Exercise-induced prolactine release is related to anaerobiosis. J Clin Endocrinol Metab 69:1250
16. De Meirleir K, l'Hermite-Balériaux M, l'Hermite M, Rost R, Hollmann W (1985) Evidence for serotoninergic control of exercise-induced prolactine secretion. Horm Metab Res 17/7:380
17. De Meirleir K, Smitz J, Steirteghem A van, l'Hermite M, Hollmann W (1985) Dopaminergic and serotoninergic neurotransmitter systems involved in exercise-induced release of adenohypophyseal hormones. (6th Int. Symposium Biochem. of Exercise, Copenhagen)
18. De Meirleir K, Gerlo F, Hollmann W, Haelst L van (1987) Cardiovascular effects of pergolide mesylate during dynamic exercise. Br J Clin Pharmacol 23/5:633
19. De Meirleir K, Smitz J, Steirteghem A van, Hollmann W (1987) Serotonine antagonism during cexercise in man. Acta Cardiol 42/5:360
20. Demling L (1986) Gute Laune. Fortschr Med 7–8:64
21. Devoino LV, Idova GV (1973) The influence of some drugs on the immune response IV. Effect of serotonin, 5-hydroxytryptophan, iproniazid, p-chlorophenylalamine on the synthesis of IgM and IgG antibodies. Eur J Pharmacol 22:325
22. Droste C (1987) Pathophysiologie schmerzhafter und stummer Myokardischämie. Herz 12/6:369
23. Diederich KW, Djonlagic H, Müller-Eschner M, Dageferde J, Hoffmann J (1982) Neurogene Endstreckenveränderungen im EKG. Med Klin 77/13:411
24. Dufaux B, Order U, Hollmann W (1983) Serum C-reaktives Protein und Immunkomplexe nach Belastung und Training. In: Heck H, Hollmann W, Liesen H, Rost R (Hrsg) Sport, Leistung und Gesundheit. Deutscher Ärzteverlag, Köln, S 305
25. Eccles JC, Zeier H (1984) Gehirn und Geist. Fischer, Frankfurt am Main
26. Fessel WJ, Chirata-Hibi M (1963) Abnormal leucocytes in schizophrenia. Arch Gen Psychiatry 9:601
27. Ganten D, Luft FC, Lang RE, Unger T (1986) Brain peptides in cardiovascular regulation. In: Kaufmann W, Bömer G, Lang R, Meurer KA (eds) Primary hypertension. Springer, Berlin Heidelberg New York Tokyo
28. Green AR, Grahame-Smith D, Grahame-Smith G (1976) Effects of drugs on the processes regulating the functional activity of brain 5-hydroxytryptanine. Nature 260:487
29. Grossman A, Bouloux P, Price P et al. (1984) The role of opioid peptides in the hormonal responses to acute exercise in man. Clin Sci 67:483
30. Hall NR, Goldstein AL (1983) The thymus-brain connection: interactions between thymosin and the neuroendocrine system. Lymphokine Res 211–216
31. Herholz K, Buskies W, Rist M, Pawlik G, Hollmann W, Heiss WD (1987) Regional cerebral blood flow in man at rest and during exercise. J Neurol 234:9
32. Hollmann W (1983) Körperliches Training und Hirnleistungsinsuffizienz – Terra incognita. Therapiewoche 33/12:1584
33. Hollmann W (1987) Stimmung, Schmerz, Hirndurchblutung und muskuläre Arbeit. In: Graul EH, Pütter S, Loew D (Hrsg) Das Gehirn und seine Erkrankungen. Medicine, Iserlohn
34. Hollmann W (1987) Hirndurchblutung und Körperarbeit. Herz Sport Gesundheit 4/2:64
35. Hollmann W, Hettinger T (^{2}1980) Sportmedizin – Arbeits- und Trainingsgrundlagen. Schattauer, Stuttgart
36. Hollmann W, De Meirleir K, Herholz K, Heiss WD, Bittner H, Völker K, Forssmann G (1987) Regional cerebral blood flow, neurohormonal, and cardiac hormonal reactions

during exercise. [International Symposium on Exercise Physiology (in memoriam S. Kozlowski) Baranow/Polen]

37. Hughes J, Smith TW, Kosterlitz HW, Fothergill LA, Morgan MA, Morris HR (1975) Identification of two related pentapeptides from the brain with potent opiate agonist activity. Nature 258:577

38. Ingvar DH, Sjölund B, Ardö A (1976) Correlation between dominant EEG frequency, cerebral oxygen uptake, and blood flow. Eletroencephalogr Clin Neurophysiol 41:268

39. Jungmann H (1981) Psychogene Herzrhythmusstörungen bei Koronarerkrankten. Therapiewoche 31:907

40. Kandel ER, Schwartz JH (1985) Principles of endural sciences. Elsevier, New York

41. Klimenko VN (1985) Neural hypothalamic mechanisms in the development of the immune response. In: Korneva EA, Klimenko VN, Shkhinck EK (eds) Neurohumeral maintenace of immune homeostasis. Univ Chicago Press, Chicago, p 159

42. Koff WC, Dunegan MA (1985) Modulation of macrophagenediated tumoricidal activity by neuropeptides and neurohormones. J Immuno 135:350

43. Kuschinsky W, Wahl M (1978) Local chemical and neurogenic regulation of cerebral vascular resistance. Physiol Rev 58:656

44. Larbig W (1981) Psychologie und Biochemie psychosomatischer Erkrankungen. Med Klin 76/23:636

45. Lassen NA (1974) Control of cerebral circulation in health and disease. Circ Res 34:749

46. Li CH (1977) Beta-endorphine: a pituitary peptide with potent morphine-like reactivity. Arch Biochem Biophys 183:595

47. Liesen H, Dufaux B, Hollmann W (1977) Modifications of serumglycoproteines the days following a prolonges physical exercise and the influence of physical training. Eur J Appl Physiol 37:243

48. Lown B (1987) Brain, heart, and sudden death. Z Kardiol [Suppl 2] 76

49. Luger A (1987) Acute hypothalamic-pituitary adrenal responses to the stress of treadmill exercise. N Engl J Med 316:1309

50. Mariani J (1983) Elimination of synapses during the development of the central nervous system. Prog Brain Res 58:383

51. Mathews PM, Froelich CJ, Sibbit WI, Bankhurst AD (1983) Enhancement of natural cytotoxity by beta-endorphin. J Immunol 130:1658

52. Melville KI (1966) Cardiac ischemic changes induced by central nervous system stimulation. In: Raab W (ed) Prevention of ischemic heart desease. Thomas, Springfield/IL

53. Olds, J, Milner P (1954) Positive reinforcement producted by electrical stimulation of septal area and other regions of rat brain. J Comp Physiol Psychol 47:419

54. Parati G, Pomidossi G, Mancia G (1986) Neural mechanism in human cardiovascular regulation. In: Schmidt TH, Dembroski TM, Blümchen G (eds) Biological and psychological factors in cardiovascular disease. Springer, Berlin Heidelberg New York Tokyo

55. Prigogine I, Balescu R (1956) Phénomènes cycliques dans la thermodynamique des processus irréversibles. Bull Acad R Belg Clin Sci 42:256

56. Raab W (1963) Neurogenic multifocal distraction of myocardial tissue. Ref Can Biol 22:217

57. Raab W (ed) (1966) Prevention of ischemic heart disease. Thomas, Springfield/IL

58. Raglin JS (1990) Exercise and mental health. Sports Med 9/6:323

59. Rose G (1980) Can the neurosciences explain the mind? Trends Neurosci 5:1

60. Routtenberg A (°1988) Das Belohnungssystem des Gehirns. In: Gehirn und Nervensystem. Woraus sie bestehen – wie sie funktionieren – was sie leisten. Spektrum der Wissenschaft, Heidelberg, S 160–176

61. Roux W (1985) Entwicklungsmechanik der Organismen. Leipzig

62. Rozanski A, Bairey CN et al. (1988) Mental stress and the induction of silent myocardial ischemia in patients with coronary artery disease. N Engl J Med 318/16:1005
63. Schaefer H, Blohmke H (1977) Herzkrank durch psychosozialen Streß. Hüthig, Heidelberg
64. Schopf GW (1978) The evolution of the earliest cells. Sci Am 239/3:85
65. Schwarz L, Kindermann W (1989) Beta-Endorphin, Cortisol und Katecholamine während fahrradergometrischer Ausdauerbelastungen und Feldtestuntersuchungen. Dtsch Z Sportmed 40/5:160
66. Searle G (1984) Minds, brains, and science. Harvard Univ Press, Cambridge
67. Selye H (1950) The physiology and pathology of exposure to stress. Acta, Montreal
68. Shkhvatsabaya IK (1966) Experimental production of myocardial lesions by disturbing the central nervous system. In: Raab W (ed) Prevention of ischemic heart disease. Thomas, Springfield/IL
69. Smith EM, Blalock JE (1981) Human lymphocyte production of corticotrophin and endorphin-like substances: asssociation with leucocytic interferon. Proc Natl Acad Sci USA 78:7530
70. Snyder SH (1986) Drugs and the brain. Scientific American Books, New York
71. Sologub JB (1976) Elektroenzephalographie im Sport. Barth, Leizpzig
72. Solomon GF (1987) Psychoneuroimmunology: Interactions between central nervous system and immune system. J Neurosci Res 18:1
73. Solomon GF, Moos RH (1964) Emotions, immunity, and disease. A speculative theoretical integration. Arch Gen Psychiatry 11:657
74. Stephan H (1972) Evolution of primate brains. In: Tuttle R (ed) The functional and evolutionary biology of primates. Adline, Chicago
75. Taggert B, Gibbons D, Sommerville B (1969) Some effects of motorcar driving on the normal and abnormal heart. Br Med J 4:130
76. Uexküll T von (1988) Die Entstehung der psychosomatischen Medizin aus der Geschichte des Leib-Seele-Dualismus. Med Klin 83:37
77. Uhlenbruck G, Order U (1987) Perspektiven, Probleme und Prioritäten: Sportimmunologie – die nächsten 75 Jahre? Dtsch Z Sportmed [Sonderheft] S 40
78. Vidal G (1984) The oldest eukariotic cells. Sci Am 250/2:32
79. Washburn SL (1978) The evolution of man. Sci Am 239/3:146
80. Weihe E (1987) Peripheral innervation of the heart. In: Arnim T von, Marx A (eds) Silent ischemia. Darmstadt, Steinkopff
81. Weihe E, Nohr D, Gauweiler B, Fink T, Nowak E, Konrad S (1988) Immunohistochemical evidence for a diversity of opioid coding in peripheral sympathetic, parasympathetic and sensory neurones: A general principle of prejunctional opioid autoinhibition? In: Illes P, Farsang C (eds) Regulatory role of opioid peptides. VCH, Weinheim
82. Weihe E, Norh D, Hartschuh W (1988) Immunohistochemical evidence for a co-transmitter role of opioid peptides in primary sensory neurones. Prog Brain Res 74:189
83. Weiß N, Fuhrmansky J, Lulay R, Weicker H (1985) Häufigkeit und Ursache von Immunglobulinmangel bei Sportlern. Dtsch Z Sportmed 36/5:146
84. White E (1981) Thalamocortical synaptic relations. In: Schmitt F et al. (eds) The organisation of the cerebral cortex. MITPress, Cambridge/MA
85. Wise R (1980) The dopamin synapse and the notion of „Pleasure center" in the brain. Trends Neurosci 4:91
86. Wurtman RJ (1984) Nährstoffe, die Gehirnfunktionen fördern. Nervenheilkunde 3:33
87. Yates A, Leehey K, Shissiak CM (1983) Running – an analogue of anorexia? N Engl J Med 308:251
88. Zhou D, Khan S, Forde J, Hirsch KR (1985) Coffeine tolerance: Behavioral electrophysiological and neurochemical evidence. Life Sci 36:2347
89. Zurabaki G, Benedik M, Kamb BJ, Abrams JS, Zurawski SM, Lee FD (1986) Activation of maus T-helper cells induces abundant preproencephalin mRNH synthesis. Science 232:772

Schwerpunkte der dargestellten Themen (Zusammenfassung)

M. WEISS

In diesem Buch kommen national und international anerkannte Wissenschaftler mit Spezialthemen aus ihrem Forschungsbereich zu Wort, um den derzeitigen Kenntnisstand generell darzustellen und mit neuesten eigenen Ergebnissen zu verknüpfen sowie Zukunftsaspekte ihrer Spezialdisziplinen zu erörtern. Wie in meiner Einführung angedeutet, kommt es dabei zu Überschneidungen, die ganz im Sinne der Herausgeber und einer zukünftigen sportmedizinischen Forschung sind, indem sich aus verschiedenen Fachrichtungen neue aktuelle gemeinsame Forschungsrichtungen ergeben, wie z.B. Sportpsychoneuroimmunologie, Sportneurophysiologie und Hirnforschung sowie Zugänge von seitens des Herz-Kreislauf-Systems, des Metabolismus und der hormonalen Regulation. Die enge Verzahnung wird aus allen Beiträgen ersichtlich.

Der nachfolgende Kommentar soll nicht nur die Schwerpunkte der Beiträge analysieren, sondern auch auf den Aspekt des wissenschaftlichen Paradigmawechsels und auf Querverbindungen zu anderen Kapiteln hinweisen. Letztlich muß auch die Zukunft der diversen Forschungsgebiete und deren Beitrag zu übergeordneten sportmedizinischen Wissenschaftsthemen hervorgehoben sowie eine Gesamtschau versucht werden. Aus diesem Grunde erfolgen hier Zusammenfassungen und Darstellungen der Tragweite der einzelnen Themen. Zudem sei erlaubt, interpretierende Bemerkungen aus eigener und allgemeiner Sicht einzuflechten.

1. Rieder: Sportwissenschaft und Sportmedizin: Forschungsaufgaben durch die Weiterentwicklung der Sportsysteme

Rieder greift auf, daß die Verästelung alter und neuer Forschungsthemen eher zur Auseinanderentwicklung von Sportmedizin und Sportwissenschaften führen. Seine Ist- und Soll-Analyse ist zunächst pessimistisch, führt dann aber doch auf progressiv zu entwickelnde Zukunftsaspekte. Gemeinsamkeit ist gefragt. Der Hinweis auf „Querwissenschaften" mit Vielfältigkeiten der Fragestellungen bildet einen Schwerpunkt; viele Beispiele werden genannt, die jeweiligen Forschungsansätze präzisiert. Letztlich stellt Rieder aus der Arbeit seines Institutes, das immer im engen Kontakt mit Weicker gearbeitet hat, aktuelle interdisziplinäre Projekte vor: Sport mit Sondergruppen jedweder Genese, Sport und Aids, Sport mit Rheumatikern und Osteoporosepatienten, „Aufbau einer Gesundheitsreserve" u.a.m.

Seine abschließenden Worte: „ ... darf man küftig wohl auf die Lernfähigkeit jener Besten aus Sportmedizin, Sport und Sportwissenschaften vertrauen, die trotz oder wegen ihrer Fachkompetenz und fachlichen Spezialisierung über Zaun und Zäune zu blicken vermögen, aufgreifen und einbringen, was als gemeinsame Masse offensichtlich auf der Straße liegt", soll deshalb ohne Kommentar und Einschränkung auf die rein medizinischen Forschungsthemen überleiten, ohne daß dabei vergessen wird, daß das, was die Sportwissenschaften in die sportmedizinische Forschung einzubringen haben, künftig mehr Beobachtung und Beachtung verdient: „eine neue Qualität von Zusammenarbeit und Interaktion".

2. Kindermann:
Sport und Gesundheit. Beeinflussung des koronaren Risikos

Gesundheit ist eine notwendige Voraussetzung für sportliche Spitzenleistungen, aber Sport kann auch zur Erhaltung von Gesundheit dienlich sein oder ist gar zu deren Wiedererlangung notwendig. Von diesen Ambivalenzen des Sports geht Kindermann – selbst einst erfolgreicher Spitzensportler der Leichtathletik und heute gefragter ärztlicher Betreuer von vielen Sportlern – in seinem Beitrag aus und erweitert den Blickwinkel über eine rein biologische Betrachtungsweise hinaus. Die Darstellung wissenschaftlicher Ergebnisse zum Thema „Sport und Gesundheit" wird sinnvollerweise aufgrund der epidemiologischen Relevanz auf die koronare Herzkrankheit fokussiert. Der Autor hebt dabei die Bedeutung prospektiver Studien gegenüber rein vergleichenden als wesentlich aussagekräftiger hervor, auch wenn ihre Anzahl sehr gering ist. Bewegungsmangel wird oft überschätzt, und nach Kindermann hat das Training doch mehr positive als der Bewegungsmangel negative Effekte, wobei dieser natürlich häufiger mit anderen Risikofaktoren kombiniert ist als beim „aktiv eingestellten Typ". Wichtig ist die Aussage, daß bereits Belastungen, die kein Training, sondern Übung darstellen – gewissermaßen als Durchgangsstadium – im Sinne einer Ökonomisierung wirksam sind, andererseits aber früher betriebener Sport keinen anhaltend protektiven Effekt hat. *Zeitlebens betriebener Sport ist wichtiger als die kurzlebige Spitze.*
Die Querverbindung zum Beitrag von Huonker u. Keul werden an verschiedenen Stellen offenbar: Interaktion zwischen Kreislaufperipherie und Herzaktion sowie funktionelle vs. strukturelle Anpassungen, wobei auch die funktionellen Anpassungen beim organisch geschädigten Herzen bei der Prävention und Rehabilitation von Bedeutung sind. Beide Artikel weisen auf die Bedeutung der diastolischen Funktion hin. Ob die von Kindermann postulierte Abnahme der Katecholaminkonzentration oder Veränderungen der Katecholaminrezeptoren in der Frühphase der Trainingsadaptation hierbei verantwortlich mitwirken, bedarf sicherlich noch abklärender Forschungsarbeit, ebenso gilt dies für die systolische Funktion.
Erstaunlich sind jedoch die Trainingsumfänge, die nötig sind, um anatomische Veränderungen zu bewirken (s. Abb. 2 im Beitrag Kindermann), wobei das Training noch mit reizwirksamer Intensität durchzuführen ist. Erfreulich ist die Anmerkung, daß auch im höheren Lebensalter strukturelle Anpassungen möglich

sind. Die Hinweise auf anabolikabedingte Annäherungen an pathologische Herzveränderungen im Sinne der Hypertrophie belegen die Ansicht der Herausgeber und die in mehreren Beiträgen geäußerte Meinung, daß der Grad zwischen Physiologie und Pathologie sehr schmal ist und das Eingreifen mit Externa jedweder Genese die Anpassungsprozesse unkontrollierbar macht.

Wichtige gesundheitlich relevante Einflüsse von Sport und Bewegungstherapie sind auch die dargestellten Einflüsse auf den Fettstoffwechsel, die bei Ausdauertraining besonders deutlich sind. Weltweit akzeptiert ist die Beeinflußbarkeit von Faktoren der Entstehung des Typ-II-Diabetes mellitus und des metabolischen Syndroms, etwas mehr Zurückhaltung ist hinsichtlich der Genese der Hypertension und der Wirkung antihypertensiver Faktoren angebracht, wo wohl mehr Sekundäreffekte (Einstellung zur sportlichen Aktivität) wirksam werden. Bei Huonker u. Keul hat der Kommentator angemerkt, daß Sport als „der natürliche β-Blocker ohne dessen Nebenwirkungen" vermutet werden kann. Ähnliches deutet sich bei Kindermann hinsichtlich der Bluthomöostase und der Stoffwechselsituation an. Wichtig erscheint den Herausgebern – wie schon oben erwähnt –, daß Quantität und Qualität der eingesetzten Trainingsformen eine wesentliche Rolle spielen. Vermißt wird allerdings der Hinweis darauf, daß Aspekte der Freude, der Fröhlichkeit, des Zusammenseins beim Sport, das gegenseitige Auseinandersetzen und Zusammenführen – z.B. beim familiären Federballspiel am Wochenende – auch wesentliche Faktoren der Prävention und Gesunderhaltung sind (s. die einleitende Definition der Gesundheit bei Kindermann). Der abschließende Hinweis auf die möglichen Risiken der Sportausübung bei gefährdeten Gruppen sollte endlich auch von gesundheitspolitischen Gremien und Versicherungsträgern mehr beachtet werden, nämlich im Hinblick darauf, daß Sport nützlich ist, aber auch eine entsprechend honorierbare sportärztliche Betreuung erfordert, abgesehen von der immer noch nicht realisierten Etablierung der Sportmedizin in der ärztlichen Ausbildung und in der Approbationsordnung. Auch damit könnte die notwendige weiterführende Forschung zum Thema Sport und Gesundheit beschleunigt und vertieft werden. Weitere Aspekte hierzu finden sich bei Lötzerich u. Uhlenbruck bezüglich des Immunsystems, bei Newsholme u. Parry-Billings bezüglich Übertraining und Infektanfälligkeit und bei Hollmann et al. bezüglich einer engen Verzahnung von Psyche, Sport, Herz-Kreislauf- und Abwehrfunktion. Die weitere Koordination dieser Themen sollte auch für den Gesundheits- und Präventionssport erfolgversprechend sein.

3. Huonker u. Keul:
Hämodynamik des Sportherzens. Erkenntniswandel in 100 Jahren

Den Beitrag von Huonker u. Keul im Kommentar auf die Feststellung der Autoren zu reduzieren, in 100 Jahren habe sich kein Hinweis darauf ergeben, daß körperliches Training das menschliche Herz überfordert oder schädigen kann, würde sehr viele wesentliche Aussagen übergehen. Dennoch sollte dieser Satz nochmals hervorgehoben werden, weil er Gedanken zu verschiedenen Fragen anregt.

1) Sind im phylogenetischen Bauplan evtl. noch Reservepotentiale enthalten, die
   – zumindest in bezug auf das Herz – zu noch größeren Leistungen befähigen,
   als sie momentan im Sport erreicht worden sind?
2) Welches ist das „normalere" Herz: das eines Ausdauersportlers, das eines
   Kraftsportlers oder das eines „Referenzmenschen" bzw. Untrainierten?
3) Verbirgt sich hier die ketzerische Idee der leistungslimitierenden Faktoren?

Teilweise beantworten die Autoren diese Fragen schon z.B. mit dem Hinweis auf
das wahrscheinliche physiologische Maximum der Herzgröße von 19–
20 ml/kg KG und auf die Steigerungsraten der Herzhöhlen um 20 % und der Herzmuskelmasse um 70–80 % bzw. einer linksventrikulären Masse von 3,5 g/kg KG;
jedoch noch wichtiger erscheinen die Hinweise auf künftige Forschungsgebiete.
Jahrelang war es um die Sportkardiologie still geworden, und andere Themen waren in den Vordergrund gerückt (etwa die metabolischen und hormonellen Mechanismen im Zusammenhang mit Leistungdiagnostik und Trainingssteuerung), so,
als ob mit dem Sportherzen alles geklärt wäre. Eine neue Sichtweise hat sich aber
durch die modernen Untersuchungstechniken ergeben und durch die Erkenntnis,
daß funktionelle und strukturelle Adaptationen nicht getrennt werden dürfen, wie
auch durch die Tatsache, daß die Starling-Gesetze auch für das Sportherz gelten
und die – untersuchungsmethodisch schwer zugängliche – diastolische Funktion
bedeutsam ist. Hierzu ist wichtig der Hinweis der Autoren auf die Brauchbarkeit
der Dopplerechokardiographie als breit einsetzbare Technik im Vergleich zu invasiven und zu belastenden Verfahren (z.B. Strahlenbelastung) selbst bei den dis-
kutierten Einschränkungen. Ohne den Artikel von Huonker u. Keul wiederholend
zusammenzufassen, wird doch klar, daß das Verständnis für die Funktion des
sportlich trainierten Herzens durch die neuen Untersuchungsmethoden erheblich
gewachsen ist.

Mit der verbesserten Kenntnis der Funktion des „Sportherzens" (– oder ist dies,
wie oben aufgeworfen, das „normale" Herz?) kann und wird die Sportmedizin
auch einen entscheidenden Beitrag für die klinische Medizin leisten bei der Beurteilung des schmalen Pfades zwischen physiologischer und pathologischer Entwicklung von Anpassungsprozessen und/oder Kompensation/Dekompensation.
Unter diesem Gesichtspunkt kann z.B. die Darstellung gesehen werden, daß sich
die Fluß-Druck-Kurve des Sportherzens unter Ruhebedingungen verhält wie die
eines Untrainierten unter β-Blockade (Sport als natürlicher β-Blocker?), aber mit
dem Vorteil der nicht eingeschränkten (eher besseren) Frequenz- und Kontraktilitätsreserve. Die Zukunft der Sportkardiologie bleibt interessant, wobei die neuen
Methoden und die Untersuchung der α- und β-Rezeptoren noch Überraschungen
bringen können.

4. Morano u. Rüegg: Mechanismen der Kraftentwicklung im Muskel

Morano – der vom Sport kommend bei Weicker promovierte und dann in der
Muskelforschung bei Rüegg habilitierte – mag als ein Repräsentant, aber nicht als
Einzelbeispiel für das stehen, was Rieder hinsichtlich der wissenschaftlichen In-

teraktion verschiedener Fächer gefordert hat. Ein weiteres ähnliches Beispiel findet sich auch in dem Beitrag „Sport und Immunologie" von dem ehemaligen aktiven Sportler und Sportstudiumabsolventen Lötzerich, der über die Promotion in Sportmedizin/Kardiologie den Weg in die aktuelle interdisziplinäre Grundlagenforschung, jetzt in den Bereich der Immunologie gefunden hat.

Morano u. Rüegg korrigieren aufgrund eigener Forschungsergebnisse und aktueller Literatur die „klassischen Modelle" der Muskelkontraktion und Kraftgeneration in einigen entscheidenden Punkten hinsichtlich Funktion und Entstehung, wodurch z.B. auch die isometrische Kraftentwicklung besser erklärbar wird. Dieser Beitrag zeigt, wie tief die Forschung schon in die molekulare Ebene eingedrungen ist bzw. wie man sich von „Zustandsmodellen und -vorstellungen" entfernt. Die Abwendung vom Modell einer allosterischen Verhaltensweise zwischen Myosin-ATP und Myosin-Aktin hin zu dem eines schnellen Gleichgewichts fällt dem herkömmlichen Vorstellungsvermögen schwer, zumal man bisher davon ausgegangen war, daß die ATP-Regeneration mit der Dissoziation des Myosin-Aktin-Komplexes verbunden sei. Neu überdacht worden ist auch die Rolle des Kalziumions, das wohl weniger direkte Einflüsse auf den Greif-Loslaß-Zyklus alter Vorstellungen hat, sondern über die Regulatorproteine bzw. den Tropomyosin-Troponin-Komplex durch stärkere Bindung des kalziumaktivierten Troponin C an das inhibitorische Troponin I wirkt, und wo letztlich die Freisetzung von anorganischem Phosphat aus dem Komplex Aktomyosin-ADP-Phosphat der entscheidende Schritt ist. Modulierend auf diesen grundlegenden Mechanismus wirken dann wiederum „posttranslational" (oder postrezeptorisch; s. Vergleich mit dem Beitrag v. Viru u. Toode über hormonale Effekte) Isoenzyme der schweren und leichten Myosinketten und die Beeinflussung der Phosphorylisierung der Myosin-Light-Chain-II durch die Myosin-Light-Chain-Kinase bzw. Phosphorylase. Einwirkungsmöglichkeiten auf diese neu erkannten wesentlichen Prozesse durch Training, Inaktivierung, Denervierung, Degeneration usw. werden generell physiologisch wie auch sportmedizinisch und trainingswissenschaftlich interessante Zukunftsaufgaben darstellen.

5. Viru u. Toode: Modulierende Regulation von Hormoneffekten bei muskulärer Aktivität

Die Autoren Viru u. Toode weisen modellhaft nach, daß hormonelle Effekte multipel regelbar sein können: auf der Ebene der Produktion, Sekretion und Transportform, durch spezifische oder unspezifische Bindung an Zielzellen und hinsichtlich der Postrezeptoreffekte. Letztere wiederum sind modulierbar durch interagierende Systeme und zusätzlich abhängig von der spezifischen Bindung, d.h. nur ein Teil der gebundenen Hormone wird auch aktiv. Die Autoren geben zahlreiche Beispiele an, wie Training und akute Belastung auf Rezeptorebene Veränderungen auslösen, wobei Variationen der Bedingungen und verschiedene Gewebe unterschiedliche Reaktionen für den Insulineffekt zeigen wie auch für dessen katalytische Wirkungen. Hinsichtlich der Katecholaminrezeptoren scheint der β-Rezeptor auf sportliche Beanspruchung wesentlich sensibler zu reagieren. Gleiches gilt auch für distal der Adrenozeptoren liegende Effekte wie beispielsweise die Lipolyse. Hier scheint die Adenylatzyklase nur in der trainierten Muskulatur veränderbar zu sein, nicht in Leber oder Fettgewebe. Einflüsse ergeben sich auch auf die cAMP-Phosphodiesterase und die Proteinkinasen. Insgesamt zeigen die Autoren auf, wie labil und fein die Regulation hormoneller Steuerung von Stoffwechselprozessen erfolgen kann und auch auf unterschiedliche Trainingsphasen reagiert. Aus der Literaturübersicht zu diesem Beitrag wird deutlich, wie die Sensitivität anderer hormoneller Systeme modulierbar ist, z.B. die Ansprechbarkeit auf ACTH und auf die Steroidrezeptoren.

Eindrucksvoll sind die Untersuchungen über interagierende Effekte: Der potenzierende oder permissive Effekt von Dexamethason auf die adrenalininduzierte Lipolyse bei Sportlern und trainierten Ratten ist aufhebbar durch zusätzliche Gaben von Insulin, was darauf schließen läßt, daß dieser Trainingseffekt distal der Rezeptorebene liegt, vermutlich auf der Ebene der cAMP-Phosphodiesterase.

Dieser Artikel zeigt, wie weit weg die Forschung der hormonellen Regulation von der unübersichtlichen Situation der Plasmaspiegelbestimmung ist und daß sie schon sehr tief in die zellulären biochemischen und proteinchemischen Vorgänge eingedrungen ist. Die Autoren beschreiben vielfältig, daß eine muskuläre Aktivität Veränderungen in der Hormonaufnahme und/oder den Postrezeptorprozessen auslösen kann. Auch hier ergibt sich die Frage wie bei dem Artikel über das Sportherz: Welches ist die normale Reaktion: die des sportlich Aktiven oder die des Inaktiven? bzw. Verändert die Inaktivität die Effektivität hormoneller Regelprozesse?, bzw. Muß man nach der Chaostheorie davon ausgehen, daß der regelmäßig wiederholte Trainingsreiz mit seinen Auswirkungen auf die Oszillation der hormonellen Regulation eine physiologische Notwendigkeit darstellt?

Dementsprechend werden von den Autoren Forschungsfragen für die Zukunft formuliert: Welche Faktoren lösen Veränderungen an Hormonrezeptoren und bei Postrezeptorenprozessen aus? Welchen Mechanismen folgen diese Veränderungen? Wie verändern sich die Relationen verschiedener Hormonwirkungen? usw. Mit anderen Worten: Was bisher phänomenologisch bekannt ist, muß mit der Suche nach Faktoren und Mechanismen untermauert werden. Diese Dinge sind, wie in der Einleitung und wie bei Weicker formuliert, für die klinische und pathophysiologische Deutung vieler Krankheitsbilder in der Zukunft gewiß wichtig und für die Rehabilitation kranker Patienten unbedingt notwendig. Die klinische Endokrinologie hat sich auch bisher mit „exercise tests" auseinandergesetzt, wird dies aber in Zukunft noch sehr viel intensiver tun müssen, wobei sie sich heute schon auf die sportmedizinischen Forschungsergebnisse stützen kann.

6. Newsholme u. Parry-Billings:
Metabolische Ursachen der Ermüdung und ein metabolisches Glied zwischen Muskel und Immunsystem

Ausgehend von der Darstellung der Stoffwechselvorgänge und den Überlegungen zur Ermüdung werden von den Autoren gängige Modelle der Ermüdung im Zusammenhang zwischen Fett- und Glukosestoffwechsel und nachlassender Leistungsabgabe bei unterschiedlichen Disziplinen (kurze intensive oder ausdauerbetonte Sportarten) vorgestellt, erweitert durch den i. allg. noch weniger untersuchten Peptidstoffwechsel bei körperlicher Belastung. Deshalb könnte dieses Kapitel auch überschrieben werden mit „Umstellung von traditioneller auf futuristische Anschauung der Ermüdung".

Nichtsdestoweniger ist die Darstellung der „traditionellen" metabolischen Ursachen der Ermüdung interessant, weil sie – biochemisch fundiert, aber anschaulich wiedergegeben – einige in der Vergangenheit bestehende Mißverständisse eliminiert, z. B. in bezug auf die Milchsäure.

Hervorzuheben und interessant ist, daß auch der Ansatz seitens des Metabolismus – wie bei einigen anderen Beiträgen in diesem Buch – den Weg zum Gehirn und zum Immunsystem findet, also einen von mehreren unabhängig arbeitenden und von verschiedenen Ansätzen ausgehenden Arbeitsgruppen Trend zu dem neuen Gebiet der (Sport)neuropsychoimmunologie bestätigt, wie er in der „Einleitung" angedeutet und in diesem Beitrag, wie auch bei de Marées, Hollmann et al. sowie Lötzerich u. Uhlenbruck vertieft und ausgeleuchtet wird. Dem Leser wurde ja schon empfohlen, die Beiträge zweimal zu studieren. Dann wird er zweifellos die Querverbindungen zwischen den verschiedenen zukunftsträchtigen Ansätzen finden, die z. B. in dem Abschnitt „Aminosäuren und Ermüdung" bzw. „Muskeln und Immunsystem" evident werden (Muskelstoffwechsel – Neurotransmitter: Newsholme und Parry-Billings – Hollmann et al.: Muskelstoffwechsel – Immunsystem: Newsholme u. Parry-Billings – Lötzerich u. Uhlenbruck). Die Ansätze von Newsholme u. Parry-Billings mögen vielleicht spekulativ wirken, erscheinen aber dennoch verfolgenswert und bieten einiges an neuen Denk- und Versuchsansätzen hinsichtlich des Zusammenhangs zwischen essentiellen/verzweigtkettigen Aminosäuren, Glutamin und Tryptophan in bezug auf Immunsystem bzw. auf Gehirn und Muskelstoffwechsel bzw. das Allgemeinbefinden bei verschiedenen Zuständen körperlich aktiver Menschen. Die Weickersche Prämisse der Reduktanz wissenschaftlichen Vorgehens auf Teilaspekte des Ganzen und der Loslösung von linearen oder sonst gängigen mathematischen Modellen ist in diesem Beitrag besonders diskutierenswert. Viele Zukunftsfragen sind hier angesprochen, u. a. die Frage, ob die Muskulatur ein metabolisches Zulieferorgan für die Zellen des Immunsystems und des Nervensystems ist, ob aus diesem Zusammenhang heraus körperliche Aktivität ein notwendiges Regulans für das allgemeine Wohlbefinden ist, ob hierbei die Muskulatur limitierend ist (die Frage des leistungslimitierenden Faktors wurde schon im Beitrag von Huonker u. Keul im Hinblick auf das Herz diskutiert), wie sinnvoll ein Training im Grenzbereich ist, wie Übertraining diagnostiziert und therapeutisch angehbar sein kann und viele andere Fragen mehr.

Die biochemisch orientierte Forschungsrichtung in der Sportmedizin hat zweifellos in der Vergangenheit schon erhebliche Beiträge zum Verständnis der Anpassungsreaktionen geleistet, dennoch sind sicher noch nicht alle Aspekte ausgeleuchtet. Wir können noch auf einige überraschende Forschungsergebnisse aus dieser Richtung gespannt sein.

7. Lötzerich u. Uhlenbruck: Sport und Immunologie

Die Autoren weisen in ihrem hochaktuellen Fachgebiet verblüffende Ähnlichkeiten mit dem Werdegang Weickers in der wissenschaftlichen Entwicklung auf, zeigt sich doch auch bei ihnen, wie reine Grundlagenforschung sich evolutionierend zum „Tagesthema" entpuppt: Rh-Antigene, Lipidantigene, glykoprotein-assoziierte Blutgruppenantigene oder LDL-Proteinstrukturen, die in den Jahren 1950–1960 erforscht wurden, – was erst jetzt – nach 30 Jahren – zu sportmedizinisch relevanter, klinisch angewandter Bedeutung gelangt ist. Lötzerich u. Uhlenbruck bedanken sich quasi mit ihrer Einleitung für die grundlegenden Arbeiten von Weicker und für die weiterführende immunbiologische und biochemische Forschung in der Sportmedizin heute.

Die Darstellungen der jüngsten Untersuchungen zum Problem Immunologie und Sport spiegelt die Zusammenarbeit der Immunbiologie mit den Sportwissenschaften wider. Schon vor 10 Jahren beschäftigte sich die Institutsleiterin, Frau Prof. Dr. Stang-Voß, als erste an der Deutschen Sporthochschule mit der Krebsforschung. Seit dieser Zeit besteht dort eine immunologisch ausgerichtete Arbeitsgruppe. Im Mittelpunkt der Forschungsarbeiten stand der Makrophage als antigenpräsentierende Zelle; dies war die Grundlage für gemeinsame Arbeiten auf diesem Gebiet. Die gegenseitige Stimulation im Hinblick auf spezifische und unspezifische Abwehrmechanismen im Verlauf der sportlichen Belastungen und in bezug auf Infektanfälligkeit und Tumorerkrankungen bringt neue Aspekte in die Sportmedizin ein. Gerade an diesem Beispiel zeigt sich, daß in Zukunft auf die interdisziplinäre Forschung nicht mehr verzichtet werden kann, wenn eine effektive Umsetzung theoretischer Überlegungen und wissenschaftlicher Grundlagenforschung in die Praxis erfolgen soll. Im Bereich der Grundlagenforschung werden auf der molekularen Ebene weitere Erkenntnisse über die Rezeptoren der Abwehrzellen erwartet. In der praktischen Anwendung wird in der Zukunft durch steigendes gesellschaftliches Interesse das Kapitel „Sport und Krebs" im Blickpunkt stehen, um in erster Linie die Lebensqualität der Betroffenen zu verbessern. Diese Aspekte kamen auch deutlich im 1989 in Paderborn von Uhlenbruck zusammen mit Liesen organisierten 1. Kongreß über „Sport und Immunsystem" zum Ausdruck.

Im übrigen ist Prof. Dr. med. Gerhard Uhlenbruck, der 1955 in Biochemie promovierte und dann über die Stationen Neuroimmunologie am Max-Planck-Institut für Hirnforschung in Köln und Experimentelle Medizin an der Universität Köln als Leiter an das Institut für Immunbiologie an der Universität Köln kam, selbst aktiver Sportler (1984 Deutscher Marathonmeister beim Verband der langlaufenden Ärzte), darüber hinaus Mitglied des Deutschen Schriftstellerverbandes und heute das lebende Beispiel für Interdisziplinarität (von Sport über Grundlagenwissenschaft bis zum Schöngeistigen).

Die Literaturübersicht im Beitrag von Lötzerich u. Uhlenbruck über klinische und epidemiologische Studien sowie über das Verhalten verschiedener Kompartimente des Immunsystems bei Trainierten unter variierenden akuten körperlichen Belastungen belegt deutlich, daß Störungen des Immunsystems für den Bereich des Hochleistungssport keineswegs ein marginales Problem darstellen; wichtig ist aber auch der Hinweis darauf, daß dies natürlich auch für den häufig trainingsmethodisch und sportärztlich alleingelassenen Freizeitsportler gilt. Der von den Autoren geschilderte Ansatz zum neuen Forschungsgebiet Sportpsychoneuroimmunologie erweitert sich noch erheblich im Abschnitt „Sport und Onkologie", nicht nur hinsichtlich rein somatischer Effekte des Sports, sondern interagierender Prozesse aus der Sicht der Psychoonkologie (s. Abb. 4 im genannten Artikel), aber auch im Hinblick auf Sport mit Aids-Erkrankten oder hinsichtlich psychogener Effekte.

Verschiedentlich wurde schon auf Querverbindungen zwischen den einzelnen Beiträgen in diesem Buch hingewiesen. Dies ist auch an dieser Stelle zu wiederholen im Hinblick auf die Zusammenhänge zum Gehirn bzw. zum Stoffwechselgeschehen in der Muskulatur und den hormonalen Reaktionen an Zellrezeptoren und der Rolle der Makrophagen bei der Entstehung der Arteriosklerose

8. De Marées: Aspekte des visuellen und vestibulären Systems in ausgewählten Sportarten

Dieser Beitrag verdeutlicht, daß das Forschungsgebiet Sinnesphysiologie in seiner Wichtigkeit für Sportmedizin und Sportwissenschaft unterschätzt wird, obwohl es doch wesentliche Beiträge zum Verständnis und zur Optimierung von Bewegungsabläufen und letztlich auch zur Leistungsverbesserung liefern kann. Mag es auch bisher akzeptiert gewesen sein, daß das Bewegungslernen entscheidend auf der Funktionstüchtigkeit der Sinnesorgane basiert, so ist doch deren Rolle durch wissenschaftliche Befunde erstaunlicherweise noch kaum quantifiziert. Die weiterführende stetige Kontrolle der Koordination auch bei automatisierten Bewegungsabläufen auf dem Stadium der variablen Verfügbarkeit kann letztlich den sportlichen Erfolg entscheidend beeinflussen. De Marées diskutiert dies z.B. am ruderspezifischen Gleichgewichtsvermögen, dem er zwar keinen leistungsstimulierenden Stellenwert beimißt, wie dies eher die Kraftausdauer darstellt, das aber durchaus wettkampfentscheidend sein kann, wenn nach Ausschöpfen aller Reserven ein Rennen nicht um Bootslängen sondern um Luftkasten- oder Bugballlängen entschieden wird. Dann determiniert im Zustand größter Erschöpfung möglicherweise die sinnesgesteuerte Bewegungsökonomie den Erfolg. Noch bedeutender wird dieser Vorgang, wenn durch Fehler Verletzungen oder noch gravierendere Gefahren drohen (Rennsport, Klettern).

Durch die vielen sportpraktischen Untersuchungen zeigt de Marées, wie Theorie und Wissenschaften transferierbar sind und daß der Einstieg in das neue Forschungsgebiet „Sportsinnesphysiologie" in der Zukunft mit hoher Aufmerksamkeit weiter verfolgt werden muß. Sicher ist hierzu noch einiges an Grundlagenforschung erforderlich. Im engen Kontakt mit der Neurophysiologie und Hirnforschung wird dann vielleicht schon in naher Zukunft ein neues Verständnis auf wissenschaftlicher Basis für die Komplexität der Motorik entstehen.

9. Hollmann, de Meirleir, Fischer u. Rost: Über neue Aspekte von Gehirn, Muskelarbeit, Sport und Psyche

Ganz in das Bild des wissenschaftlichen Paradigmawechsels paßt auch die Aussage von Hollmann et al., daß es einen stabilen Zustand des Gehirns nicht gibt, sondern ständig ändernde interne und externe Situationen sich in neuronalen elektrischen Oszillationen und modulierenden biochemischen synaptischen Prozessen äußern, die sich unter Einbeziehung weiterer Einflüsse zu einem Gedanken oder einer Idee vereinigen. All dies ist eng gekoppelt mit den sensorischen und effektorischen Anteilen des motorischen Systems.

Interessante Aspekte des wahrscheinlich überwiegend dopaminergen Belohnungssystems mit seiner vielleicht ontogenetischen und auch phylogenetischen Bedeutung für die Entwicklung von organischen Leistungsreserven werden hier aufgezeigt. Hier ist besonders der kleine Locus caeruleus interessant, der fast mit allen Hirnregionen Kontakt hat und so möglicherweise das gesamte Gehirn (inklusive der rationalen Entschlußfindung) von emotionalen Einflüssen abhängig macht. (Gibt es überhaupt eine „objektive" Entscheidung?)

Biogene Amine, insbesondere Serotonin, Dopamin und Noradrenalin, spielen für die Stimmung und Motivation v. a. über ihre Wirkung im limbischen System eine besondere Rolle. Im Zusammenhang mit Sport lenkt die pharmakologische Beeinflußbarkeit dieser Systeme natürlich die Gedanken auf Leistungsfähigkeit und Doping.

Es wird aufgezeigt, wie über hypophysäre Hormone, biogene Amine und neuronale endogene opioide Peptide eine enge Verzahnung zwischen Gehirn, Herz-Kreislauf-System und Skelettmuskulatur, aber auch dem Immunsystem entsteht.

Opioide Peptide stehen in enger Verbindung zu Sympathikus und Parasympathikus, besonders am Herzen. Neu ist die Anschauung, daß opioide Peptide auf ihren Kotransmitter Noradrenalin präsynaptisch rückwirkend hemmend wirken können. Die inzwischen vielfach beschriebene und bekannte Verbindung z. B. der vermehrten Sekretion von β-Endorphin unter Belastung mit psychischen Einflüssen knüpft an die Abhängigkeit der Leistungsfähigkeit von Stimmung und Motivation an. Opioide Peptide im Herzen und im Bereich der Mikrozirkulation sowie in den oben erwähnten Hirnarealen schaffen die Verbindung zwischen Emotion und autonomen Funktionen. Durch körperliche und psychische Stimuli freigesetztes β-Endorphin kann beispielsweise auch eine Erklärung sein, warum Myokardischämien und -infarkte stumm verlaufen. Ähnliches gilt evtl. auch für das

bislang unzureichend „ätiologisierbare" Abtrainingssysndrom v. a. bei Ausdauersportlern.

In nicht unerwarteter Weise führen auch die Darstellungen von Hollmann et al.
zum Immunsystem (Psychoneuroimmunologie), zumal immunkompetente Zellen
Rezeptoren für diverse das Neuroendokrinium betreffende Hormone, Neurotransmitter und Neuropeptide besitzen und ihrerseits über Interleukin, aber auch über
die Produktion von β-Endorphin und Metenkaphalin, rückwirkend verschiedene
Hirnareale und die Hypophysefunktion beeinflussen.

Die Abkehr von statischen Vorstellungen (vgl. „Einführung" und Beitrag Weicker) nehmen die Autoren wieder auf. Die gesamten vorab geschilderten Zusammenhänge belegen nachdrücklich, daß der Leib-Seele-Dualismus überwunden ist,
und entsprechen damit dem Weickerschen Gedanken des wissenschaftlichen Paradigmawechsels. So kehrt dieses Buch wieder zu seinem Anfang zurück, der Kreislauf hat sich geschlossen. Nach den in einzelnen Beiträgen dargestellten Spezial-
aspekten der aktuellen Forschung und der Zukunft in einzelnen Forschungsdiszi-
plinen ist der Anmerkung von Hollmann et al.: „ ... damit hat die Rückeroberung
des 'ganzen Menschen' als ein Stück Humanismus begonnen" kein weiterer Kommentar hinzuzufügen.